DROEMER

Hans-Ulrich Grimm

ECHTES ESSEN

Der Anti-Aging-Kompass

Wie wir jünger und
gesünder bleiben

DROEMER

Besuchen Sie uns im Internet:
www.droemer.de

FSC
www.fsc.org
MIX
Papier aus verantwortungsvollen Quellen
FSC® C083411

Ein Imprint der Verlagsgruppe
Droemer Knaur GmbH & Co. KG, München

Redaktion: Nadine Lipp, Berlin
Covergestaltung: Rothfos & Gabler
Coverabbildung: Shutterstock
Satz: Sandra Hacke
Druck und Bindung: CPI books GmbH, Leck
ISBN 978-3-426-27643-3

2 4 5 3 1

Inhalt

Einleitung 9

1. Iss dich jünger 21
Wie wir uns vor den heimlichen Altersbeschleunigern schützen können
Er hat sein Leben umgestellt – aber etwas ganz Wesentliches übersehen / Gerontotoxine, die Alterungsgifte: wo sie stecken, wie sie wirken / Alters-Turbo Coca-Cola: warum der Teenager plötzlich auf die Seniorenstation kam / Hacker-Alarm: Angriff auf die Kraftwerke im Körper / Milch oder keine Milch: Frühstücksfragen bei Nobelpreisträgers zu Hause

2. Spürbare Spannung 44
Immer jünger: Kühne Visionen und überraschende Geheimrezepte
Frisches Blut: Ist es das, was ihn so bewundernswert jung hält? / Als das Silicon Valley einmal den Tod abschaffen wollte / Internet-Milliardäre auf Anti-Aging-Trip / Google will Gott spielen: Der Griff nach dem Regler fürs Lebensende / Facebook sucht nach dem Code gegen Krankheiten / Erstaunlich: die ganz persönlichen Tricks der klügsten Anti-Aging-Forscher

3. Blaues Wunder 65
Gib mir die Kugel: Der Traum von der Pille gegen das Alter
Hunde, wollt ihr ewig leben? / Sie fuhr nach Kolumbien – und sieht jetzt aus, als wäre sie 24 / Forscher als Zauberer: 720 Millionen Dollar für eine Illusion / Tolle Tablette – wenn nur nicht diese Krämpfe wären und der Schwund beim Sex-Hormon / Warum ein bisschen Parmesan das Leben verlängern kann – und Rotwein sowieso

4. Russisches Roulette 87
Schalter fürs Alter: Die Hormone als Hoffnungsträger
Traumfabrik Hollywood: Der Anti-Aging-Doc ist sympathisch, jugendlich – aber was ist daran echt? / Wunderbares Wachstumshormon: Leider lässt es auch den Krebs wachsen / Kleine Überraschung: Zwerge leben länger / Glückliche Frauen: Weiblichkeitshormone schützen vor Krankheiten / Super Hormone, hausgemacht, mit Nüssen, Bananen und Wein

5. Wege aus der Süß-Falle 110
Wie der Abschied vom Zucker das Leben verjüngt
Sie sieht aus wie 25, ist aber fast 50: Wie kommt das bloß? / Wie der Zucker im Körper den Turbo anwirft / Erst kam ihr der Verdacht ziemlich absurd vor: der Tod ihres Mannes und der Tatbeitrag der Gummibärchen / Bittere Wahrheit: Zucker macht alt, krank und hässlich / Süße Falle: Saft und Smoothies / Und was ist mit den Süßstoffen? / Raus aus dem Süß-Modus!

6. Traumwerte 134
Wie wir uns vor falschen Propheten schützen
Auf dem Holzweg: wenn ausgerechnet ein Anti-Aging-Apostel so früh stirbt / Der Guru hinterlässt eine irritierte Gemeinde / War das Schicksal, oder lag es an seinen Pillen? / Vorsicht Hochrisiko! Was Vitamine in meinem Körper anrichten können / Das Eisen, mein Körper und ich: mit traditionellen Tricks gegen die bösen Erreger

7. Besser werden 157
Selbstoptimierung: Wie viel bin ich? Und wie viel soll ich sein?
Och, jetzt schon? Meine App schickt mich ins Bett / Leben nach Vorschrift, wie beim Schwein fürs Schnitzel / Meine inneren Soll-Werte: Wer legt die eigentlich fest? / Der intelligente Schlafzimmerspiegel wacht über mich / Trendvitamin D: die schweren

Fehler von Mutter Natur / Vom Segen des Sonnens: Warum waren eigentlich alle Experten immer dagegen?

8. Schön im Takt 180
Intelligente Pumpe: Was das Herz so stark und sensibel macht
Wunder am Amazonas: Warum sind die Herzen der Menschen dort so rein? / Mitten ins Herz: Was die Lebensmittel haltbar macht, verkürzt unser eigenes Leben / Was Zucker mit Cholesterin zu tun hat / Tod auf der Tanzfläche: Red Bull verleiht Flüüügel – für den sofortigen Abflug / Tolle Rohrreinigung: wie mein Körper seine Adern selbst sauber halten kann

9. Klar im Kopf 203
Wie die grauen Zellen fit bleiben
Ein junger Mann hängt am Tropf: Vertreibt das den Nebel im Kopf? / Nächstes Hacker-Ziel: Ihr Hirn / Liest Facebook bald Gedanken? / Warum Afrikaner seltener Alzheimer kriegen als Amerikaner / Cola und die heimlichen Hirnkiller in unserer Nahrung / Mit den Nerven am Ende: Vorsicht Vitamin B! / Antipasti und Paella, Heidelbeeren und Rentiersteak: was das Hirn fit hält

10. Schönheit von innen 227
Was wirklich hilft im Kampf gegen die Falten
Der Mann mit dem Röntgenblick: Warum macht Fast Food Falten? / Außen hui und innen pfui: Spritze und Skalpell halten den Verfall nicht auf / Die Beulenpest an Beinen und Po: Ist gegen Cellulite vielleicht doch ein Kraut gewachsen? / Drama auf der Waage: Was haben denn meine Vitaminpillen damit zu tun? / Echtes Essen macht schön

11. Mit dem größten Vergnügen 250
Mein Bauch, das Zentralorgan fürs Anti-Aging
Über Stimmungskanonen und ein heimliches Lustzentrum / Ich und meine Mikroben: Sie nähren mich, sie schützen mich und

halten mich bei Laune / Alarm im Darm: Klimawandel durch schlechtes Essen / Die alten Freunde, wo sind sie geblieben? / Wenn du sie nicht fütterst, fressen sie dich / Beeren, Joghurt, Brokkoli: was meine Mitbewohner mögen

12. Blaue Zone 273
Die Kunst des langen und glücklichen Lebens
Arm, aber glücklich: Die fröhlichen Alten von Sardinien / Kein Witz: Lachen verlängert das Leben – und wirkt so gut wie Sport / Emanzipation beim Exitus: starke Frauen, gendergerechtes Sterben / Die Macht des Glaubens: weniger Bluthochdruck, weniger Krebs – und längeres Leben / Wissenschaftlich erwiesen: Du bist so alt, wie du dich fühlst

Literatur 300

Register 327

Einleitung

Woran liegt es, dass manche viel jünger aussehen, als sie sind, sich auch so fühlen – und tatsächlich gesünder sind als andere?

Die Menschen in der »Blauen Zone« auf Sardinien zum Beispiel, einer jener Gegenden auf der Welt, in der es auffällig viele Hundertjährige gibt: Da sehen viele mit 80 Jahren aus wie andere vielleicht mit 50. Und die Jüngeren wollen ihnen nacheifern, wie die 35-jährige Sofia mit ihrer coolen, verspiegelten Sonnenbrille, die in einem dieser schönen Dörfer lebt, mit den malerischen Gassen und dem weiten Blick aufs Meer (siehe Kapitel 12).

Was ist das Geheimnis der Alten? Was macht sie so widerstandsfähig und stark? So gesund, glücklich und zufrieden?

Wie machen die das? Und was können wir davon lernen, für unseren eigenen blauen Hotspot zu Hause?

Sie kennen das sicher: Bei Klassentreffen wundern wir uns insgeheim, wie unterschiedlich alt wir alle aussehen, obwohl wir praktisch ein Jahrgang sind. Tatsächlich sind manche Menschen, wie Wissenschaftler nachgewiesen haben, mit 38 Jahren innerlich, rein biologisch betrachtet, schon 60 Jahre alt, während andere mit 60 Jahren biologisch erst 30 Jahre alt sind.

Klar: Die Ernährung spielt eine zentrale Rolle. In Sardinien ist die mediterrane Ernährung, die berühmte Mittelmeerkost, der Königsweg zu Gesundheit und einem langen Leben.

Sie programmiert die innere Uhr neu, stellt die Regler um, hält mich tatsächlich jünger. Sie wirkt zum Beispiel auf die sogenannten Telomere, die Lebensfäden in jeder Zelle, die mit jedem Lebenstag ein bisschen kürzer werden – bei manchen Menschen schneller, bei anderen langsamer.

Echtes Essen hält jung.

Aber selbstverständlich gibt es noch andere Mächte neben den Telomeren, die zum Altern beitragen.

Die Gene zum Beispiel. Ihr Anteil bei der Lebenserwartung soll bei 15 bis 30 Prozent liegen – und womöglich sogar »deutlich darunter«, verkündete im November 2018 eine Tochterfirma des Internetgiganten Google, zuständig fürs Megathema Jungbleiben (siehe Kapitel 2).

Daneben gibt es eine Fülle von Faktoren. Einer der mächtigsten: Stress. Oder, auf der anderen Seite: glückliche Umstände. Geld soll angeblich besonders wirksam sein. Schließlich zeigen Untersuchungen, dass die Wohlhabenden gesünder und länger leben.

Die medizinische Versorgung, meinen manche, spiele auch eine Rolle. Wobei andere finden, es sei besser, einen großen Bogen um Ärzte zu machen, der Gesundheit zuliebe.

Denn gerade dort, wo überraschend viele Menschen ultralange leben, viele sogar mehr als 100 Jahre, ist das nächste Krankenhaus oft weit entfernt – und es wird auch gar nicht gebraucht, weil die Leute ja sowieso gesund sind. In den Blauen Zonen zum Beispiel, wie in Sardinien. Besonders reich sind die Leute da übrigens auch nicht, viele waren Hirten und mithin nicht sehr wohlhabend. Und dennoch werden sie steinalt – überraschenderweise sogar Männer und Frauen gleichermaßen. Ein Paradies der Gleichberechtigung – mehr dazu in Kapitel 12.

Wie schaffen die das?

Vielleicht spielt das angenehme Klima eine Rolle, die beneidenswerte Lage, die Nähe zum Meer?

Es ist aber noch mehr im Spiel: die ganze Lebensweise, mit großer Familie und vielen Freunden, ständiger Aktivität, vielleicht auch Glaube und Spiritualität. Und, ganz wichtig: Humor. In der Blauen Zone wird viel gelacht und gescherzt. Lachen soll, sagen Wissenschaftler, fürs lange und gesunde Leben so wertvoll sein wie Bewegung.

Am wichtigsten aber ist sicher die richtige Ernährung oder zumindest das, was am leichtesten zu beeinflussen ist, wenn wir unsere eigene kleine blaue Hotspot-Zone eröffnen wollen.

Die Ernährung ist schon allein deshalb von zentraler Bedeutung, weil sie die Basis ist für einen unglaublichen Erneuerungsprozess, der permanent, aber völlig unbemerkt stattfindet. Und je besser er läuft, desto jünger wirkt das Ergebnis.

Der Körper erneuert sich ja tatsächlich unablässig. Kaum zu glauben, aber wahr: Binnen eines einzigen Jahres wird er, wie in Kapitel 1 beschrieben, zu 90 Prozent runderneuert. Nicht nur die Haare und Fingernägel wachsen ständig nach, auch die Haut erneuert sich, und sogar die ganzen Organe, selbst das Herz, die Knochen.

Ich bin also, vom Material her, frisch und zart wie ein Baby. Mein ganzes Leben lang. Leider fühlt es sich nicht so an und sieht auch nicht so aus. Denn bei jeder Renovierungsrunde kann einiges schiefgehen. Und da kommt es natürlich sehr auf die Qualität des Materials an und darauf, dass die Pläne immer schön lesbar bleiben.

Wie das gelingen kann, darüber berichtete bei einem Weltkongress der Alternsforscher in San Francisco, in einem riesigen Saal, eine kleine, energische und elegante Frau. Über sensationelle Erkenntnisse, wie uns die richtige Ernährung jung halten kann und die sogenannten Telomere schützen, jene Lebensfäden, die für die jugendliche Erscheinung von zentraler Bedeutung sind.

Sie heißt übrigens Maggi. Dabei hat sie mit den Maggi-Produkten nichts zu tun, sie ist dagegen und für die echte, die traditionelle Ernährung: Frau Professorin Stefania Maggi plädierte für jene Ernährungsweise, die heute als »Goldstandard« in Sachen Gesundheit gilt, wie das die Mediziner nennen – und sogar messbar dazu beitragen kann, dass der Körper länger jung bleibt. Die mediterrane Ernährung, also das, was die Menschen rund ums Mittelmeer traditionell zu sich nehmen, scheint da besonders gut geeignet zu sein. Das zeigen immer mehr wissenschaftliche Studien.

Die Leute auf Sardinien sind da also erkennbar im Vorteil.

Doch mittlerweile entdecken die Forscher auch die Vorzüge anderer Ernährungsweisen: der nordischen, skandinavischen, chinesischen und indischen, der brasilianischen und mexikanischen. Die Prinzipien sind überall ähnlich: viel Frisches, wenig Fleisch, manchmal Fisch, kein Fast Food, keine Softdrinks, kaum Zucker, keine Chemie. Manche nennen diese Ernährung auch: die traditionelle Ernährung.

Mitten im bolivianischen Urwald lebt zum Beispiel ein Indianerstamm, der weltweit für Schlagzeilen gesorgt hat, weil seine Mitglieder Weltmeister sind in der Disziplin Herz-Kreislauf. Und das fernab von Hospitälern und Präventionsprogrammen der Krankenkassen. Eine internationale Forschergruppe hatte herausgefunden, dass nirgendwo sonst auf der Welt die Menschen so saubere Blutadern haben und weitaus gesündere Herzen als wir Mitteleuropäer oder auch die Amerikaner. Die Ablagerungen, die Veränderungen an den Adern, die zu Bluthochdruck und Herzinfarkt führen – sie waren kaum festzustellen.

Warum?

Offenbar produziert die traditionelle Nahrung dort kaum jene Rückstände, durch die Blutbahnen verkalken und verstopfen. Und wenn doch, dann ist der Körper anscheinend in der Lage, die Verunreinigungen wieder zu beseitigen. Und das ist auch bei uns möglich oder in den USA. Das zeigt die unglaubliche Geschichte einer Dame, die mit 65 Jahren im Rollstuhl saß, von den Ärzten schon zum Sterben nach Hause geschickt worden war – und dann bald aus dem Rollstuhl aufstehen konnte, spazieren gehen, nein: wandern, und, wie in Kapitel 8 beschrieben, noch weitere 31 Jahre lebte.

Ebenso wichtig ist natürlich die geistige Fitness. Manche versuchen schon, sich mit chemischen Mitteln aufzupimpen, um die mentale Performance zu steigern. Bei vielen geht die Angst um, vor dem Vergessen, der allmählichen Auslöschung des Bewusstseins: vor Morbus Alzheimer. Das sei der Preis des Alterns, seine zwangsläufige Folge, sagen achselzuckend die vermeintlichen Experten. Völliger Unsinn, wie ein in Kapitel 9 beschriebener Vergleich zwischen Afrikanern und Afroamerikanern zeigt. Die Amerikaner hatten weitaus häufiger Alzheimer als ihre genetisch ähnlichen Altersgenossen aus Afrika.

Und was war der Grund?

Der Lebensstil, natürlich, und insbesondere die Ernährung. Gerade das Hirn braucht ja sehr viel Energie, und da ist die Qualität bei der Versorgung von zentraler Bedeutung. Für die sogenannten Mitochondrien vor allem, die Kraftwerke des Körpers, damit sie die 25 Watt zuverlässig produzieren, die das Denkorgan benötigt. Und zum Schutz vor Störern. Denn die können mit der Nahrung eindringen, als Hacker sozusagen, die das Kraftwerk lahmlegen. Jedenfalls dann, wenn die Nahrung die falsche ist.

Und diese Hacker sorgen auch dafür, dass wir nicht mehr so jung aussehen, wie wir uns eigentlich fühlen. Manche von uns fangen ja dann an, die Ärzte mit Spritze und Skalpell hantieren zu lassen, um Unebenheiten zu glätten und Furchen zu beseitigen. Aber das ist in der Tat pure Fassadenkosmetik, im Untergrund geht der Verfall weiter, und bald bröckelt auch wieder die Fassade.

Wahre Schönheit kommt bekanntlich von innen, und warum das so ist, erklärt ein Professor aus Berlin (Kapitel 10), zu dem Menschen aus der ganzen Welt pilgern, weil er einen Scanner entwickelt hat, mit dem man auf einen Blick sieht, wo man auf der Wahre-Schönheit-kommt-von-innen-Skala von 1 bis 10 liegt. Und das richtige Essen kann nicht nur Falten vorbeugen, sondern ist überraschenderweise auch gut für die Frisur, mit der sich ja viele schwertun, weil kaum noch was da ist, das sich frisieren ließe. Und das bisschen, was noch da ist, entspricht oft farblich nicht den eigenen Ansprüchen.

Glatze oder vorzeitiges Grau, auch das muss nicht zwingend sein. Es ist nicht von Gott oder den Genen gegeben, sondern kann beeinflusst werden – in gewissen Grenzen, versteht sich. Selbst die Dellen an Beinen und Po, unter denen viele Frauen hierzulande leiden, sind für andere überhaupt kein Thema: Cellulite kennen asiatische Frauen überhaupt nicht. Auch das, behaupten manche, liege an der Ernährung. Vielleicht, weil die asiatischen Frauen viel Suppe essen und wenig Salat. Denn das rohe Grünzeug mit dem tollen Image, gerade bei Frauen, belaste in Wahrheit jene Zone, die mittlerweile als die Kernregion fürs Anti-Aging erkannt ist: den Verdauungstrakt.

Der Darm, das Organ mit Charme, versorgt uns mit den lebensnotwendigen Nährstoffen, löst sie aus der Nahrung, macht sie verwertbar und ist schon deshalb von kaum zu überschätzender Bedeutung für unser Wohl. Er organisiert und orchestriert auch den Kampf gegen Krankheitserreger – denn der Großteil der Abwehrkämpfer ist dort stationiert. Wenn ich also die Angreifer, die mir Schnupfen und Schlimmeres antun wollen, lässig abschmettern möchte, muss ich mich um das Klima im Darm kümmern – zumal es auch noch ganz entscheidend ist für meine Laune. Die Gefühle kommen bekanntlich aus dem Bauch – und dort werden tatsächlich jene Wohlfühlsubstanzen produziert, die für gute Stimmung sorgen.

Gesund, wohlgenährt und guter Dinge: Das ist ja das Entscheidende beim Anti-Aging, und deshalb ist der Darm, völlig zu Recht, zum Anti-Aging-Zentralorgan avanciert. Nur: Vieles, was der moderne Mensch so in sich hineinkippt, ist kontraproduktiv. Stört die Abwehr, macht anfällig für Krankheiten, schlägt auf die Stimmung, wie in Kapitel 11 zu lesen ist.

Aber ausgerechnet das, was als besonders gesund verkauft wird von Apotheken und Drogeriemärkten und auch im Internet, ist nicht immer optimal, ja es kann sogar das Gegenteil dessen bewirken, was wir erhoffen. Die angebliche Herzschutzmargarine zum Beispiel, die in Wahrheit dem Herzen schaden kann, wie in Kapitel 8 beschrieben. In Verdacht sind auch vermeintliche Gesundheitszusätze wie Kalzium. Denn Kalk ist zwar in den Knochen gut, in den Blutadern und Herzkammern hingegen nicht.

Oder die Vitamine, die so einen tollen Ruf haben, bei vielen Produkten für ein gesundes Image sorgen sollen, als Zusatz in den Cornflakes, in der Margarine oder in Getränken. Und jetzt zeigen Forscher: Wer länger und gesünder leben möchte, lässt lieber die Finger davon. Denn sie haben erhebliche Risiken und Nebenwirkungen: Sie können die Hirnfunktionen stören, das Krebsrisiko erhöhen, ja sogar zu vorzeitigem Ableben führen, wie in Kapitel 6 beschrieben, in dem es um verhängnisvolle Irrwege der Wissenschaftler geht, denen ich besser nicht folge, wenn mir mein Leben und meine Gesundheit lieb ist.

Denn manche Wissenschaftler mussten sich sogar schon vorzeitig aus dieser Welt verabschieden. Was wiederum bei den Hinterbliebenen nicht nur zu Trauer und Wehmut führte, sondern auch Kritik und sogar Spott hervorrief. Gerade bei den Gurus ist es irritierend, wenn sich ihre Lehren als Irrtum herausstellen und viele Follower sich fragen müssen, wieso sie sich haben blenden lassen. Sogar weltweit gültige Ernährungslehren erweisen sich regelmäßig über kurz oder lang als Irrlehre: wie bei der Sache mit dem Fett, dem Cholesterin und dem Ei – weshalb aufgeklärte Experten schon meinen, der beste Rat sei der, überhaupt keinen Ernährungsratschlägen zu folgen (siehe Kapitel 6).

Kein Wunder, dass die, die sich wirklich auskennen, die berühmtesten Alternsforscher der Welt, sich lieber auf ihre eigene Intuition verlassen – und vor allem von modischen Produkten die Finger lassen. Das war vielleicht die überraschendste Erkenntnis bei den Recherchen zu diesem Buch, etwa im Silicon Valley, dem Zukunftslabor unseres Planeten. Auch in Sachen Jüngerbleiben sieht es da zunächst sehr nach Hightech aus. Nach Vorsprung durch Technik. So vermitteln es auch die Medien in ihren Jubelberichten. Und das Publikum in seiner

Technikgläubigkeit nimmt das gerne dankbar auf, die Macht der Natur scheint überwunden. Sie greifen zu den neuen Mitteln, den Pillen, schlucken sie in der Hoffnung auf ein besseres, längeres Leben.

Die Forscher selber nicht.

Das war die große Überraschung in den Gesprächen und Interviews für dieses Buch mit den Forschern: Wenn es um ihre ganz privaten, persönlichen Geheimrezepte geht, da sieht es dann ganz anders aus, was die führenden Anti-Aging-Forscher dieser Welt berichten. Sie haben aus den Irrtümern mancher Kollegen gelernt, die den neuesten Anti-Aging-Moden gefolgt sind – und dies mit vorzeitigem Ableben bezahlen mussten. Die klügsten Köpfe unter den Forschern sind da jetzt lieber vorsichtig – und verlassen sich auf die evolutionär bewährten Rezepte.

Es gibt offenbar einen heimlichen Gegentrend im Hightech-Paradies Silicon Valley: den Trend zur Natur. Überall sieht man Filialen der Bio-Supermarktkette Whole Food. Gleich nach der Ankunft, am ersten Abend in San Francisco, kutschiert uns die freundliche Airbnb-Vermieterin mit ihrem alten Volvo dorthin (*Thank you*, Ann!).

Im Zukunftslabor spielt offenbar die Natur eine tragende Rolle – jedenfalls hinter den Kulissen. Das große Geld machen sie mit Algorithmen, Formeln und Faktoren, mit Chips und Software und neuerdings mit Versprechen fürs ewige Leben auf Erden. Die Alternsforscher dieser Welt verdienen ihre Brötchen (und oft ein paar Milliönchen mehr, siehe Kapitel 3) mit der Suche nach Wirkstoffen und Substanzen, die das Alter rückgängig machen sollen. Ihre Investoren, auch Pharmafirmen, hoffen auf gigantische Gewinne durch die Pille für die ewige Jugend. Und die Internetgiganten im Silicon Valley, allen voran Google und Facebook, wollen Krankheiten und den Tod gleich ganz abschaffen, sind aber trotz großer Sprüche leider noch nicht besonders weit gekommen.

Die führenden Akteure aber setzen, wenn es um sie selbst geht, ohnehin auf ganz andere Geheimrezepte.

Ein berühmter Professor in Stanford, der aus der Schweiz stammt und ganz nah dran ist an der Formel gegen das Altern, hat daneben aber sein ganz privates Geheimrezept (siehe Kapitel 2).

Ebenso jener Anti-Aging-Guru mit dem Methusalem-Bart aus der Hightech-Szene, den die Medien weltweit anhimmeln und der in Kapitel 7 sein persönliches Rezept verrät.

Sogar der Anti-Aging-Doc in Hollywood, der eigentlich für umstrittene Hormone wirbt – aber mittags seinen Bio-Lunch einnimmt und auch den Stars dort das echte, natürliche Essen empfiehlt (siehe Kapitel 4). Zumindest unterstützend. Sicher ist sicher.

Der ganze Hokuspokus aus der Anti-Aging-Industrie: ein Super-Geschäft. Aber für die, die sich wirklich auskennen, ist die Wirkung viel zu unsicher und das Ganze insgesamt zu riskant. Zu undurchschaubar die menschliche Biologie. Zu groß die Gefahr, mit unabsehbaren Folgen herumzupfuschen. Da setzen sie selbst, für sich ganz persönlich, lieber auf Bewährtes: echtes Essen. Traditionelle Ernährung (siehe Kapitel 7).

Sehr vernünftig. Denn die weltweite Wissenschaft findet immer neue Nachweise für die segensreichen Wirkungen der sozusagen evolutionär bewährten Kost und wie sie die Erneuerungsprogramme des Körpers, seine Abwehrkräfte, seine Selbstschutzmechanismen unterstützen.

Denn das ist auch eine Erkenntnis der globalen Forschung: Zwar wurde das Altern gewissermaßen von höherer Stelle eingebaut, damit wir irgendwann wieder Platz machen für andere. Und es operiert mit großer Macht und ausgeklügelten Tricks (siehe Kapitel 12). Mein Körper allerdings, und das ist die gute Nachricht, ist von dieser Aussicht genauso wenig begeistert wie ich, er kennt sogar die Tricks und stemmt sich deshalb mit aller Macht dagegen. Mein Körper will jung bleiben, so lange wie möglich, und kämpft auch ständig gegen allerlei Angreifer. Ich muss ihn also nur dabei unterstützen – und sollte ihm möglichst nicht in die Quere kommen.

Selbst bei den Biohackern gehören solche Rezepte zu den persönlichen Geheimtipps. Die Biohacker gehören einer neuen Bewegung an, sie wollen den Körper optimieren, indem sie ihn »hacken«, also umprogrammieren, wie einen Computer.

Aber sogar der coole Biohacker aus Skandinavien, einer der führenden Exponenten dieser Szene, der aussieht wie aus einem Science-Fiction-Film: Wenn es um ihn selbst geht, um seinen eigenen Körper, orientiert er sich an den Rezepten seiner Ahnen, wie er in Kapitel 9 gesteht.

Eine gute, eine zukunftsweisende Idee. Denn zum einen sind die Erzeugnisse der Anti-Aging-Industrie ziemlich unausgereift und lösen im Körper oft Reaktionen aus, die niemand überblickt und erst recht keiner unter Kontrolle hat. Kein Wunder, dass die, sie sich wirklich auskennen, nicht unbedingt das Versuchskaninchen spielen wollen.

Und dann sind da noch ganz andere Hacker am Werk, bislang völlig unerkannt und auch ungestört. Bisher galten sie auch offiziell als völlig unbedenklich. Doch jetzt zeigt sich, dass manche Inhaltsstoffe der modernen Nahrung aus dem Supermarkt im Körper unerwünschte Folgen haben können – und zum Beispiel das Alter beschleunigen.

Echtes Essen hält jung, schlechtes Essen macht alt.

Aber was ist echt und was schlecht?

Echtes Essen, das sind selbstverständlich Obst und Gemüse, Äpfel und Birnen, Heidelbeeren und Trauben, Avocados und Brokkoli, Kürbis und Karotten. Das Risotto aus Italien, die Rösti aus der Schweiz, das Wok-Gemüse aus China. Wir haben ja die freie Wahl. Nie war es schöner für Genießer, für Freunde des echten Essens.

Aber: Es gilt zwar die Regel *An apple a day keeps the doctor away,* ein Apfel am Tag hält den Doktor fern – doch wenn ich den Apfel mit einer Cola runterspüle, mache ich damit den ganzen Verjüngungs-Effekt zunichte.

Das ist es, worauf es mehr denn je ankommt: die Kunst des intelligenten Weglassens.

Aber was soll man weglassen? Was ist es, das da den Schalter umlegt und uns völlig unbemerkt auf ALT programmiert? Was ist schlechtes Essen?

Klar: Der wichtigste Altersbeschleuniger ist der Zucker. Das wird praktisch stündlich durch neue Forschungen bestätigt. Kein Wunder, dass die Vorzüge des Weglassens hier besonders augenfällig werden, wie die Komplimente zeigen, etwa für jene junge Frau, die eigentlich gar nicht mehr so jung war, sondern fast doppelt so alt, wie die anderen dachten (siehe Kapitel 4).

Doch der Zucker wirkt nicht nur direkt, macht Falten und dick, bringt die hormonellen Abläufe im Körper durcheinander und sorgt so für ganze Kaskaden von Folgen, er wird im Körper auch verwandelt und führt so zu einer Art von Problemstoffen, die ganz neu sind auf der Agenda der Forscher. Sie sprechen schon von Gerontotoxinen, Alterungsgiften, die im Körper Prozesse beschleunigen, die uns alt aussehen und auch innerlich tatsächlich schneller altern lassen. Sie stecken vor allem in vielen industriellen Nahrungsmitteln, nicht nur in der Cola, sondern auch, wie eigens im Rahmen der Recherchen für dieses Buch in Auftrag gegebene Laboruntersuchungen zeigten, im Cappuccino von Starbucks – und sogar im Smoothie und anderen vermeintlich gesunden Produkten, wie dem Bio-Apfelsaft von Lidl.

Und dann sind da noch die weitverbreiteten chemischen Zusätze im schlechten Essen, die Wissenschaftler, etwa im *Deutschen Ärzteblatt,* als »Signalmoleküle des Alterns« bezeichnen.

Iss dich jünger: Da müssen natürlich auch solche Altersbeschleuniger auf den Index. Bisher wirken sie völlig unbemerkt, weil niemand sie auf dem Radar hat. Und selbst kluge Leute, die sich gerade vorgenommen haben, ihr Leben zu ändern, und sich ab jetzt ganz gesund ernähren wollen, greifen trotzdem zu diesen Substanzen, ohne es zu wissen.

Zum Beispiel im Sommer, im Freibad, mit diesen Keksen, die doch eigentlich so gesund wirken. Vollkornkekse!

1. Iss dich jünger

Wie wir uns vor den heimlichen Altersbeschleunigern schützen können

Er hat sein Leben umgestellt – aber etwas ganz Wesentliches übersehen / Gerontotoxine, die Alterungsgifte: wo sie stecken, wie sie wirken / Alters-Turbo Coca-Cola: warum der Teenager plötzlich auf die Seniorenstation kam / Hacker-Alarm: Angriff auf die Kraftwerke im Körper / Milch oder keine Milch: Frühstücksfragen bei Nobelpreisträgers zu Hause

Die Kekse. Natürlich hat er nicht im Entferntesten daran gedacht, dass mit ihnen etwas nicht stimmen könnte. Ganz normale Bahlsen-Kekse, sogar Vollkorn, denn Christoph hatte gerade begonnen, sein Leben umzustellen.

Es ist ein schöner Sommertag im Freibad. Die Ferien gehen zu Ende, es ist eine der letzten Gelegenheiten in diesem Jahr für Christophs Töchter, ein bisschen zu planschen und zu üben: Sie haben gerade schwimmen gelernt. Am Beckenrand berichtet Christoph von den fundamentalen Veränderungen in seinem Leben. Er ist Mathematiker und promovierter Informatiker, also geht er die Dinge rational und analytisch an.

Er hatte was am Knie. Das war der Auslöser. Außerdem ist er oft krank, Infekte, häufig mit 40 Grad Fieber. Auch Rückenschmerzen, Gelenkschmerzen, eine »angegriffene Psyche aufgrund der Arbeitsüberlastung«. All das wollte er jetzt »in den Griff kriegen«.

Zum Frühstück gebe es jetzt nicht mehr bloß Brot mit Marmelade, sondern »ein richtig schönes Vollkornmüsli«. In der

Kantine nimmt er »nicht immer die Fleischgerichte mit Pommes«, sondern den Rohkostsalat, und mit Süßspeisen ist er »ein bisschen vorsichtig«. Und natürlich: »Bewegung, Bewegung, Bewegung.«

Nur an die Kekse hat er nicht gedacht.

Er holt sie raus, als die Mädchen aus dem Wasser kommen. Schnell abtrocknen, Bademantel an. Dann packt er aus: Trauben, Melone, Pfirsiche. Und *Leibniz Keks aus vollem Korn* von Bahlsen.

Natürlich hat er nicht aufs Kleingedruckte geachtet. Hätte auch gar nichts genützt. Die meisten Menschen kennen sie nicht, diese Zusätze, und wissen auch nicht, dass sogar das *Deutsche Ärzteblatt* vor dem »Gesundheitsrisiko« durch die Chemikalien warnt. Es gibt auch keine Hinweise auf dem Etikett. Sie gelten sogar als unbedenklich, offiziell.

In den Blauen Zonen dieser Welt, wo die Menschen besonders lang leben, da gibt es solche Zusätze selbstverständlich nicht. Sie kommen in traditionellen Lebensmitteln überhaupt nicht vor. Und das ist vermutlich eines der Erfolgsrezepte fürs lange, glückliche und gesunde Leben der Leute dort: das, was sie NICHT essen.

Wie Christoph denken die allermeisten Menschen allerdings nicht an so etwas, wenn es ihnen um das schönere Altern geht, sondern an Sport und eine Ernährung mit weniger Fleisch, weniger Kohlenhydraten. Mehr Obst und Gemüse.

Dass die Zutaten aus dem Kleingedruckten eine Rolle spielen könnten, daran denkt niemand. Außer vielleicht Elizabeth Blackburn. Sie ist Nobelpreisträgerin. Im Freibad war sie leider nicht dabei. Aber was hätte sie dort gesagt?

Christoph, hätte sie gesagt, mein lieber Christoph, »es ist großartig, wenn Sie Ihre Ernährung um gesunde Lebensmittel ergänzen, aber es ist vielleicht sogar noch wichtiger, jenes industriell verarbeitete und zuckerhaltige *Junkfood* zu meiden, das die Feinde Ihrer Zellen ernährt«.

Wer darauf nicht achtet, kann trotz größter Sorgfalt bei der Lebensführung, viel Sport und gesündestem Grünzeug vorzeitig ins Gras beißen. Es hilft ja auch nichts, sorgsam das Haus zu pflegen, die Fenster zu putzen, den Boden zu wienern, immer schön die Schuhe auszuziehen, wenn gleichzeitig der Holzwurm in den Dielen steckt und unter unseren Füßen alles langsam zerbröselt.

Und in den modernen Lebensmitteln ist sozusagen der Wurm drin. Das fängt schon bei Christophs Keksen an. Die Zusätze aus dem Kleingedruckten: Sie lassen zum Beispiel die Knochen tatsächlich zerbröseln. Sie schwächen das Herz.

Die meisten Menschen verzehren solche Stoffe, ohne zu ahnen, dass sie damit in ihrem Körper den Schalter umlegen – auf Falten, auf Verfall, auf Verblödung, Vergessen, verfrühte Krankheit und sogar: vorzeitigen Tod. Wenn ich länger leben will, besser aussehen, geistig fit bleiben und fröhlich, dann muss ich das als Erstes auf den Index setzen: *Junkfood*. Müll-Nahrung, um es mal ganz hart zu formulieren.

Die moderne Nahrung. Das ist nicht nur das, was uns unter Fast Food sofort einfällt: Cola und Hamburger bei McDonald's, Kötbullar bei Ikea. Das sind auch diese Kekse von Bahlsen. Und der Fruchtjoghurt zum Frühstück, die Cornflakes von Kellogg's, das schnelle Kartoffelpüreepulver von Pfanni und Maggi (siehe Kapitel 11). Das ist die Kantinenkost, schon im Kindergarten, von Cateringkonzernen wie Apetito, der Snack im Bordbistro der Deutschen Bahn, im Flugzeug, bei Eurowings. Der Cappuccino bei Starbucks. Sogar die ganz normale Milch aus dem Supermarkt, von Rewe oder Edeka, die sogenannte Frischmilch, selbst die »Bio«-Milch von Aldi, auf der winzig klein vermerkt ist: »länger haltbar«.

Milch, die drei Wochen hält?

Dafür hält der Mensch jetzt kürzer.

Womöglich hat massenhafte Verbreitung dieser Art von Nahrung auch damit zu tun, dass jetzt eine Trendwende stattfindet: bei der Lebenserwartung.

Bisher ist sie stetig gestiegen. Weltweit. Doch nun droht das zu kippen. Zum ersten Mal in der Menschheitsgeschichte droht sie zurückzugehen, ohne Einwirkung von Krieg und (herkömmlichen) Seuchen. Und es beginnt ausgerechnet in den USA, die sich an der Spitze des globalen Zivilisationsprozesses wähnten und jetzt ratlos und zerknirscht vor ihren Statistiken stehen.

Erstmals zeigte sich der Rückgang 2015: »Es ist ungewöhnlich, und wir wissen nicht, was passiert ist«, sagte der Epidemiologe Jiaquan Xu vom Nationalen Zentrum für Gesundheitsstatistik (NCHS) und Hauptautor einer Studie, die zwischen 2014 und 2015 einen Rückgang der Lebenserwartung um fünf Wochen auf 78,8 Jahre ermittelt hatte, 2016 ging es weiter abwärts auf 78,6 Jahre.

Natürlich spielen in den USA auch Gewalttaten eine Rolle beim frühen Ableben, die eher US-typischen Todesarten Mord und Totschlag. Aber eben auch: Alzheimer, Herzleiden, Diabetes, Schlaganfälle, die sogenannten Zivilisationskrankheiten, die sich weltweit ausbreiten. Doch auch in Europa, warnte die Weltgesundheitsorganisation (WHO) im September 2018, besteht die Gefahr, dass sich die positiven Trends umkehren, wenn die Risikofaktoren nicht angegangen werden. Und gleich im Oktober 2018 kam gewissermaßen die Bestätigung durch das deutsche Statistische Bundesamt: Bei den Männern ging es (noch) weiter aufwärts: Von 78,31 auf 78,36 Jahre. Doch bei den Frauen geht es schon zurück: Von 83,20 auf 83,18 Jahre.

»In den letzten Jahrhunderten ist die durchschnittliche Lebenserwartung in den westlichen Ländern stetig gestiegen. Dieser Trend wird gerade erstmalig durchbrochen: Wer heute geboren wird, wird im Schnitt vermutlich kürzer leben als seine Eltern«, schrieb die Universität Bonn Anfang 2018 in einer Pressemitteilung, in der es um mögliche Gründe für diese Trendwende ging.

Denn die hatte eine Forschergruppe der Uni Bonn gerade entdeckt (siehe Kapitel 11). Sie war auf einen neuartigen Krankheitserreger gestoßen, mit dem sich der Körper konfrontiert sieht und auf den er reagiert wie auf eine Infektion. Eine Ursache also für die sogenannten Zivilisationskrankheiten. Es ist aber keine Bazille und auch kein Virus. Es ist die sogenannte westliche Ernährung, im Fachjargon: *Western Diet.* Die moderne, industriell produzierte Nahrung ist gegenwärtig die größte Bedrohung für die Lebensdauer, schlimmer als Kriege und die bekannten Krankheitserreger.

Die moderne Nahrung unterscheidet sich substanziell vom echten Essen, auf das uns die Evolution vorbereitet hat. Die *Western Diet* ist etwas grundsätzlich anderes als die traditionelle Ernährung. Sie gehorcht ganz anderen Gesetzen und Prinzipien. Das wichtigste Prinzip ist: Haltbarkeit. Dafür kommen Chemikalien ins Spiel, die Produkte werden erhitzt oder getrocknet.

Und dabei entstehen Stoffe, die unseren Organismus verändern, umprogrammieren, die die Alterung beschleunigen: die Gerontotoxine, die für viele Krankheiten verantwortlich sind und die von Medizinern gemeinhin als unvermeidliche Begleiterscheinung des Alterns betrachtet werden. Jetzt zeigt sich: Das ist völliger Unsinn. Gerontotoxine kommen nicht automatisch mit dem Alter. Sind sie gestrichen, kann ich fröhlich Geburtstag um Geburtstag feiern: Die Zahlen steigen, aber ich spüre nichts davon, ich werde nicht krank.

Iss dich jünger!

Es hat natürlich Gründe, wenn bei den einen der Körper viel jünger ist, als es nach den Angaben im Pass zu erwarten wäre – und bei den anderen sieht es aus, als hätte einer an der Uhr gedreht: in Richtung übermorgen.

Bei den 38-Jährigen jedenfalls, die Daniel Belsky von der Duke University im US-Staat North Carolina untersucht hatte, war das so. 1000 Leute aus der neuseeländischen Stadt Dunedin waren allesamt laut Pass 38 Jahre alt, dennoch waren nach dem Zustand ihres Körpers die einen schon 60 und die anderen erst 30 Jahre alt.

Das Altern hängt nur zu 20 Prozent, vielleicht noch weniger, von den Genen ab. »Das sollte uns Hoffnung machen, dass sich das Altern mit relativ einfachen Mitteln verzögern lässt und wir einige gesunde Jahre dazugewinnen können«, sagt Terrie Moffitt, der ebenfalls an der Untersuchung beteiligt war.

Tatsächlich sind manche Menschen schon früh kränklich und die anderen gesund und lustig bis ins hohe Alter. Das Alter muss gar nicht zwingend mit Krankheiten einhergehen. Herzleiden, Diabetes, Bluthochdruck. Depressionen. Alles völlig entbehrlich. Wir können auch ohne solche lästigen Begleiterscheinungen 100 Jahre alt werden und dann irgendwann sanft entschlafen. Das zeigen die fröhlichen Alten aus den Blauen Zonen dieser Welt, beispielsweise in Sardinien (siehe Kapitel 12).

Wer länger jünger sein will, muss zuerst die Gerontotoxine aus seinem Leben verbannen. Alle heimlichen Altersbeschleuniger aus der täglichen Nahrung. Weil sie den Körper *hacken,* die Abläufe stören. Und selbst studierte Menschen wie Christoph haben keinen blassen Schimmer, was sie sich mit einem simplen Keks Krasses antun.

Klar: Die Firma Bahlsen will ihm natürlich nichts Böses, geschweige denn seinen Kindern. Die kriegen den Alterungs-Turbo ja auch ab, der sich unter den Zusätzen versteckt, die im Kleingedruckten aufgeführt sind. Auch die Firma Hipp hat keine üblen Absichten, wenn sie schon die Kleinsten mit Gerontotoxinen füttert, die entstehen, weil der Brei durch Erhitzung konserviert wird, damit er jahrelang hält. Und selbst der Firma Coca-Cola will niemand fiese und finstere Motive unterstellen, obwohl sie sicher zu den effektivsten Altersbeschleunigern auf diesem Planeten zählt, wahrscheinlich der ultimative Lebensverkürzer ist. Schließlich sterben laut einer Studie der renommierten Harvard Universität jedes Jahr 180 000 Leute weltweit vorzeitig an solchen gezuckerten Softdrinks.

Und trotzdem steht sie überall auf dem Tisch, sogar beim Biohacker-Gipfel in Stockholm, in der coolen Cafeteria mit der

Lounge und den Grünpflanzen im gläsern überwölbten Freibereich (siehe Kapitel 9). Die Biohacker wollen ihren Körper »hacken«, unter Kontrolle bringen, möglichst intelligent, mit Vitaminen, mit geheimnisvollen Pilzen. Dabei werden sie längst gehackt, ohne es zu merken – durch ihre *Coke*.

So wie Petra Brand, die Landschaftsgärtnerin aus Tettnang am Bodensee. Auch sie hatte nichts davon gewusst. Bei ihr war es der Cappuccino aus dem Supermarkt: Das Pulver enthielt ebenfalls solche »Signalmoleküle des Alterns«, chemische Zusätze, die die Haltbarkeit des Produkts verlängern, aber bei uns Menschen zu erhöhter »Mortalität« führen können, wie es das *Ärzteblatt* im Medizinerjargon ausdrückt: vorzeitigem Ableben. Bei ihr haben sie genauso gewirkt: Sie haben den Altersprozess sogar so sehr beschleunigt, dass ihre beiden Kinder unerwartet früh zu Waisen wurden (ausführlich dazu: Hans-Ulrich Grimm: Chemie im Essen).

Dass bei ihr so etwas im Spiel ist, wusste Petra Brand natürlich nicht. Sie war damals 36 Jahre alt, ihre zwei Töchter elf und 15 Jahre. Sie war Diabetikerin, und nierenkrank war sie auch. Dass mit dem Herzen was nicht stimmt, hatte sie beim Spazierengehen oder Radfahren gemerkt: als sie »nicht mehr richtig Luft gekriegt« hat. Bei einer Untersuchung wurde es dann festgestellt: »Dass das Herz nicht mehr richtig arbeitet. Verkalkt wahrscheinlich.«

Woher das kam?

»Das soll bei mir eine Folge der Phosphate sein, dass die Herzklappe nicht mehr richtig mitmacht, die Herzkranzgefäße zugehen.«

Nächste Woche, erzählte sie noch, hat sie ihre Herz-Operation. Das war im Februar 2013. Ein erneuter Besuch drei Jahre später war leider nicht möglich. Denn, so teilte ihr Arzt mit: »Frau Brand ist verstorben.«

Schneller altern, früher sterben: Petra Brand ist ein besonders trauriges Beispiel für die Wirkungen dieser Zusatzstoffe.

Die moderne Nahrung ist voll mit solchen Chemikalien, die auf vielerlei Art den Körper manipulieren, hacken und so Krankheiten beschleunigen, auch geistigen Abbau, wie bei sogenannten Geschmacksverstärkern. Glutamat (E621 bis 625) zum Beispiel steht im Verdacht, zu Alzheimer und Parkinson beizutragen (siehe Kapitel 9). Süßstoffe wie Aspartam (E951) stehen sogar unter Krebsverdacht (siehe Kapitel 5). Konservierungsstoffe und Emulgatoren können den Darm schädigen, das Immunsystem stören und so anfälliger machen für Krankheiten (siehe Kapitel 11).

Zum Beispiel ein Zusatzstoff namens Carrageen (E407), praktisch in jeder Sahne aus dem Supermarkt enthalten (jedenfalls, wenn sie nicht bio ist), aber auch im Snack, der im Flugzeug von freundlichen Stewardessen verteilt wird, bei Eurowings etwa, im *Weizenmischbrot mit Tomatenbrotaufstrich und gegarter, geräucherter Putenbrust.* Das »Verdickungsmittel« mit der E-Nummer 407 ist nicht nur ein berüchtigter Darmschädling, sondern auch ein Risikostoff bei der Zuckerkrankheit Diabetes, ebenso wie die ganz normale Wurst, nach einer im *American Journal of Clinical Nutrition* 2011 veröffentlichten Studie. Ein möglicher Grund: die zur Konservierung eingesetzten Nitrate und Nitrite (E249 bis 251).

Auch ein anderer Konservierungsstoff kann überraschenderweise die Zuckerkrankheit fördern, außerdem Hyperaktivität sowie Wachstumsstörungen. Er ist häufig in Softdrinks wie etwa *Bonaqa Apfel-Birne* aus dem Hause Coca-Cola zu finden, auch in den Gurkenscheiben im *BigMac* von McDonald's, in Fischprodukten wie etwa *Lysell Schwedenhappen »Mit feinen Gewürzen eingelegt«* und in der *Flammkuchen-Zunge griechischer Art* im Bordbistro der Deutschen Bahn: das sogenannte Natriumbenzoat (E211).

Der Zusatzstoff ist ein klassischer Hacker. Er greift sogar die körpereigenen Kraftwerke an: die sogenannten Mitochondrien. Sie erzeugen die Energie, die der Körper für seine Aktivitäten braucht, so wie die Kraftwerke in der Welt draußen den Strom erzeugen. Und sie sind für den Körper natürlich besonders wichtig bei Verrichtungen wie dem Denken, das so viel Energie braucht wie eine kleine Glühbirne (siehe Kapitel 9). Oder der pausenlosen Pumptätigkeit des Herzens, für die natürlich ebenfalls viel Power gebraucht wird (siehe Kapitel 8). Diese Kraftwerke im Körper wollen die Biohacker eigentlich aufrüsten – ein verständliches, aber völlig unsinniges Unterfangen, wenn gleichzeitig Chemikalien aus der modernen Nahrung kommen und den Regler runterstellen. Von MAXIMUM POWER auf MINIMUM. Oder sogar auf: STOPP.

Die Mitochondrien werden auch von anderen modernen Lebensmittelzusätzen attackiert. Zum Beispiel von Farbstoffen in Ostereiern oder Süßigkeiten, den berüchtigten Azofarben, wie Wissenschaftler von der Universität im brasilianischen Campinas schon im Jahre 1996 nachgewiesen haben, unter anderem für Erythrosin (E127), Cochenillerot A (E124), Allura Rot (E129), Gelborange-S (E110), Tartrazin (E102), Amaranth (E123), Brillantblau (E133), Indigotin (E132). Die Einschränkung war unterschiedlich, reichte von 16 Prozent bei Tartrazin bis zu 100 Prozent bei Erythrosin. Perfekter Hacker-Akt: Kraftwerk vollständig vom Netz genommen. Und das völlig unbemerkt: Niemand denkt ja an Farbstoffe, wenn das Denken schwerer fällt oder das Herz nachlässt.

Oder an jene anderen Zusatzstoffe, die in der Wurst vorkommen, auch in der Cola, sogar in der Fläschchenmilch fürs Baby. Auch Petra Brand hatte nicht daran gedacht, dass an ihrem Herzen solche Hacker aus dem Supermarkt am Werk sind. Bei ihr steckten sie in dem Fertigcappuccino, den sie immer bei Lidl, Norma oder Netto gekauft hatte: die sogenannten Phosphate.

Sie sind nicht sehr bekannt, diese Stoffe, die auf dem Etikett auftauchen als »Dikaliumphosphat« oder auch »Tetrakaliumdiphoshat«. Oder »Diphosphate«, wie in den Bahlsen-Keksen. In der Cola ist es die Phosphorsäure. Im Kleingedruckten stehen allerdings oft nur unscheinbare Kürzel für die unterschiedlichen Phosphat-Typen: E338 bis 341, E442, E450 a, b und c, E540, 543 und 544. Das wissen dann natürlich nur Kenner oder Chemiefreaks, dass sie sich da grade einen dieser Altersbeschleuniger einverleiben, die in der modernen Welt allgegenwärtig sind. Auch im Bordbistro der Deutschen Bahn, zum Beispiel im *Warmen Schinken-Käse-Baguette.* Ebenso im Brötchen von *McDonald's,* im *McChicken,* dem *Cheeseburger,* den *Chicken McNuggets,* in den Pommes und im Döner aus der Bude an der Ecke. Und nicht nur in den Keksen von Bahlsen, sondern auch in den Ritz *Crackers.*

Am wichtigsten aber als »Vehikel« für den Phosphat-Transport in den menschlichen Körper sind sicher weltweit die Softdrinks, sagt Gerald Weissmann, emeritierter Medizinprofessor an der New York University. Allen voran: Coca-Cola und Pepsi. Sie enthalten Phosphorsäure (E338). Schon 2010 hatten Wissenschaftler der Harvard University spezielle Mäuse mit solchen Zusätzen gefüttert – und dann »beschleunigtes Altern« diagnostiziert.

Wie schnell das gehen kann, zeigte sich bei jenem elfjährigen Jungen, der sich plötzlich in einer Klinik fand mit lauter alten Leuten, und alle Ärzte rätselten über den unerklärlichen Fall.

Als erster der Zahnarzt, der ihn einwies, weil dem Buben schon die Zähne ausfielen. Auf dem Weg ins Krankenhaus stürzte er vom Rad und brach sich einen Unterschenkel, auf der Station dann noch einen Wirbel im Rückgrat, als ihm die Schwester eine Bettpfanne unterschieben wollte. »Dem sind die Knochen regelrecht zerbröselt«, sagte die zuständige Professorin. Diagnose: Knochenschwund, medizinisch: Osteoporose, volkstümlich: Witwenbuckel, weil es bisher vor allem die Oma traf.

Noch nicht im Teenager-Alter und schon im Turbotempo auf die Seniorenstation: Das schaffte der Bub dank Coca-Cola. Drei große Flaschen hatte er getrunken am Tag (siehe dazu ausführlich: Hans-Ulrich Grimm: Tödliche Hamburger).

Die Hersteller weisen in der Regel jede Verantwortung von sich. Coca-Cola zum Beispiel teilte mit: »Bei Phosphorsäure (E338) handelt es sich um einen europaweit zugelassenen Zusatzstoff. Die gesetzliche Unbedenklichkeit als Zusatzstoff ist somit amtlich verbürgt.«

Doch die Kritik wächst. Eine Untersuchung des Institute of Medicine (IOM) in Washington, D.C., konstatierte schon Anfang des neuen Jahrhunderts: »Die Bedenken über die hohe Phosphoraufnahme haben in den letzten Jahren zugenommen, aufgrund der vermutlich in der gesamten Bevölkerung gestiegenen Phosphoraufnahme durch Cola und Phosphatzusätze in Lebensmitteln.«

Der Kalk wird nicht nur aus den Knochen gelöst, er wird auch wieder eingelagert – in den Blutadern, ja sogar im Herzen. Wie bei der Landschaftsgärtnerin Petra Brand. Denn auch bei jungen, gesunden Erwachsenen, so ergab eine US-Regierungsstudie unter der Leitung von Professor Robert N. Foley von der Universität Minnesota in Minneapolis, fördert ein erhöhter Phosphatspiegel die Verkalkung der Blutbahnen (Atherosklerose) – und damit die Verkalkung der Herzkranzgefäße; was nicht nur das Risiko steigert für einen Schlaganfall, sondern auch für Herzinfarkt.

Doch das Phosphat kann noch mehr: Es macht auch optisch alt, sorgt sogar dafür, dass die Haut dünner wird (Hautatrophie) und dass die Muskeln schwächeln und die Niere, die ja als Kläranlage des Körpers gilt, ihren Dienst aufkündigt. Eine koreanische Studie von Professor Myung-Haing Cho aus dem toxikologischen Labor der Universität in Seoul fand sogar einen Zusammenhang zwischen Phosphaten und Lungenkrebs.

Phosphat kann das alles, weil es, klassische Hackerkunst, an zentralen Schaltstellen ansetzt, im Körper über hormonelle Mechanismen wirkt – und dadurch eine große Hebelwirkung ausübt.

Dabei ist es eigentlich ein völlig natürlicher, ja lebensnotwendiger Stoff, auch in natürlicher Nahrung enthalten, etwa in

Fleisch, in Linsen, Bohnen, Kohlrabi, Joghurt. Doch die Phosphate gelten auch als Allzweckwaffen der Nahrungsindustrie. Beim Fertigcappuccino sorgen sie für stabilen Schaum, in Nestlés Kaffeeweißer *Coffee-mate* lassen sie das Pulver schön rieseln, in vielen Fertiggerichten machen sie den Käse weich, und in der Wurst binden sie Wasser und machen sie profithaltiger. So haben sich die Verzehrmengen laut *Ärzteblatt* seit den 1990er-Jahren »mehr als verdoppelt«. Aus den industriellen Nahrungsmitteln nehme der Körper überdies mehr davon auf.

Die Phosphorsäure in der Cola findet das *Ärzteblatt* »besonders bemerkenswert«. Sie verhindert, dass die braune Brause noch dunkler wird. Denn: »Ohne Phosphatzusatz wären Cola-Getränke pechschwarz.« Weil dann eine bestimmte chemische Reaktion »ungebremst« weiterlaufen würde.

Eine Reaktion, die ihrerseits wachsende Aufmerksamkeit findet – weil sie ebenfalls zu beschleunigtem Altern führen kann.

Eigentlich ist es eine ganz harmlose Reaktion, ja sogar eine höchst erfreuliche, weil sie zum Beispiel dem Weizenbier Geschmack und Farbe verleiht oder auch beim Grillen dem Brathähnchen. Und dem Schnitzel, beim Braten in der Pfanne, wodurch die Panade so schön goldgelb und kross wird.

Also: ganz klar was Gutes, die sogenannte Maillard-Reaktion, benannt nach dem französischen Mediziner und Chemiker Louis Camille Maillard (1878–1936), eine sogenannte nichtenzymatische Bräunungsreaktion, bei der Aminosäuren und Zucker zu neuen Verbindungen umgewandelt werden. So weit das Chemische.

Jetzt zum Persönlichen: Diese Reaktion findet nicht nur im Hähnchen und im Schnitzel statt, beim Grillen und Braten, sondern auch bei 37 Grad im menschlichen Körper, in jedem von uns, und zwar bei jedem Atemzug. Dabei entsteht die gleiche Art von Stoffen wie in der krossen Kruste: Sie heißen *Advanced Glycation End Products*. Zu Deutsch etwa: fortgeschrittene Verzuckerungs-Endprodukte. Abkürzung: AGEs. Auch sie sind

»Schlüsselmoleküle des Alterns«, sagt Professor Gerald Münch, der früher in Würzburg lehrte und jetzt an der australischen Western Sydney University.

Sie haben zur Folge, so Münch, »dass der Mensch wie ein Kuchen quasi vor sich hin röstet« und dadurch schneller krank wird. Denn die AGEs beschleunigen Altersschäden. Die AGEs sorgen für Falten, für Fehlsichtigkeit (siehe Kapitel 10), auch für geistigen Abbau (siehe Kapitel 9), ein schwaches Herz (siehe Kapitel 8) und vieles mehr. An praktisch allen großen Zivilisationskrankheiten sind sie beteiligt. Darum starten sie jetzt zu einer steilen Karriere, werden von der Wissenschaft weltweit in einer wachsenden Zahl von Studien gewürdigt.

AGEs: In der Öffentlichkeit sind sie bisher weithin unbekannt, der bisher prominenteste Vertreter ist: Acrylamid, das sogenannte Krebsgift. Die AGEs sind womöglich mit die mächtigsten Altersbeschleuniger der heutigen Zeit. Weil sie durch die moderne Nahrung begünstigt und gefördert werden. Durch den allgegenwärtigen Zucker zum Beispiel: Je mehr davon im Körper kursiert, desto mehr AGEs können entstehen (siehe Kapitel 5). Die meisten Menschen nehmen sie aber auch noch direkt zu sich: In der industriell produzierten Nahrung aus dem Supermarkt, der Tanke und der Kantine sind sie allgegenwärtig.

Beispiel Milch. Die ist, als Rohmilch, so ziemlich das Gesündeste für Menschen. Das zeigen Untersuchungen mit Versuchspersonen, auch Kindern von Bauernhöfen, immer wieder. Nur: Natürliche Milch von der Kuh hält allenfalls ein paar Tage. Im Naturzustand ist sie also für einen Industriekonzern, auch für die Supermarktketten, nicht besonders effizient brauchbar.

Also wird sie erhitzt und so haltbar gemacht. Die H-Milch zum Beispiel: Lieblingsmilch der Supermarktkunden, hält mehrere Monate – dank Erhitzung. Und auch die sogenannte ESL-Milch, die merkwürdigerweise im Supermarkt als »Frischmilch« verkauft wird, obwohl sie überhaupt nicht frisch ist, sondern so behandelt, dass sie wochenlang hält. Oft mit Hitze und dem Nebenprodukt: AGEs.

Schon die Babymilch von Marken wie Alete, Aptamil, Milupa oder Hipp, auch die Gläschen mit dem Fertigbrei: alles erhitzt, belastet mit AGEs. Schneller altern ab Geburt (siehe Hans-Ulrich Grimm: Gummizoo macht Kinder froh). Das eigens beauftragte Labor fahndete nach einem Stoff mit dem Kürzel CML (Carboxymethyllysin), eine von vielen AGE-Verbindungen, die als Leitsubstanz gilt.

Jetzt zeigten neue Untersuchungen im Rahmen der Recherchen für dieses Buch, dass beispielsweise das selbst gemachte Müsli nur 0,5 Milligramm pro Kilo von diesem CML enthielt, das Schwarzwaldmilch *Bircher Müsli aus frischer Weidemilch* hingegen 1,4 Milligramm und das Emmi *Swiss Muesli Erdbeere Rhabarber* 1,6 Milligramm.

Das ist nicht viel, zeigt aber: Wer die Industrieprodukte aus dem Supermarkt kauft, beschleunigt sein Altern mit jedem Bissen, mit jedem Schluck. So hat, wie die Laboruntersuchungen ergaben, der Orangensaft Marke Hohes C mit 222,2 Milligramm doppelt so viel CML wie der selbst gepresste (109,5 Milligramm pro Kilo).

Erstaunlich eklatant ist der Unterschied zwischen Apfel und Apfelsaft. Viele glauben ja, der Saft sei praktisch nur eine andere Erscheinungsform des Obstes. Irrtum: Der knackige Bio-Apfel hat nur 0,2 Milligramm CML pro Kilo, der Apfelsaft von Lidl hingegen, ebenfalls Bio, stolze 127,5.

Auch Starbucks macht alt: Während der hausgemachte Cappuccino, aus Bio-Frischmilch mit Demeter-Label, nur 151,7 Milligramm CML pro Kilogramm enthält, hat der Cappuccino von Starbucks fast sechsmal so viel: 887.

»Moderne Nahrungsmittel sind zum großen Teil erhitzt und enthalten deshalb große Mengen von AGEs«, stellte Professor Jaime Uribarri vom Mount Sinai Hospital in New York schon im Jahre 2010 fest. Er und seine Forschergruppe haben eine lange Liste ins Internet gestellt *(Advanced Glycation End Products in Foods and a Practical Guide to Their Reduction in the Diet)*.

Besonders beeindruckende Werte wiesen die massenhaft verkauften Fast-Food-Produkte auf: Hamburger, Pommes, Chicken McNuggets sind wahre AGE-Bomben. McDonald's: ein AGE-Paradies. Ein Schnellalterungsrestaurant. Eine Hacker-Zentrale. Voll mit Geronto-Giften, die meinen Körper manipulieren. Auch Kartoffelchips oder Kellogg's-Produkte wie die *Rice Krispies.* Und die Pizza: Die gehört überraschenderweise, in der beliebten Tiefkühlversion, die für viele Menschen ja ein Grundnahrungsmittel ist, zu den Rekord-Hackern mit besonders hoher AGE-Fracht. Bei solch komplexen Fabrikprodukten kommen ja oft mehrere industriell produzierte Zutaten zusammen und werden dann noch mal kräftig durchgebacken. Und die Alterungsgifte gehen steil nach oben.

Sammelstelle: der Körper. Bei einer Untersuchung in New York nahmen Industriefood-Konsumenten doppelt so viele AGEs auf wie die Freunde von frischen Lebensmitteln.

Klar: Es handelt sich bei diesen Gerontotoxinen nicht um klassisches Gift. Es gibt keine Grenzwerte für AGEs, nicht einmal einheitliche Mess-Standards. Es gibt viele verschiedene von ihnen. Und: Ein bisschen davon ist sogar gut. Die AGEs nützt der Körper auch, um das Alter zu bekämpfen. Deswegen sind AGE-haltige Brathähnchen oder Schnitzel ja auch zu Recht beliebt. Die AGEs aus der leckeren krossen Kruste nutzt der Körper, um Reparaturprogramme zu starten oder Abwehrmaßnahmen gegen Attacken. Durch Entzündungen zum Beispiel. Sie sind so etwas wie die Brandbomben des Körpers, die er gegen Angreifer schleudert. Also: eine höchst wirksame Defensivstrategie. Nur: Wenn ständig Brandbomben fliegen, entzündet sich schließlich das eigene Terrain, irgendwann brennt alles und geht kaputt.

Tatsächlich haben diverse Untersuchungen ergeben: Je mehr die Menschen mit AGEs belastet sind, desto mehr Entzündungen haben sie. Das hatte eine Gruppe amerikanischer Forscher um die Medizinerin Weijing Cai vom New Yorker Mount Sinai Hospital schon 2008 herausgefunden. Und Entzündungen gelten als Ursache für alle großen Zivilisationskrankheiten.

Je weniger AGEs also den Körper verkrusten, desto länger währt das Leben.

Die moderne Nahrung wirkt als Altersbeschleuniger so effizient, weil sie in klassischer Hackermanier an zentralen Schalteinheiten angreift und dort die Regler verstellt. Sie führt zum Beispiel dazu, dass die Lebensfäden in unseren Zellen schrumpfen, die sogenannten Telomere.

Deshalb überlegt Elizabeth Blackburn schon beim Frühstück ganz genau, was sie zu sich nimmt. Denn sie kennt sich ein bisschen aus mit diesen Telomeren: Die Molekularbiologin von der University of California in San Francisco hat sie erforscht und dafür sogar im Jahr 2009 den Nobelpreis bekommen, zusammen mit ihrer Schülerin Carol W. Greider und dem Harvard-Kollegen Jack W. Szostak.

Die Telomere schützen, wie die Plastikteile an den Enden von Schnürsenkeln, die Baupläne in unseren Zellen. Die Schutzfolie auf seinen Plänen braucht der Körper dringend, weil er ja ständig runderneuert und saniert wird. Dabei wird sogar fast das ganze Baumaterial ausgetauscht, nicht nur für Haut und Haare, auch für die Muskeln und die Augen, alles muss raus, alles wird neu gemacht, auch Herz und Nieren, sogar die ganzen Knochen bis hin zum Rückgrat. Bisher nahmen die Mediziner an, das dauere sieben bis acht Jahre – mittlerweile gehen sie von einem Jahr aus.

Und da muss es, wie bei einer Hausrenovierung, exakt nach Plan gehen. Damit meine Frau, meine Kinder und meine Freunde mich auch in Zukunft noch erkennen, sollte mein neues Gesicht nach der Renovierung ungefähr so aussehen wie das bisherige. Und daher müssen die Pläne genau beachtet werden, die die Erbsubstanz vorgibt, die Desoxyribonukleinsäure, kurz DNS (englisch DNA, für *Deoxyribonucleic acid*). Und weil bei jeder Renovierungsrunde die alten Pläne wieder herausgeholt werden, sollten sie möglichst nicht verkratzt und zerrissen sein. Gut, dass es die Telomere gibt: Sie schützen ebendiese Pläne, wie ein Plastiküberzug die Pläne eines Hauses.

Pech natürlich, wenn der Schutzüberzug abgeblättert ist. »Ohne Schutz könnten Chromosomen und das Erbgut, das sie tragen, leicht Schaden nehmen«, sagt Nobelpreisträgerin Blackburn.

Dann wird es auch immer schwerer, mein Gesicht mit neuem Material wieder so nachzubauen, wie es früher ausgesehen hat. Da kommt es dann zu bedauerlichen Bauschäden. Rissen etwa, und Falten. Dann fällt es immer schwerer, mich wiederzuerkennen. Vor allem mir selber, vor dem Spiegel, morgens im Bad. »Kenn ich nicht, wasch ich nicht«, witzeln manche.

Wenn die Pläne nicht mehr stimmen, misslingt der ganze Renovierungsvorgang. Und es geht nicht nur um die Unebenheiten in der Haut. Es kann auch passieren, dass bestimmte Teile mehrfach produziert werden und dann wie Fremdkörper im Weg stehen. Im Organismus heißt das: Krebs. Das kann im Extremfall bedeuten, »dass Sie wahrscheinlich nicht mehr lange leben würden«.

Je mehr die Telomere schrumpfen, desto schlechter die Pläne, desto schwieriger die Renovierung. Und: Je kürzer die Telomere bei ihnen sind, desto früher verlassen uns unsere Freunde. Und wenn dann die letzten Klassentreffen stattfinden, dann versammeln sich die mit den längeren Telomeren. »Menschen mit den längsten Telomeren sind am gesündesten, und mit abnehmender Telomer-Länge wachsen das Krankheits- und das Sterberisiko«, sagt Blackburn. Kurz-Telomeriker sind auch anfälliger für chronische Krankheiten wie Diabetes, Herz-Kreislauf, Lungenkrankheiten, Immunprobleme.

Kein Wunder, dass die Nobelpreisträgerin schon beim Frühstück mit komplizierten Gedanken beschäftigt ist, wenn ihr Mann ihr bloß eine kurze Frage stellt, zum Kaffee etwa:

»Milch?«

Einfache Frage, könnte man denken. Nicht für die Entdeckerin der Telomere.

Was jetzt: Milch oder keine Milch?

»Nun, das ist eine schwierige Frage für die Stunden vor Tagesanbruch.« Man wird ja schließlich nicht Nobelpreisträgerin, um sich morgens einfache Fragen zu stellen.

»Ja, ich mag Milch in meinem Kaffee. Aber sollte ich sie in den Kaffee schütten? Milch ist gesund, richtig? Schließlich enthält sie Kalzium und Eiweiß.« Aber sollte sie jetzt Vollmilch nehmen oder fettarme? Oder lieber gar keine? Und was ist überhaupt mit der H-Milch? Könnte man ja auch noch fragen. Oder Nestlés Milchpulver *Coffee-mate,* das es im Flugzeug oft gibt.

Und so geht es weiter, bei Nobelpreisträgers zu Hause.

Toast? Butter? Obst oder Smoothie?

Die Erforscherin der Telomere hat da natürlich ein ganz einfaches Kriterium: Gegessen wird, was Telomere schützt. Und weggelassen wird, was sie kürzt. »An einem Morgen wie diesem dienen uns Telomere als Richtschnur für ein gesundes Frühstück.«

Erst mal eine rauchen, das ist schon mal keine gute Option: Die Zigarette danach (oder davor) kostet ein Stückchen von den Telomeren.

Und der Toast? Von allzu viel derartigem Backwerk rät sie eher ab, auch von Pommes, Süßigkeiten, sogar Säften. Telomerfreundlich seien die berühmten Omega-3-Fettsäuren, die beispielsweise in Leinöl stecken oder in Fleisch und Milch von glücklichen Kühen, die auf der Wiese grasen dürfen. Also: Bio-Milch ist gut für die Telomere, auch ein Müsli mit Bio-Joghurt, einem Teelöffel Leinöl und einem Apfel oder anderem Obst. Ein Smoothie eher nicht, jedenfalls keiner aus der Fabrik.

Cola? Wer sein Leben liebt und es möglichst lang genießen will, macht darum am besten einen großen Bogen. Denn Softdrinks lassen Telomere nur so dahinschrumpeln, wie eine Studie von Blackburn und ihrer Kollegin Cindy Leung von der Uni in San Francisco ergab, veröffentlicht im *American Journal of Public Health* (siehe Kapitel 5).

Würstchen, Schinken oder *Corned Beef*: Auch alles üble Telomerschädlinge. »Verarbeitetes Fleisch« kann die Schutzkappen kappen, so fanden Forscherkollegen um die Epidemiologin Amanda M. Fretts von der Universität von Washington in Seattle heraus, in einer 2016 im *Journal of Nutrition* veröffentlichten Studie mit Indianern. »Unverarbeitetes« Fleisch hingegen ist interessanterweise unschädlich für die Lebensfäden in der Zelle. »Verarbeitetes Fleisch«: Das ist auch der Schwarzwälder Schinken, der Südtiroler Speck und der *Bacon*, den Briten und Amerikaner gern zum Frühstück haben. Dass solches im Übermaß nicht gerade gesund ist, hatten schon diverse Studien ergeben.

Woran das liegt? Vielleicht an den Phosphaten, die häufig drin sind, in Wurst und Schinken. Oder den Nitraten. Oder dem Salz.

Viele Mediziner plädieren daher für eine eher salzarme Kost. Ärzte und Ernährungswissenschaftler um Professor Dariush Mozaffarian aus Boston im US-Staat Massachusetts glauben, dass sich 1,65 Millionen Todesfälle durch Infarkt und Schlaganfall weltweit jedes Jahr vermeiden ließen, wenn die Menschen, wie von der Weltgesundheitsorganisation (WHO) empfohlen, höchstens fünf Gramm Salz täglich zu sich nehmen würden, und nicht, wie die Durchschnittsmenschen heute, doppelt so viel.

Sollte eigentlich kein Problem sein.

Aber weniger Salz essen, geht das überhaupt?

Nein, meint eine maßgebliche Stimme aus München. Salz ist so etwas wie Schicksal, glaubt die *Süddeutsche Zeitung*: weil nämlich, so das bayerische Weltblatt, »der Einzelne wenig Einfluss auf die Menge hat, die er täglich aufnimmt«. Weil wiederum »80 bis 90 Prozent der Zufuhr nicht über den Salzstreuer dosiert werden, sondern bereits in Lebensmitteln enthalten sind«.

Wie, sind jetzt schon die Karotten ab Acker versalzen? Auch die Pilze, die Tomaten, Kartoffeln? Von Natur aus alles verseucht? Nein, das meint er nicht, der Medizinmann des Bayernblattes. Er meint: »Besonders Wurst, Fleisch, Käse und Fertiggerichten wird Salz zu Konservierungszwecken zugesetzt.«

Und damit wird man dort offenbar gewissermaßen ungefragt vollgestopft. Also, tja, leider, leider: »Wer nicht als Selbstversorger oder vegetarisch lebt, hat es daher kaum in der Hand, seine Essgewohnheiten an Empfehlungen der Wissenschaft anzupassen.«

Zwangsernährt mit der Leberkäs-Semmel?

Das ist natürlich blühender Unsinn. Natürlich hat das jeder selbst in der Hand. Wie Nobelpreisträgerin Blackburn beim Frühstück. »Wir vertrauen den Ergebnissen der Telomerforschung«, sagt sie, die im Übrigen »mit den neuesten ernährungswissenschaftlichen Erkenntnissen in Einklang stehen«. Und: »Diese Befunde sagen uns«, so die Laureatin, »dass wir frische Vollwertnahrung statt industriell verarbeiteter Lebensmittel essen sollten.«

Es sei auch ganz einfach. »Es erweist sich, dass eine ›telomergesunde‹ Ernährung sehr schmackhaft ist und keinerlei Verzicht erfordert.«

Stimmt.

Wie das geht?

Man kann natürlich nicht alle Gerichte, jedes Lebensmittel, alles, was auf den Tisch kommt oder in den Mund, daraufhin überprüfen, wie es auf die Telomere wirkt. Auch kann kein normaler Mensch pausenlos wissenschaftliche Studien lesen, und auch noch vor dem Essen.

Es geht aber auch einfacher.

Darüber berichtete eine Professorin namens Maggi auf einem Weltkongress der Alternsforscher 2017 in San Francisco. Stefania Maggi von der Universität von Padua in Italien, Generaldirektorin der Stiftung für mediterrane Ernährung und Direktorin des Nationalen Forschungsrats Italiens zum Thema Altern in Padua.

Auch in San Francisco ging es natürlich ums Essen, um die Telomere und wie wir verhindern, dass unsere Lebensfäden zu schnell schrumpfen. Und da kam Signora Maggi mit einer wahrhaft sensationellen Erkenntnis. Darüber sprach sie im Raum 2014, einem der turnhallengroßen Säle dort.

Über diese Form der Ernährung, die nicht nur gegen so gut wie alle Zivilisationskrankheiten hilft, worin sich sogar ausnahmsweise alle Experten einig sind. Sie enthält weniger AGEs. Und: Sie hilft auch gegen die Verkürzung der Telomere, kann den Schwund an den Lebensfäden bremsen und so das Altern aufhalten.

Eine sensationelle Erkenntnis, über die sie da berichtete.

Denn bisher hieß es stets, die einzig nachweislich wirksame Methode, um das Alter aufzuhalten, sei das Fasten, oder überhaupt: weniger zu essen, also weniger Kalorien aufzunehmen *(Caloric Restriction).* Jetzt haben Wissenschaftler aber neue Belege, dass es auch hilft, sich richtig zu ernähren, um länger jünger zu bleiben.

Die Mediziner sprechen sogar schon vom »Goldstandard«. Wie bei einer medizinischen Methode. Bei der Ernährung gilt das als »Goldstandard«, was die Menschen rund ums Mittelmeer seit ewigen Zeiten zu sich nehmen. Die mediterrane Ernährung. Was das ist, das weiß eigentlich jeder. Die wunderbaren Antipasti zum Beispiel, das gebratene oder in Olivenöl eingelegte Gemüse. Melonen, Erdbeeren, auch Pasta und Paella, Falafel, Hirse und Nüsse, viel Fisch, ein bisschen Huhn, ein bisschen Fleisch, eine halbe Handvoll Hack etwa in der Sauce bolognese, ein bisschen Joghurt in Griechenland oder Kefir in der Türkei.

Und: keine Fertiggerichte, kein Fast Food, keine Chemie.

Das Schöne an der mediterranen Ernährung ist nicht nur, dass sie supergut schmeckt und für gute Gefühle sorgt. Super ist auch: Niemand muss irgendwelche Nährstoffe zählen oder Kalorien oder sich zu etwas zwingen. Es sind auch keine kommerziellen Interessen im Spiel, wie meist bei den diversen Ernährungslehren.

Stefania Maggi ist eher klein, ziemlich dynamisch und lustig, hat kurze graue Haare und trägt, als italienische Frau mit Stil, ein buntes Designerteil mit den typischen gezackten Mustern von Missoni.

Seit Langem, sagt sie, gebe es »ganz starke Beweise« für die Vorzüge der mediterranen Ernährung für die Gesundheit, zur Vorbeugung von Krankheiten. Und jetzt wissen die Forscher auch, warum: Es hat mit den Entzündungen zu tun, jenen Brandbomben des Körpers, die die Verheerungen anrichten. »Die mediterrane Ernährung verhindert diese Entzündungen.«

Und sie kann sogar das Alter bremsen?
Professorin Maggi: »Im Zentrum steht das, was die Forscher herausgefunden haben über die Auswirkungen auf die Länge der Telomere. Die mediterrane Ernährung bremst die Verkürzung. Dafür gibt es in der Tat Beweise.«
Schmeckt, ist gut für die Gesundheit. Und keine Kalorienzählerei.
Professorin Maggi: »Es gibt keine strikten Regeln. Deshalb ist es ganz einfach, sich danach zu richten. Und wenn Sie mal eine Pizza essen wollen, dann essen Sie halt eine Pizza.«

Natürlich keine tiefgekühlte, sondern die von Enzo aus der Pizzeria.

Die mediterrane Ernährung erhält nicht nur die Lebensfäden. Sie enthält auch weniger Altersbeschleuniger aus der Gruppe der AGEs.

Und: Es müssen nicht einmal unbedingt Antipasti sein und Gazpacho und Paella. Es wäre ja auch albern, wenn jetzt alle Finnen und Grönländer, Mongolen und Inder und Chinesen plötzlich Olivenöl in sich hineinschütteten. Deshalb gibt es mittlerweile auch wissenschaftliche Erkenntnisse über die nordische und brasilianische Diät und über die traditionelle chinesische Ernährung, über die beim Kongress in San Francisco unmittelbar nach Professorin Maggi eine Referentin aus Hongkong berichtete.

Tatsächlich sorgen diese Ernährungsweisen, auf die der Mensch evolutionär abgestimmt ist, für die wichtigsten Langlebigkeitselemente. Zum Beispiel die berühmten Omega-3-Fettsäuren. Die sind in fettem Fisch enthalten (ihn gibt es sowohl bei den Mittelmeer-Anrainern als auch bei den Nordländern), aber auch in Milch, Butter, Käse von glücklichen, grasgefütterten Tieren (in der Schweiz, in Österreich, im Allgäu, in den USA usw.). Und in Leinöl (haben Berliner, Spreewälder, Chinesen, Iraner). Diese Omega-3-Fettsäuren können den Körper länger jung halten.

Auch die Getränke in den verschiedenen Weltgegenden sorgen für den Schutz der Telomere. Der Grüntee der Asiaten zum Beispiel. Und der Wein im Rest der Welt. Der wirkt ganz ähnlich. Und gehört zu den Geheimrezepten der Alternsforscher. Bei der Italienerin Stefania Maggi natürlich sowieso, aber auch bei einem berühmten Schweizer Professor, der im Silicon Valley forscht, dem Zukunftslabor des Planeten.

Dort haben sich jetzt die mächtigsten Konzerne der Welt eingeschaltet, um mit aller Macht und vielen Milliarden das Leben zu verlängern – oder sogar den Tod gleich ganz abzuschaffen.

Dieser Professor ist ganz vorn mit dabei – und hat sogar sein ganz privates Geheimrezept fürs Anti-Aging. Es sieht allerdings ganz anders aus, als alle denken.

2. Spürbare Spannung

Immer jünger: Kühne Visionen und überraschende Geheimrezepte

Frisches Blut: Ist es das, was ihn so bewundernswert jung hält? / Als das Silicon Valley einmal den Tod abschaffen wollte / Internet-Milliardäre auf Anti-Aging-Trip / Google will Gott spielen: Der Griff nach dem Regler fürs Lebensende / Facebook sucht nach dem Code gegen Krankheiten / Erstaunlich: die ganz persönlichen Tricks der klügsten Anti-Aging-Forscher

Er ist fit, schlank und leicht gebräunt, schließlich scheint hier immer die Sonne. Er sieht gut aus, auch wenn sich das Haar schon ein bisschen lichtet über der Stirn.

Schöner altern, mit glattem Teint, geistig frisch und körperlich sowieso: Das ist sein Thema. Auch Google ist an diesem Thema dran. Und Facebook. Im Kampf für ein langes, gesundes Leben ohne die lästigen Nebenwirkungen des Alterns haben wir jetzt mächtige Mitstreiter.

Am nächsten dran ist aber Professor Tony Wyss-Coray. Er ist gebürtiger Schweizer. Das bürgt für Seriosität. Er forscht im kalifornischen Silicon Valley, dem Zukunfts-Laboratorium des Planeten. Das heißt, er ist ganz vorne, an der Spitze. »Kaum ein anderer Forscher weltweit«, diagnostizierte schon der Zürcher *Tages-Anzeiger,* sei »so nah dran an einem wirksamen Verjüngungselixier wie Wyss-Coray«.

Er hat sogar ein ganz persönliches Geheimrezept. Dass es wirkt, dafür ist er so etwas wie der lebende Beweis.

Mit seinem Geheimrezept ist der Professor da ganz offensichtlich gut unterwegs. Es sieht allerdings ein bisschen anders aus, als alle denken.

Was alle denken?

Dass es mit Blut zu tun hat. Frischem Blut. Daran forscht er, zusammen mit seinen Mitstreitern an der Universität Stanford.

Einmal wurde es ganz still bei einem Meeting. Seine Mitarbeiter hatten bis spät in der Nacht noch gearbeitet, an den Gehirnen der Mäuse, die frisches Blut bekommen hatten.

Und jetzt?

Es herrschte eine »spürbare Spannung« im Raum, berichtete der Professor später dem Reporter der britischen Zeitung *Guardian*. »Ich erinnere mich, dass ich, als ich die Bilder zum ersten Mal gesehen hatte, dachte: *Wow*.« Das Ergebnis, sagte der Schweizer auf gut Amerikanisch, war *amazing*. Also toll, fantastisch, unglaublich.

Die Mäuse hatten tatsächlich neue Hirnzellen gebildet. Das bedeutet: Hoffnung für Millionen Menschen mit der Alzheimerkrankheit und für Milliarden, die sich davor fürchten.

Oder noch mehr: Es lässt hoffen, dass das Alter womöglich umkehrbar ist.

Das aufregendste Experiment für ihn war deshalb die Reprogrammierung von sogenannten somatischen Zellen, wie zum Beispiel Haut- und Hirnzellen zu Stammzellen. Das sei der Beweis dafür, dass das Alter völlig rückgängig zu machen ist. »Theoretisch könnte man einen hundertjährigen Menschen wieder zu einem Embryo machen.«

Theoretisch.

Praktisch ist das natürlich nicht so leicht. Andere Forscher sind da auch nicht ganz so optimistisch. »Aber ich bin in Kalifornien«, lacht er. Seit 1993 lebt er schon in den USA, und klar, Kalifornien, das bedeutet: grenzenloser Optimismus.

Die weltberühmte Stanford University, eine gute halbe Autostunde südöstlich von San Francisco, ist eingebettet in ein riesiges Parkgelände, eine eigene kleine Stadt mit Vierteln für die verschiedenen Fakultäten. Wyss-Coray arbeitet im MSLS Building, einem massiven, mehrstöckigen Komplex mit beiger Sandsteinfassade, mächtigen Betonstützen, grünlich glänzenden Fensterfronten.

Im ersten Stock: sein Büro, mit Blick in den Innenhof, super aufgeräumt. Mobiliar aus braunem Holz, auf dem Schreibtisch ein paar Apple-Computer und ein Laptop, im Regal Bücher, das Medizinlexikon Pschyrembel, ein Becher mit dem Schweizer Kreuz, an der Wand ein kleines Plakat mit dem Matterhorn. Hat er hier irgendwo seinen Infusionsständer versteckt?

Setzen Sie sich hier immer einen Schuss junges Blut?
Der Professor lacht. »Ja, da muss ich schon in die Klinik gehen. Aber ich mach das noch nicht allzu häufig. Ich hab es, ehrlich gesagt, noch nie gemacht.«

Frisches Blut könnte auch ein bisschen riskant sein, die Krebsgefahr erhöhen. Und er kann, mit seinen ganz persönlichen Geheimrezepten, die Jugendlichkeitsprogramme in seinem Blut auch ganz anders beeinflussen.

Darum geht es: um die »Faktoren« im Blut, die das Altern steuern. Wenn die entdeckt sind, dann könnte das ein gigantisches Geschäft werden. Das hoffen natürlich auch die Investoren, die mit eingestiegen sind bei Wyss-Corays Firma Alkahest, eine Milliardärsfamilie aus Hongkong.

Das Alter ist eine Zumutung für die Mächtigen dieser Welt und die Reichen, und vor allem für die Weltveränderer aus dem Silicon Valley. Ihr geistiges Zentrum ist die Universität Stanford, die von Anbeginn schon für den Kampf gegen den frühen Tod stand: Sie wurde im Jahr 1891 von einem Eisenbahn-Tycoon gegründet, dem ehemaligen Goldgräber und Gouverneur Leland Stanford und seiner Frau Jane, nachdem ihr einziger Sohn Leland Stanford jr. 15-jährig an Typhus gestorben war.

Die modernen Milliardäre hier im *Valley* wollen nicht nur das Leben verlängern und das Alter verschönern, sondern gleich den Tod abschaffen.

Hey, why not?

Das ist das Sympathische im Silicon Valley. Die Energie. Das Zupackende. Vorwärtsstürmende. Ohne falschen Respekt vor dem Überkommenen, vor Autoritäten oder Realitäten. Sie glauben natürlich an die Segnungen der Technik, an Computer, Programme, an chromglänzende Apparate und auch an die Kraft der Chemie. Sie haben auch schon tolle Sachen erfunden, Kopfhörer zum Beispiel, die das Gehirn stimulieren und dafür sorgen, dass Sportler fokussierter trainieren können. Es gibt auch schon diverse Mixturen fürs *Neuro-Enhancement*, für die Gehirn-Verstärkung, wobei manche Mittel selbst bei Sympathisanten aus der Szene stark umstritten sind (siehe Kapitel 9).

Sie haben auch schon Hilfsmittel entwickelt, die die Menschen stärker machen, mechanische Muskeln sozusagen, oder stählerne Prothesen, wenn die Körperteile fehlen oder ihre Funktion aufgegeben haben.

Aber damit geben sie sich nicht zufrieden. Sie sind auf der Suche nach der Pille für die ewige Jugend (siehe Kapitel 3), mit der man, sagen wir, mit 75 Jahren, wenn die Kräfte schwinden, kurzerhand den Rückwärtsgang einlegen kann. Manche von ihnen betrachten das Altern als eine Art Krankheit, die man heilen kann, oder als so etwas wie das Rauchen: gesundheitsgefährdend, aber man kann es sich ja abgewöhnen.

Die ganz Radikalen wollen den Tod am liebsten komplett abschaffen. Und zwar schon bald. Das ewige Leben im Hier und Jetzt, das ist ihr Ziel.

Die Giganten aus dem Silicon Valley haben zum Großangriff aufs Alter geblasen. Sie haben die allerbesten Voraussetzungen: das Geld. Die Macht. Den Willen. Und die Erfahrung, es schon oft geschafft zu haben, Grenzen zu überschreiten.

Disrupt Aging heißt jetzt das Motto. Das Zauberwort ist: *disruptive.* Disruptiv, das bedeutet: zerstörerisch. Hier ist es das Prädikat für die besten, innovativsten Projekte. Das Altern muss weg. Es nervt.

Es gibt viele Ansatzpunkte. Denn die Wissenschaftler in aller Welt können immer mehr Akteure identifizieren, die unseren Abgang organisieren. Eine Aufgabe, die gar nicht so einfach ist: Mitten im blühenden Leben ist so ein Exitus ja nur sehr gewaltsam möglich. Daher sind in unserem Organismus Elemente und Faktoren eingebaut, die das auf die sanfte Tour angehen, dafür sorgen, dass wir irgendwann schwächeln und schließlich den Geist aufgeben. Und diese sind auch das Ziel der globalen Forscher-Armada zur Altersbekämpfung. Neun solcher »Kennzeichen des Alterns« *(Hallmarks of Aging),* die diesen Prozess steuern und begleiten, hat eine internationale Forschergruppe in der renommierten Fachzeitschrift *Cell* beschrieben – und als Ziele für die nächsten Attacken im Anti-Aging-Kampf ins Visier genommen (siehe Kapitel 3). Wenn die ausgeschaltet werden, ist das Alter besiegt. So hoffen sie jedenfalls.

Einfach ist das natürlich nicht. Die vielen Elemente, die da mitwirken, sind ja gerade ein Hinweis darauf, dass das Altern sozusagen von höherer Stelle gewollt ist, als Anfang vom Ende. Das Ziel ist: Platz zu machen für andere, damit das Leben weitergeht (siehe Kapitel 12). Gerade für einen Internetmilliardär ist das natürlich eine Provokation. Er will ja gar nicht Platz machen für andere. Dafür findet er sich viel zu wichtig, zu bedeutend und einfach unersetzlich und nimmt die Sache mit dem nahenden Abgang ziemlich persönlich.

»Sehr wütend« ist zum Beispiel Larry Ellison über den Tod. Der Gründer des Softwarekonzerns Oracle spendete fast eine halbe Milliarde Dollar, um ihn endlich unschädlich zu machen.

Schon die ganzen lästigen Krankheiten. Auch so eine Zumutung. Facebook-Chef Mark Zuckerberg will sie jetzt endlich abschaffen. Alle Krankheiten. ALLE! Und zwar noch zu Lebzeiten seiner Tochter Maxima (»Die Größte«). Zusammen mit seiner Frau Priscilla Chan, einer ausgebildeten Kinderärztin, hat er dafür drei Milliarden Dollar versprochen, was ja relativ günstig ist für solch ein Projekt der Menschheitsbeglückung.

Aber so schwer wird es ja nicht sein: »Ich bin ein Entwickler«, schreibt Zuckerberg auf Facebook. Er glaube daran, dass man jedes System besser machen kann: »Ob es Code ist, Hardware, Biologie, eine Firma, ein Bildungssystem, eine Regierung – alles.«

Einfach ein paar Millionen, ein Projekt, und basta.

Auch Amazon-Chef Jeff Bezos hat ein ähnliches Ziel: »die menschliche Lebensdauer verlängern«. Er hat sich einer Investorengruppe angeschlossen, die 127 Millionen Dollar eingesammelt hat für eine Firma namens Unity Biotechnology. Das Ziel: »altersbedingte Krankheiten zu stoppen, zu bremsen oder rückgängig zu machen«. Auch Unity ist in der *Bay Area* ansässig, im Süden von San Francisco.

An den Genen setzt der Biotech-Pionier Craig Venter an. Klar: Seine Firma hatte als erste das gesamte menschliche Genom entschlüsselt. Jetzt will er mit einem neuen Unternehmen jene Gene identifizieren, die für ein langes Leben bürgen. *Human Longevity* heißt die Firma. Menschliche Langlebigkeit. Sitz: San Diego, im Süden Kaliforniens.

Auch für den deutschstämmigen Internet-Pionier und Paypal-Milliardär Peter Thiel ist der Tod die ultimative Zumutung: »Man kann ihn akzeptieren, man kann ihn leugnen, oder man kann ihn bekämpfen. Ich glaube, unsere Gesellschaft besteht vor allem aus Leuten, die ihn hinnehmen oder leugnen. Ich bekämpfe ihn lieber.«

Am besten: gleich ganz abschaffen. Die *Coalition for Radical Life Extension* strebt das an. Die Koalition der ganz radikalen Lebensverlängerer. Der deutsche Digital-Milliardär Michael Greve, Gründer von *web.de,* ist dort mit dabei, gehört sogar zum *Advisory Team.* Seine Forever Healthy Stiftung *(foreverhealthy.org)* machte schon zehn Millionen Dollar locker für

Altersbekämpfungsorganisationen, Start-ups, die Verjüngungstechnologien auf den Markt bringen wollen.

Doch trotz Geld und großer Worte: Der Tod treibt immer noch sein Unwesen. Sogar die größte und mächtigste Firma des Planeten hat ihn bis jetzt nicht aufhalten können. Sie heißt: Google. Sie hat eine neue Firma gegründet, die diese große Aufgabe übernommen hat.

Sie soll den Tod »heilen«. Kann ja eigentlich kein so großes Problem sein. Da haben sie schon ganz andere Sachen hingekriegt. Angst vor großen Worten und Aufgaben haben sie hier nicht. Wir sind schließlich im Silicon Valley. Da träumen sie nicht nur vom Weltverändern, sie machen es einfach. Internet, iPhone, Facebook: Was sie hier anpacken, das verändert das Leben von Milliarden Menschen auf der Welt. Hier herrscht ein ganz spezieller *Spirit*. Da ist die Stimmung super, fast jeden Tag im Jahr scheint die Sonne. Auf dem Interstate-Highway 280 etwa, der durch das Tal führt, fühlt es sich weithin so an wie auf der Autostrada irgendwo in der Toskana. Nur dass es hier von Apple nach Google geht und dann nach Tesla.

Alles scheint möglich.

Warum nicht mal eben den Tod abschaffen?

Die Realitäten überlagern sich hier auch ständig, Zukunft und Vergangenheit, Vision und Wirklichkeit, die Sphären durchmischen sich, in der flirrenden Sonne, kurz hinter dem futuristischen Hauptquartier von Tesla mit all den glänzenden Zukunftsmobilen, sieht es plötzlich aus wie im Wilden Westen, mit Pferdekoppeln, kleinen Tälern, vertrockneten Wiesen, krummen Bäumen. Fehlen nur noch die Indianer, aufgereiht und kampfbereit oben auf dem Bergrücken. Wie in einem Western, aus Hollywood, das ja auch zu Kalifornien gehört, wo sich Technologie und Fantasie verbinden. Und viele der Silicon-Valley-Tycoons sind mit *Science-Fiction* aufgewachsen. Mit Visionen, auch Verständnis für Verrücktheiten. Da sind sie stolz drauf. Kalifornien ist auch: die Hippie-Bewegung. *Flower Power*. Drogen.

Also, die Realität so einfach hinnehmen, das gehört hier eher nicht zur Kultur. Das Scheitern schon. Bei Google etwa sei das sogar ein Teil der Firmenkultur, zumindest bei neuen Herausforderungen. Das macht es dann leichter, das ganz Große anzugehen. Wenn man sich nicht davor scheut, dass es auch schiefgehen kann.

So kann es auch mit dem neuen Projekt gehen. Entweder es klappt oder es klappt nicht. Das neue Projekt: die Sache mit dem Altern und dem Tod. Die Aufgabe: Das Ganze final zu lösen. Anderswo würden sie Witze reißen, vom Größenwahn reden, von menschlicher Hybris, Selbstüberschätzung. Hier trauen sie ihnen praktisch alles zu. Und fragen ganz ernsthaft: *Can Google solve Death?* So das Magazin *Time*. *Solve,* das bedeutet: lösen, beheben. Kann man das Problem mit dem lästigen Tod nicht endlich final erledigen? Und wenn dafür jemand infrage kommt, dann natürlich: Google. Die bedeutendste Firma des Planeten. Die das ganze Weltwissen durchpflügt und zugänglich macht. Suchwort Tod: Ungefähr 154 000 000 Ergebnisse, Suchdauer: 0,38 Sekunden.

Jetzt kann es allerdings noch ein bisschen dauern.

Den Auftrag hat die Google-Tochter Calico. So heißt die Firma südlich von San Francisco: *California Life Company.* Offiziell gehört sie zur Google-Mutter Alphabet. Der Flughafen ist ganz in der Nähe, auch die San Francisco Bay und der Highway 101, der runter nach Süden führt ins Silicon Valley.

Die Adresse: 1170 Veterans Boulevard, South San Francisco. Ein Business Park, lauter neue, drei-, vier-, fünfstöckige Gebäude. Überall in der Nachbarschaft sind noch die Bauarbeiter unterwegs, mit ihren Helmen und orangegelben Warnwesten. Die Säge kreischt, Hammerschläge knallen auf Metall.

Gleich gegenüber: eine Niederlassung der weltgrößten Biotechnologiefirma Amgen. Die anderen Nachbarn haben ihre Firmennamen auf der Fassade. Bei der Google-Tochter mit der grandiosen Mission: nichts. Kein Name. Kein Neon-Logo. Gar nichts. Immerhin: Es herrscht offenbar normaler Geschäftsbetrieb. Der Parkplatz vor Googles zuständiger Firma für die Abschaffung des Todes ist voll. Toyotas, ein Golf, ein Tesla, ein Audi Q5, ein blauer Q7. Ein Jeep *Cherokee* neben dem Eingang. Also: Mittelklasse. Mitarbeiter soll es um die 100 geben.

Was sie drin machen, ist nicht zu sehen. Ihre Aufgabe ist ja klar definiert: den Tod abschaffen. Viel Platz haben sie allerdings nicht dafür. Das Gebäude ist vielleicht so groß wie ein kleineres Universitätsinstitut. Das Budget: auch nicht so übermäßig, 1,5 Milliarden Dollar insgesamt.

Unter den ersten Angestellten war eine Frau namens Cynthia Kenyon, *Vice President of Aging Research*. Sie hatte im Jahre 1993 herausgefunden, dass die Veränderung eines einzigen DNA-Buchstabens die Lebensdauer des bei Forschern beliebten Fadenwurms *Caenorhabditis elegans* (kurz: *C. elegans*) verdoppeln kann: Von drei auf sechs Wochen. *Caenorhabditis elegans*, das bedeutet ungefähr: eleganter neuer Stab. Ein paar Jahre später hatte sie es geschafft, die Lebensdauer des eleganten Wesens immerhin zu versechsfachen. Jetzt also vier Monate.

Eine ganze »Arche Noah« haben sie hier zusammengestellt mit den Lieblingen der Anti-Aging-Forscher: Neben den eleganten Würmern auch einfache Hefezellen, die ulkigen Nacktmulle, andere exotische Kreaturen. An ihnen fahnden sie nach Biomarkern fürs Altern, heißt es.

Und, wie weit sind sie damit? Das sagen sie lieber nicht.

Zwar ist die gläserne Drehtür am Veterans Boulevard 1170 offen. Und Eric, der Security Officer, der hinter seinem Desk am iMac sitzt, ist auch sehr freundlich, er nimmt die Visitenkarte entgegen und verspricht, sie weiterzureichen. Normalerweise kommt dann eine freundliche Nachricht von der Presseabteilung.

Hier kam: nichts. Es gibt ja auch gar keine Presseabteilung, sagte Eric. Und sonst wollte wohl auch niemand was sagen.

»Sie öffnen den Kimono nicht so weit«, sagt ein Wissenschaftler namens Brian Kennedy vom Buck Institute for Research on

Aging, das mit Calico zusammenarbeitet. »Ich nehme an, sie denken, wir brauchen eine breitere Sicht auf die Biologie des Alterns. Sie erkennen, dass es wohl nicht so einfach wird.«

David Botstein, Calicos *Chief Scientific Officer,* hatte auch schon mal angekündigt, warum es nichts zu vermelden gibt: »Es wird nichts zu sagen geben für eine lange Zeit, außer über einige wissenschaftliche Schritte vorwärts.« Profundes vielleicht dann in zehn Jahren. Im »besten Fall«.

Zehn Jahre. Dann bin ich auch wieder zehn Jahre älter. Beim Jüngerwerden wird mir Googles tolle Firma also einstweilen keine große Hilfe sein.

Die Firma ist »derzeit meine größte Enttäuschung« in der Anti-Aging-Industrie, sagt einer, der zu den berühmtesten Forschern hier gehört. Aubrey de Grey. Er sieht aus wie der letzte Hippie. Ein bisschen verrückt, wie er selbst einräumt. Wie der irre Wissenschaftler, der in seinen Laboren einen neuen Menschen schaffen will. Wahrscheinlich ist sein Look eines der Geheimnisse seiner Berühmtheit. Ein durchgeknallter Professor, superklug, erst Computerwissenschaftler, dann Alternsforscher.

Das angesehene US-Wissenschaftsmagazin *Technology Review* widmete ihm schon eine Titelgeschichte: »Ob man ihn nun für einen brillanten und prophetischen Architekten der futuristischen Biologie hält«, so das Blatt, »oder für einen fehlgeleiteten und verrückten Theoretiker – über die erstaunliche Größe seines Intellekts kann es keinen Zweifel geben.«

Er ist der Chefdenker der Bewegung für »ingenieursmäßige Altersbekämpfung«. Und so heißt auch seine Organisation, die die Strategien dafür sucht: Die Stiftung zur ingenieursmäßigen Altersbekämpfung *(Strategies for Engineered Negligible Senescence),* kurz SENS, die vom deutschstämmigen Internetmilliardär und Paypal-Mitbegründer Peter Thiel 2,4 Millionen Pfund bekommen hat.

Aubrey de Grey lebt im britischen Cambridge, ist außerordentlicher Professor am Moskauer Institut für Physik und Technologie. Ein sympathischer Mensch, der nicht so viel Wert auf Äußerlichkeiten legt. Oder gar materielle Werte. Er trägt ein rotes Hemd, Jeanshose und bequeme, etwas ausgetretene Schuhe.

Seinen Vater hat er nie gekannt, von seiner Mutter hat er elf Millionen Pfund geerbt und neun davon in die Stiftung gesteckt. Er ist mit einer Biologin verheiratet und hat noch nach eigenen Angaben »zwei jüngere Freundinnen«, eine ist 45, die andere 24 Jahre alt.

Er spricht ruhig, vielleicht lispelt er ein bisschen, vielleicht sind es auch Interferenzen im Bart. Für seine Mission reist er unermüdlich durch die Welt. Heute hier, morgen dort. Mal bei einem Kongress, mal bei einem Festival, wie hier in San Diego, beim »RAADFest« *(Revolution Against Aging And Death)*, einem Kultfest des Ewigen Lebens im Hier und Jetzt. Hier treffen sich die ganz radikalen Lebensverlängerer. Die Forever-Young-Jünger. Und er ist ihr Prophet.

San Diego: Die monströs zerfranste Millionenstadt am Pazifik, kreuz und quer durchschnitten von riesigen Highways. Sogar Strand gibt es hier fast unbegrenzt, nicht nur mit Luxushotels, Millionärsvillen, Wolkenkratzern, sondern auch coolen, ein bisschen heruntergekommenen Surferhütten.

Die Stimmung ist natürlich super, an fast jedem Tag im Jahr scheint die Sonne. Alles scheint möglich. Und so ist das auch der passende Ort für das Treffen der ultra-optimistischen Anti-Aging-Jünger: das Convention Center, ein schon etwas in die Jahre gekommenes monumentales Kongresszentrum, das von Stil und Ausmaßen her auch in China oder Nordkorea vorstellbar wäre. Der Neue Mensch: Hier soll er vor allem haltbar sein. Und da sind sie hier sehr, sehr optimistisch.

Schon der Eröffnungsabend war *PHANTASTIC*, mit bombastischer Musik, euphorischen Propheten auf dem Podium, die sich immer gegenseitig versichern, wie *GREAT* und *AMAZING* ihre Statements sind. Der Saal ist voll, aus über 20 Ländern sind sie gekommen, wie der Moderator stolz in den Saal brüllt.

Beifall braust auf, als Aubrey de Grey die Bühne betritt, in Jeans und Jeanshemd.

Viele Herren sind in kurzen Hosen gekommen, manche mit Muscle-Shirt; eine junge Frau mit bauchfreiem Top, hellen Jeans und hochhackigen Sommerschuhen. Eine drahtige Rothaarige trägt schrillbunte Leggings. Tätowiert, operiert, optimiert: Die Leute hier sind für allerlei Eingriffe offen.

Manche sind schon ein bisschen gebrechlich, bei ihnen müsste es ganz schnell gehen mit der Entwicklung der lebenserhaltenden Maßnahmen. Andere sind noch jung und schön, da wäre es am besten, man könnte den Stopp-Knopf finden, irgendwo im Körper, damit das auch so bleibt.

Frisches Blut, Stammzellentransfer, Gentherapie. Technik aller Art: Hier sind die Jünger der Selbstoptimierungsreligion zusammengekommen. Das Alter stoppen, ja sogar umkehren, oder ganz abschaffen – *WHY NOT*?

Auch Aubrey de Grey gehört zu den größten Optimisten: 500, ja 1000 Jahre alt zu werden, das sei schon drin. In seinem Buch »Niemals alt! So lässt sich das Alter umkehren« gab er der Forschung 15 bis 20 Jahre, um den »Krieg gegen das Alter« zu gewinnen. Das Buch stammt aus dem Jahr 2007. Die Zeit könnte also knapp werden.

Herr de Grey, vorhin kam hier ein Mann in einem Rollstuhl vorbei. Bei dem müssten Sie sich beeilen, das Alter rückgängig zu machen …

Aubrey de Grey (lacht): »Nun ja, wir werden es versuchen …«

Und Sie glauben, Sie werden schnell genug sein?

Aubrey de Grey: »Das weiß ich jetzt natürlich nicht. Aber wir denken auch nicht über einen ganz bestimmten Menschen nach. Ich meine, durch jeden Tag, an dem wir die Bekämpfung des Alterns voranbringen, retten wir 100 000 Menschen das Leben. Deshalb ist es für mich auch nicht groß von Bedeutung, welcher Tag das ist und welche 100 000 Menschen das sind.«

Die Wahrscheinlichkeit, dass es klappt mit dem Projekt, setzt er übrigens bei 50 Prozent an. Was er auch noch sagte, auf dem Podium, vorhin im Saal: Wir sollten auf keinen Fall den Fehler begehen, die Komplexität des menschlichen Körpers zu unterschätzen. Und: die Werkzeuge, die nötig sind, um beim Menschen da sozusagen einen Rückwärtsgang einzubauen, gibt es auch nicht. »Noch nicht«, sagt der Meister, »aber wir sind auf dem Weg.«

Auch Aubrey de Grey hat einstweilen sein ganz persönliches Geheimrezept (siehe Kapitel 7). Es hat aber interessanterweise nichts zu tun mit den Angeboten hier beim Festival, den »Hirn-Bohnen« zum Beispiel, eine spezielle Mixtur aus Substanzen, die Stimmung, Geisteszustand, Gedächtnis verbessern sollen. Oder den Hormonen und Vitaminen, die es ebenso gibt wie die zugehörigen Tests. Auch Stammzelltherapien werden angeboten, und natürlich sind auch die großen Konzerne am Start; Pharmafirmen und der Food-Gigant Nestlé.

Es gibt schließlich viel zu verdienen. In Deutschland schluckt fast jeder Dritte zwischen 14 und 80 Jahren Vitaminpillen und Ähnliches. Über eine Milliarde Euro im Jahr geben allein die Deutschen dafür aus. 41 Milliarden Dollar die Amerikaner.

Nach Berechnungen des »Global Wellness Institute« macht die Branche weltweit insgesamt 3,4 Billionen Euro Umsatz im Jahr. Davon 940 Milliarden mit Kosmetik und Anti-Aging, 610 Milliarden mit Vitaminpillen und dergleichen (Diät, Nahrungsergänzung), 500 Milliarden mit sonstigen Angeboten der Gesundheitsprävention, Sport, Wellness. Für Anti-Aging allein 250 Milliarden Euro.

Es gibt die Anti-Aging-Ärzte, die das Thema Alter mit dem Messer in der Hand angehen, mit dem Skalpell, der Spritze. Die Schönheitsoperationen. Top-Seller in Deutschland: Fettabsaugen. In den USA: Brustvergrößerung (bei Frauen; bei Männern ist die Brustverkleinerung stark im Kommen).

Und dann gibt es natürlich die ganzen Produkte in den Drogeriemärkten, in Apotheken, im Internet, etwa beim dm-Onlineshop: »Das gesunde Plus« beispielsweise die *Vitamin B Komplex Depot-Kapseln,* 60 Stück für lediglich 2,25 Euro. Oder die CENTRUM *Fokus Vital Vitamin B-Komplex Sticks* vom Pharmakonzern Pfizer, 24 Stück für 15,79 Euro. Die teuren blauen Kisten wie Orthomol *vital f,* 30 Trinkfläschchen für rund 40 Euro.

Nützt das was? Klar, sagen Experten: dem Hersteller und dem Händler, auch dem Apotheker. Und den Kunden? Nicht unbedingt. Die klagen dann manchmal über unerträgliches Jucken, unerklärliche Nervengeschichten, explosionsartigen Durchfall oder dass sie plötzlich dick werden (mehr dazu in Kapitel 3 und 9).

Und nicht nur das: Wissenschaftler von den wichtigsten Forschungseinrichtungen dieser Welt stellen fest, dass Vitamine zum Beispiel das Leben nicht verlängern, sondern verkürzen. Und Krebs zum Beispiel nicht verhindern, sondern fördern. Warum? Weil die Theorie falsch war, die bisher galt. Ein verhängnisvoller Irrtum, verbreitet von Medien und industrienahen Professoren. Es ist die Sache mit den freien Radikalen und den Antioxidantien, die so plausibel klingt, und doch, wie sich jetzt herausstellt, völlig abwegig ist. Weil sich zeigt, dass die Vitamine aus der Apotheke, aus Drogeriemarkt und Internet, die ganzen Pillen und Pulver den Körper nicht schützen, sondern schwächen. Weil sie seine Selbstheilungskräfte austricksen, ihm in den Rücken fallen, ihm die Waffen aus der Hand schlagen im Kampf gegen den Krebs – der dann schließlich gewinnt. Das könnte erklären, warum die Konsumenten von Vitaminprodukten öfter an Krebs leiden als die anderen, die so etwas meiden: Die Vitamine bekämpfen ja die berühmten freien Radikale, die bisher als üble Bösewichte galten – aber jetzt rehabilitiert werden, ja sogar ausgezeichnet, als knallharte Kämpfer in der Abwehrtruppe des Körpers. Schön blöd, wenn man ausgerechnet die ausschaltet – und damit sein Leben verkürzt, wie in Kapitel 6 beschrieben, in dem es um verhängnisvolle Irrwege der

Wissenschaftler geht, denen man besser nicht folgt, wenn einem Leben und Gesundheit lieb sind.

Viele wollen trotzdem unbedingt an die wundersamen Wirkungen glauben und sich von der Wirklichkeit, von Fakten, Forschungserkenntnissen über Vitaminschäden nicht beeindrucken lassen. Die Biohacker zum Beispiel sind ganz begeistert von solchen Pillen, Pulvern, Fläschchen. Oder die Selbstoptimierer von der *Quantified Self*-Bewegung: Sie versuchen verzweifelt, ihren Körper, ihre inneren Werte, die Blutwerte den herrschenden Normen anzupassen – ohne sich groß dafür zu interessieren, dass die Normen sich an allen möglichen Interessen orientieren, natürlich auch finanziellen, aber leider nicht am eigenen Körper. Bei Vitamin D zum Beispiel. Das »Trend-Vitamin« *(WDR)* boomt – was auch damit zusammenhängen könnte, dass die zuständigen Professoren der Vitaminindustrie eng und freundschaftlich verbunden sind und immer wieder gern die Mär vom Mangel verkünden (siehe Kapitel 7).

In Kalifornien gibt es gleich ganze Läden voll solcher Substanzen und Mixturen. In Santa Barbara zum Beispiel. Es sieht ein bisschen aus wie an der Côte d'Azur, mit Jachthafen, Uferpromenade am Strand, Bergen im Hintergrund. Und strahlend blauem Himmel. Eine schicke Einkaufsstraße im Zentrum, mit kleinen, ein- bis zweistöckigen Häusern. Etwas außerhalb, in einem kleinen Shopping-Komplex am Highway 101, liegt der Montecito Natural Foods Store, der älteste *Health Food*-Laden der Stadt. Mit Regalen voller Vitamine, Omega-3-Pillen, Knochenstärkungsmitteln, Kalzium, Magnesium.

Die Chefin heißt Slim. Slim wie schlank. Brille, graue Haare, braune Haut, schwarzes seidenes Top. Und was isst sie von all dem, um so schlank zu bleiben? Sie lacht lauthals: »Nichts.«

Auch so ein Geheimtipp. Gut, dass wir gefragt haben.

Es ist ja auch so: Staatlich geprüft von den Behörden sind all diese Pülverchen und Pillen nicht. Niemand muss beweisen, dass das auch wirkt wie behauptet. Fürs Geschäft ist das natürlich super. Und das blüht. Gerade bei den Biohackern.

Von der Firma LifeExtension (»Lebensverlängerung«) zum Beispiel gibt es das *Anti-Aging-Kit* aus der »Geroprotect«-Reihe mit zwei Plastik-Döschen *Longevity A.I.* und *Ageless Cell* für zusammen NUR 88,78 Euro (»Sie sparen 30 Prozent!«). Oder fürs Gehirn das *Brain Super Kit* mit je einem Fläschchen *Cognitex, Super Omega 3 Plus* und *Neuro Mag.*

Klingt ein bisschen wie Magie, kommt aber streng wissenschaftlich daher. Und sieht aus wie coole Computer-Werbung von Apple und ist auch ähnlich teuer. Da zählen solche Elixiere zu den wichtigsten Hacker-Tools, den Werkzeugen, die in die Schaltkreise des Körpers eingreifen sollen. Und tatsächlich tun sie das auch – wenngleich nicht unbedingt so, wie wir uns das wünschen. Die derzeit stark propagierten Proteine zum Beispiel. Und wenn da junge, kräftige Sportler plötzlich tot umfallen, dann könnte es womöglich auch an den beliebten Eiweißdrinks liegen. So fragte schon die *New York Times:* »Können Sie zu viel Protein kriegen?« (siehe Kapitel 8).

Gar kein Problem, könnte man entgegnen: Das gibt es reichlich.

Etwa von der Biohacker-Marke Flowgrade. Das *Whey-Protein* gibt es für 24,90 Euro pro Plastikpack mit 450 Gramm. Kilopreis: 55,33 Euro. Die Vitamin-D3-Tropfen kosten üppige 46,90 Euro, für 50 Milliliter. Literpreis: 938 Euro.

Von irgendwelchen Risiken und Nebenwirkungen ist keine Rede, die Werbung stellt natürlich eher die Vorzüge in den Vordergrund, an die die Biohacker ihrerseits ganz fest glauben.

Die *Biohacking Supplements,* sagt die Firma Flowgrade, sollen »der körperlichen und mentalen Leistungssteigerung« dienen. Sie werden »zusammen mit führenden Medizinern und Ernährungswissenschaftlern auf Basis der aktuellsten wissenschaftlichen Erkenntnisse entwickelt«. Klingt doch extrem seriös. Und die Idee ist natürlich super: bessere *Performance.* Also, hey, lasst uns doch einfach dran glauben! Sie wirken doch auch so sympathisch, und ihre Geschichten klingen cool und so glaubwürdig.

Die Biohacker: Auch so eine Bewegung, die in Kalifornien entstanden und jetzt ein Business geworden ist. Am Anfang stand die legendäre Marke Bulletproof: Kaffee mit Butter, erfunden vom Silicon-Valley-Investor und Bestsellerautor Dave Asprey, angeblich auf einem Selbstfindungstrip durchs sauerstoffarme Tibet. Mittlerweile experimentiert Dave mit allerlei Drogen, um seinen Geist zu schärfen, was in der Gemeinde nicht auf ungeteilte Zustimmung stößt (siehe Kapitel 9).

Die Biohacker: Sie wollen den Übermenschen schaffen, die Laufzeit verlängern, seine Leistungsfähigkeit, seine *Performance* steigern. Bei den Biohackern geht es auch um Technik, um Roboter als Helfer, um Ersatzteile für einen erlahmenden Körper.

Biologie trifft Technologie. Es gibt da einiges an Neuheiten. Hightech zur Hirn-Stimulation ganz nach Wunsch, zum Beispiel »digitaler Kaffee, digitaler Alkohol, digitales Marihuana«, schwärmte auf einer Biohacker-Konferenz in Stockholm der Referent, ein Investor aus dem Silicon Valley. Auch Ängste lassen sich so beseitigen, durch eine Art elektrischer Stimmungsmanipulation. Und wenn was kaputtgeht am Körper, wird einfach ein Ersatzteil angeschlossen. *Human Augmentation* heißt das. *Augmentation,* das bedeutet so viel wie: Vergrößerung. Der Mensch wird jetzt größer, sein eigener Schöpfer sozusagen.

Es geht natürlich auch um Vitamine, Hormone. Um junges Blut für alte Knacker. Alles, was den Körper irgendwie manipulieren, »hacken« kann.

»Beim Biohacking geht es darum, den eigenen Körper und Geist besser zu verstehen und zu kontrollieren«, sagt Max Gotzler, der als »Deutschlands bekanntester Biohacker« gilt.

Die Biohacker, sagt er, »experimentieren viel«, mit Körper und Geist, sie wollen alles auseinandernehmen und dann »in verbesserter Form« wieder zusammensetzen. »So wie Daniel

Düsentrieb am eigenen Körper und Geist«, und zwar »mit dem Ziel, möglichst viel aus sich herauszuholen«.

Daniel Düsentrieb: War das nicht der Diplom-Ingenieur aus dem Micky-Maus-Kosmos, bei dem immer alles Mögliche schiefgegangen ist, explodiert, implodiert, in Flammen aufgegangen ist? »Düsentrieb will stets das Gute, schafft meistens nur Böses«, schrieb ein Entenhausen-Kenner in einer wissenschaftlichen Analyse (»Entenhausen – Fiktion oder Realität?«).

Mit den Biohackern ist es in der Tat ganz ähnlich. Sie operieren oft mit einer Kraft, die das Gute will und Böses schafft. Mit den ganzen Substanzen, wie etwa den Vitaminen und Proteinen, die den Körper in der Tat hacken – nur leider nicht immer in der gewünschten Weise (siehe Kapitel 6 und 7).

Die Hacker aus der Computerwelt haben ja auch eine sehr ambivalente Position. Einerseits sind sie die Bösewichte, die Störprogramme in Systeme einschleusen. Andererseits sind sie aber auch die, die Störer ausfindig machen und eliminieren, die Guten also, die auf Schwachstellen aufmerksam machen und so Schäden verhindern. Manchmal aber sorgen die, die eigentlich für Sicherheit sorgen sollen, erst dafür, dass Eindringlinge sich ausbreiten und Störer ihr Unwesen treiben können.

So etwa beim berüchtigten Hackerangriff, bei dem unter dem Titel WannaCry (»MöchteHeulen«) im Frühjahr 2017 über 230 000 Computer in 150 Ländern attackiert wurden, dank einer Sicherheitslücke, über die sich zunächst der US-Geheimdienst NSA gefreut hatte, als Hintereingang sozusagen für die eigenen Spionage-Aktivitäten. Erst als sich das herumgesprochen hatte und auch Kriminelle da hereinschlüpften, meldeten die Geheimdienstler das dem Microsoft-Konzern, auf dass er das Schlupfloch schließe.

Doch da hatten die Kriminellen schon überall auf der Welt Computer infiziert. Und die fingen plötzlich an verrücktzuspielen. In Bahnhöfen fingen die Anzeigetafeln an zu spinnen, in Krankenhäusern mussten Operationen verschoben werden, auch Kraftwerke, Telefonfirmen und Postunternehmen waren betroffen. Der Autohersteller Renault musste in einigen Werken seine Produktion einstellen. Ein Jahr später wurde sogar der Flugzeughersteller Boeing Ziel eines Angriffs.

Wer hackt wen? Vielleicht wird Hannes gerade gehackt, der auf der Biohacker-Konferenz in Stockholm mit dem Infusionsständer auf die Bühne gesprungen ist, mit dem Infusionsschlauch als Standleitung in der Armbeuge. Oder Emil, der hofft, dass er durch die Infusion klarer im Kopf wird (siehe Kapitel 9).

Vielleicht sind die Vitamine, die Millionen von Menschen einnehmen in der Hoffnung, dass sie ihnen guttun, in Wahrheit Hacker, die ihre Körperprogramme stören – und zu unerwartetem Frühableben führen (siehe Kapitel 6).

Die, die sich da auskennen, sind deshalb lieber vorsichtig.

Auch Professor Wyss-Coray, der Schweizer im Silicon Valley. Die Sache mit dem Blut als Verjüngungselixier: Sehr vielversprechend, findet er. Andererseits: Noch weiß überraschenderweise niemand so genau, woraus das Blut eigentlich besteht. Hunderttausende Stoffe sollen es sein, die meisten davon kennt kein Mensch, »vielleicht einige Tausend davon« seien wissenschaftlich identifiziert, und er selbst kennt »vielleicht ein paar Hundert«. Also: Er forscht lieber weiter, bis er die »Faktoren« im Blut gefunden hat, die jung halten. Auch Professor Wyss-Coray will keine Experimente am eigenen Körper. Frisches Blut, das kann ja auch die Krebsgefahr erhöhen. Sicherer ist es daher, die »Faktoren« im Blut ganz anders zu beeinflussen.

Und was ist jetzt sein Geheimrezept fürs Anti-Aging?

Wyss-Coray: »Ich bewege mich, ich esse frisch gekochtes Essen, viel Gemüse, ein bisschen Fleisch.«

Das ist natürlich ein sehr überraschendes Geheimrezept angesichts des Angebotes, das die Anti-Aging-Industrie bereithält, und der Versprechungen, mit denen ihre Propheten auch die Medien beeindrucken, und den irren Möglichkeiten, von denen sie schwärmen.

Professor Tony Wyss-Coray aber, der Schweizer im Silicon Valley, einer der Top-Alternsforscher auf diesem Planeten, hält sich fern von all diesen Verlockungen, und vertraut lieber auf althergebrachte Rezepte und ihre Wirkungen im Körper. »Frisch gekochtes Essen«: Wyss-Coray orientiert sich an dem, was die Europäer vor 30 Jahren gegessen haben. Kurz: echtes Essen.

Damit umgeht er jene Inhaltsstoffe, die sich in der ganz alltäglichen Nahrung aus dem Supermarkt befinden und die jüngst in der weltweiten Forschung verstärkt Beachtung finden. Jene Alterungsgifte im schlechten Essen, die dazu führen können, dass der Körper schneller krank wird, vorzeitig stirbt, wie durch einen Hackerangriff. Weil diese Stoffe wirken wie Schadsoftware, in die Programme im Körper eingreifen und die Abläufe manipulieren. Die traditionelle Nahrung, von der Evolution über Jahrtausende geprüft und sozusagen abgesegnet, ist da natürlich besser angepasst an die Bedürfnisse des Körpers.

Das zeigte unter anderem eine Studie der Universität Harvard, die im Juli 2017 im renommierten Fachblatt *New England Journal of Medicine* erschienen ist: Die 121 700 Krankenschwestern in der sogenannten *Nurses Health Study* und die 51 529 Männer der *Health Professionals* aus Gesundheitsberufen lebten umso länger, je gesünder sie gegessen und getrunken hatten.

Die Ernährung: Sie ist offenbar ein bisher völlig unterschätzter Faktor, wenn es ums lange und gesunde, ja auch ums glückliche Leben geht (siehe Kapitel 11). Wahrscheinlich auch für die Zusammensetzung des Blutes, auch die Botschaften, die der rote Saft im Körper verbreitet und die Professor Wyss-Coray erforscht.

Könnte die Ernährung die Jugendlichkeitsprogramme im Blut beeinflussen?

Professor Wyss-Coray: »Könnte man sich theoretisch vorstellen, und ich glaube, es gibt auch Ansätze dazu, das zu beeinflussen. Man weiß ganz sicher von Tierversuchen, dass die Nahrungsaufnahme das Altern verlängern kann. Fasten zum Beispiel, aber auch eine gewisse Zusammenstellung der Nahrung kann den Alterungsprozess beeinflussen. Man weiß nicht genau, wie es funktioniert, aber wenn man es besser versteht, kann man sich schon vorstellen, dass mit gezielter Nahrungsaufnahme und den verschiedensten Komponenten in der Nahrung auch dieses Blutbild, dieses Altern im Blut, direkt beeinflusst werden kann. Das ist durchaus möglich.«

Iss dich jünger!

Langes, gesundes und glückliches Leben dank der *Tools* aus Garten, Küche und Keller.

Aber vielleicht gibt es ja bald schon was viel Besseres. Vielleicht finden sie bald den Wunderstoff, auf den alle hoffen. Eine Lösung aus dem Labor. Die Lebensverlängerung mit chemischen Mitteln. Ein *Tool*, das in die Steuerung eingreift und die Schalter umlegt. Der Traum der Biohacker, der Forscher und ihrer Investoren, auch der Ärzte und Apotheker, und von Millionen von Kunden.

Ob das die bessere Lösung ist, muss einstweilen offenbleiben. Schon wegen möglicher Risiken und Nebenwirkungen.

Sicher aber ist: Das Versprechen wirkt. Es hat manche sogar schon märchenhaft reich gemacht.

Und tatsächlich: Das süße Hündchen, das so ein Mittel bekommen hat, sprang wieder herum, dass es nur so eine Freude war. Ein vierbeiniger Versuchsteilnehmer, sozusagen als lebender Beweis für die wundersamen Wirkungen der Pille für die ewige Jugend.

3. Blaues Wunder

Gib mir die Kugel: Der Traum von der Pille gegen das Alter

Hunde, wollt ihr ewig leben? / Sie fuhr nach Kolumbien – und sieht jetzt aus, als wäre sie 24 / Forscher als Zauberer: 720 Millionen Dollar für eine Illusion / Tolle Tablette – wenn nur nicht diese Krämpfe wären und der Schwund beim Sex-Hormon / Warum ein bisschen Parmesan das Leben verlängern kann – und Rotwein sowieso

Bei Momo war es, als ob jemand einen Schalter umgelegt hätte. Momo sieht sehr süß aus, leicht kitschig, mit weißem Fell, ein bisschen wie ein Kuscheltier, nur etwas in die Jahre gekommen. Doch jetzt springt er wieder los wie ein junger Hund – dank einer Pille.

Ein passender Name: Momo, wie das Mädchen aus Michael Endes Buch, in dem es um die grauen Herren aus jener eiskalten Verbrecherbande geht, die den Menschen die Zeit stehlen, und Momo brachte sie ihnen wieder zurück.

Das ist auch die Mission von Momo, dem Kuschelhündchen. Denn natürlich geht es nicht in erster Linie um Hunde, die ewig leben wollen, sondern um Menschen. Und so hatten die Forscher schon Angst, Herrchen und Frauchen würden die Test-Pille selbst einwerfen in der Hoffnung, bei sich selbst den Schalter umzulegen.

Eine Pille für die ewige Jugend: Das wäre natürlich die Krönung, ein Jackpot für die beteiligten Firmen und Forscher. Und es sind viele dabei in diesem Rennen, nicht nur Professor Tony

Wyss-Coray, der Schweizer im Silicon Valley. Da ist es eine super Idee, so einen süßen Hund ins Rennen zu schicken und nicht bloß den üblichen Labor-Zoo aus Wurm und Maus, Fliege, Fisch und Nacktmull. Süße Hunde wie Momo sind natürlich die besseren Sympathieträger im Wettlauf um Sponsorengelder und um Aufmerksamkeit.

CNN, der amerikanische Nachrichtensender, hat angebissen, so auch *Fox TV* und viele andere Medien, sogar die Leute vom deutschen Magazin *Spektrum der Wissenschaft.*

Momo läuft für Professor Matthew Kaeberlein, Molekularbiologe und »Fachbereichsleiter Alterungsprozesse« an der University of Washington in Seattle. Der offizielle Titel des Unternehmens: *Dog Aging Project.* Das Hunde-Alterungsprojekt.

So ganz jung ist Momo mit seinen 13 Hundejahren tatsächlich nicht mehr; bei Menschen entspräche das 68 Jahren. Momo ist ein kleiner Hund, ein »Pomsky«, also eine Kreuzung aus Zwergspitz (englisch: *Pomeranian*) und Husky. Eigentlich gar keine richtige Rasse, eher ein Designerhund, wie manche naserümpfend sagen. Und da würde es gewissermaßen passen, wenn bei ihm jetzt auch im Alter der Designer eingreift und ihn umgestaltet. Gerade noch hatte er seine Wehwehchen, war ein bisschen matt und müde, und jetzt ist er fit wie früher.

»Es war bemerkenswert«, sagte Paola Anderson, die ihn schon lange kennt, denn Momo war sozusagen Stammgast in ihrem Haustier-Wellness-Center in Laguna Hills, einer 30 000-Einwohner-Stadt zwischen Los Angeles und San Diego. Regelmäßig hatte er vorbeigeschaut, ein bisschen Maniküre an den Pfoten, ein bisschen Fellpflege; und irgendwann hatte Herrchen ihn einfach dagelassen. Momo war so vor sich hin gealtert. Und jetzt rennt er wieder durch den Garten wie ein Junger!

Die Wissenschaftler um Professor Kaeberlein analysierten natürlich die inneren Werte, und siehe: Das Herz war wieder gut auf Trab. »Es begann, wie ein jugendlicheres Herz auszusehen«, sagt Kaeberlein, und wieder »besser zu funktionieren«.

Und was war das für ein Wundermittel, das den süßen Momo wieder so munter gemacht hat?

Es liegt ganz vorn im Rennen, gilt unter Forschern gar als »Spitzenkandidat für einen pharmakologischen Jungbrunnen«, weiß das Wissenschaftsmagazin *Spektrum*. Und *CNN* sagt: »Diese Pille könnte Ihren Hund (und vielleicht Sie selbst) länger leben lassen.«

Positive PR: Momo hat seine Mission erfüllt. Und alle sind gespannt, wann es dieses Mittel endlich zu kaufen gibt: die *Forever young*-Pille, ganz einfach aus der Apotheke.

Das ist sozusagen die Zielvorgabe einer ganzen Industrie, der Anti-Aging-Industrie. Eine Vision, vielleicht auch nur eine Fata Morgana, der alle folgen, ein flirrendes Traumbild am Horizont, das aber immerhin die Forschungsgelder sprudeln lässt, weil es bei Geldgebern wie beim Publikum die Sehnsucht wachhält nach ewiger Jugend.

Wäre ja auch zu schön: Morgens die Pille einwerfen, vor dem Zähneputzen vielleicht, und schon nach dem Frühstück setzt die Wirkung ein. Flott die Treppe hinunter, dann ein Hüpfer über den Zaun, hopp, und gleich noch mal hopp, ins Cabrio, ohne die Tür zu öffnen. Fit wie Momo nach der Pille.

Klingt natürlich alles ein bisschen nach Science-Fiction, nach Hollywood, und tatsächlich sind viele der Akteure dort im Valley mit solchen Filmen aufgewachsen. Und: Die Pille wirkt schon. Selbst wenn sie nur eine Vision ist: Sie hebt sogar die Laune, löst lästige Gedanken an Risiken und Nebenwirkungen einfach in Luft auf. So ist das jedenfalls bei den Investoren, die auf üppige Profite hoffen, wenn die Pille erst mal da ist. Sie öffnen daher ihre Geldspeicher. So ist das mit der Pille gegen das Altern: Selbst als bloße Fata Morgana, fern am Horizont, lässt sie die Geldquellen sprudeln.

Investments in die Hoffnung: Um die 300 Milliarden Dollar setzt die Anti-Aging-Industrie jetzt schon um, weltweit, ohne diese Pille. Logisch, dass es noch viel mehr werden kann, wenn es sie erst gibt. So denken jedenfalls die Pharma-Bosse. Und werfen den Forschern das Geld nur so hinterher. Die müssen gar nicht mal so viel liefern, außer schönen Sprüchen und Visionen. Und dann und wann ein Hundchen, das es ins Fernsehen schafft.

Es ist wie ein Märchen, das Wirkung zeigt, obwohl es nur von einer Fantasiewelt handelt. Ein paar Zaubersprüche, ein paar Formeln an der Wand – und schon klimpert es in der Kasse. Natürlich mit echten Dollars. Das ist das Schöne.

So war das jedenfalls bei einem Professor namens David Sinclair. Er hat es vorgemacht: Die Pille wirkt schon – als Versprechen. Am wichtigsten ist dabei natürlich, dass das Versprechen glaubwürdig klingt. Ein weißer Kittel kann da viel helfen, und ein Professorentitel.

Was es nicht braucht, sind zum Beispiel Beweise, handfeste Beweise, dass schon einmal ein Mensch wirklich verjüngt worden ist. Völlig entbehrlich; allein das pure Versprechen kann schon ein super Geschäft sein und Hunderte Millionen Dollar wert.

Wie viel gab es da genau?

720 Millionen Dollar.

Und wie viele Menschen wurden verjüngt?

Null.

Für so einen Trick braucht es natürlich ein bisschen mehr als einen einfachen weißen Kittel. Der von Professor David Sinclair hängt in Harvard, einer der berühmtesten Universitäten der Welt; er trägt ihn gern für Fotos, blütenweiß, mit dem Wappen seiner Uni und einem geschwungenen Schriftzug: David A. Sinclair. Er hat seine bahnbrechenden Artikel in *Nature* veröffentlicht, der berühmtesten Wissenschaftszeitschrift der Welt. Und er kennt sich natürlich aus im Geschäft.

Das Projekt war selbstverständlich geheim. Der Stoff, der ihn zum Multimillionär machen sollte, bekam deshalb einen Codenamen: Substanz R.

Professor Sinclair, der Molekularbiologe ist und aus Australien stammt, war von einem Mann namens Konrad T. Howitz auf die

Substanz aufmerksam gemacht worden, Direktor für Biochemie bei einer Firma namens BIOMOL International in einem Ort namens Plymouth Meeting im US-Bundesstaat Pennsylvania.

Und sie gründeten auch gleich eine Firma mit Namen Sirtris.

Die Geschäftsgrundlage, die Basis für die Millionen, die bald fließen sollten, waren ein paar Tage Lebenszeit, die einem kleinen, unscheinbaren Wesen geschenkt wurden: *Saccharomyces cerevisiae,* die ordinäre Backhefe. Sie lebt normalerweise, je nach Stamm, nur ein paar Wochen oder sogar nur sechs bis sieben Tage (wie die wild lebenden Mitglieder der Familie DBY746/SP1). Aber nun währte ihr Leben im Labor um 70 Prozent länger. Dank Substanz R – das wurde zumindest behauptet.

Beim Menschen würde das eine Laufzeitverlängerung auf 130 bis 140 Jahre bedeuten. Nur leider: Als andere Labore versuchten, mit der ominösen Substanz das Leben ihrer Versuchstiere zu verlängern, ging das bedauerlicherweise schief. Bei der beliebten Fruchtfliege *Drosophila,* bei den Würmern (Nematoden) und bei den Versuchsmäusen: Die seien, jedenfalls bei hoher Dosis, sogar noch während der Versuche gestorben.

Die zuständigen Wissenschaftler haben sich dann in kleinkrämerischen Debatten verloren. Vielleicht funktioniert auch alles nur bei Bestrahlung mit einer bestimmten Art von Licht, vermuteten Kritiker. Also: ein Flop?

Überhaupt nicht. Alles Pillepalle. Das Einzige, was zählt, sind Dollars. Als das alles aufflog, hatten die beiden Partner ihren Laden längst an den britischen Pharma-Multi GlaxoSmithKline (GSK) verkauft. Für besagte 720 Millionen Dollar.

Der richtige Durchbruch ließ allerdings auch beim neuen Eigner auf sich warten, und schon fünf Jahre später löste Glaxo die einst so hoffnungsfroh gestartete Firma Sirtris Pharmaceuticals auf. Das war 2013.

Und jetzt? Sind sie sauer, die Konzernbosse, weil sie 720 Millionen in den Sand gesetzt haben? Böse auf die beiden Kompagnons, die mit ihrer geheimnisvollen Substanz R ein bisschen übertriebene Hoffnungen geweckt hatten? Enttäuscht, weil die Profite ausblieben?

Überhaupt nicht.

Adrian (»Ad«) Rawcliffe, damals Leiter der weltweiten Geschäftsentwicklung bei GSK, sagte in einem Statement, dass das Unternehmen vor dem Kauf von Sirtris über die Sache mit dem Licht Bescheid gewusst habe. Und überhaupt – ein bisschen ein Geschäft war es auch so: Immerhin hatten Hersteller in den USA 30 Millionen Dollar jährlich mit solchen »R«-Pillen gemacht.

Seine Firma GSK wandte sich neuen Horizonten, neuen Anwendungsgebieten zu, der Zuckerkrankheit Diabetes und anderen Alterskrankheiten. Es gibt da ja viel zu tun. Viel Hoffnung zu erzeugen. Viel Wirbel mit der Windmaschine. Und schon winken neue, schöne Geschäfte, und im Geldspeicher klimpert's wieder.

Schon die später sanft entschlafene Firma Sirtris zum Beispiel hatte noch zu Lebzeiten enthüllt, wieder in der Premium-Wissenschaftszeitschrift *Nature*, dass sie eine ganze Reihe von Substanzen im Visier habe, die bis zu 1000-mal wirksamer seien als die Substanz R.

1000-mal! Klingt doch super!

Doch was bedeutet das? 1000-mal älter? 1000-mal die gleiche Nummer wie mit der Substanz R?

Völlig egal.

Professor Sinclair hat wieder den weißen Kittel übergeworfen und in seinem Harvard-Labor *(The Sinclair Lab)* sich neuen visionären Projekten und hoffnungsträchtigen Substanzen zugewandt. Und neuen Geschäften.

NAD+ zum Beispiel, so heißt eine neue Hoffnungs-Substanz. Nicotinamid-Adenin-Dinucleotid. Wenn das alte Nager kriegen, verbessert sich die Reparaturfunktion ihrer Zellen binnen Wochen. Binnen Wochen! NAD+ hilft nämlich dem PARP1-Protein, das eine ganz zentrale Rolle beim Reparieren spielt. Und es arbeitet mit den sogenannten Sirtuinen, einer Familie multifunktionaler Enzyme, zusammen. Den berühmten Sirtuinen, die den Effekt des Fastens imitieren sollen. Und Fasten hilft bekanntlich garantiert. GARANTIERT!

Sinclair und seine jetzige Firma Metro BioTech jedenfalls wollen das untersuchen. Sie haben auch schon wieder Patente angemeldet. *The show must go on.*

Die Pille für die ewige Jugend. Das ist natürlich kein einfaches Unterfangen, schließlich arbeitet die Natur mit Macht daran, uns wieder von der Bildfläche verschwinden zu lassen, um Platz zu machen für andere, für neues Leben (siehe Kapitel 12). Sie hat dafür eine ganze Reihe von Tricks entwickelt.

Das Blut schickt seine Alterungs-Agenten durch den Körper, wie Professor Wyss-Coray herausgefunden hat. Die AGEs *(Advanced Glycation End Products)* lassen den ganzen Körper von innen her verkrusten. Die Kraftwerke in den Zellen (Mitochondrien) schwächeln mit der Zeit. Die Lebensfäden, die sogenannten Telomere, werden jeden Tag ein bisschen kürzer und arbeiten so an unserem Abgang. Und so weiter.

Neun solcher »Merkmale des Alterns« *(Hallmarks of Aging)* hat eine internationale Gruppe von Forschern, auch vom deutschen Max-Planck-Institut für Biologie des Alterns in Köln, im renommierten Fachmagazin *Cell* (»Zelle«) zusammengetragen. Und somit die Macht des Alterns beschrieben. Einerseits. Andererseits aber auch die Claims abgesteckt, Geschäftsfelder, in denen möglicherweise Goldadern schlummern.

Denn das Altern ist ja einerseits Verfall. Andererseits eine permanente Sanierungsaufgabe. Denn der Körper weiß schließlich, dass er altert, er spürt das und stemmt sich nach Kräften dagegen, startet ständig Renovierungsaktionen, gewissermaßen wie in einem Altbau, einem Fachwerkhaus am Marktplatz.

Das muss ja auch ständig erneuert werden. Neue Fliesen müssen gelegt werden und neues Parkett. Es braucht neue Tapeten, neue Elektroleitungen, neue Wasserrohre, neue Dachziegel, neue Fenster natürlich; auch Herd und Kühlschrank in der Küche müssen ausgetauscht werden.

Wäre natürlich ziemlich irre, wenn jetzt einer unten durch die Tür kommt und durchs Haus ruft, er habe ein Universalmittel entdeckt, mit dem man gleichzeitig Dachziegel, Abwasserrohre, Mauerwerk und Dachbalken ersetzen kann. Und Tapeten kleben und einen neuen Kühlschrank wachsen lassen, wie aus dem 3-D-Drucker.

Ein Zauberpulver!

Das gäbe ein schönes Gelächter. Von all den Experten, den Handwerkern, die schon überall im Haus hämmern und bohren. Haha, würden sie höhnen, ein Zauberpulver! Klarer Fall: Ein Scharlatan, würden alle rufen und die Polizei holen, oder wenigstens die Verbraucherzentrale. Die Medien kämen auf den Marktplatz mit ihren Kameras und würden den Hallodri mit seinem Zauberpulver vorführen.

Bei den Medizinern lacht komischerweise niemand, wenn sie ihre Visionen vom Zauberpulver haben.

Dabei ist es im Körper noch viel schwieriger. Da gibt es noch ganz andere Baustellen. Das Hirn, das bis heute noch niemand ganz durchschaut hat (siehe Kapitel 9), das Herz, ein wundersames Organ, das ohne Pause jahrzehntelang pumpt (siehe Kapitel 8), und natürlich die äußere Hülle, die Haut (siehe Kapitel 10).

Doch alle hoffen, sie können mitverdienen, machen also ein wichtiges Gesicht und schöne Versprechungen. Und die Medien stehen bei Fuß und berichten bewundernd und ganz ergriffen über die neuesten Kandidaten für das Wunderpulver. Die Pille gegen das Alter! Für immer jung!

Einfach die Lebensfäden wieder reparieren, die sogenannten Telomere, die wirken wie eine Schutzfolie, und dafür sorgen, dass die alten Baupläne noch lange lesbar sind. Wenn die Schutzfolie weg ist, werden die Baupläne unleserlicher, es häufen sich die Fehler bei der Renovierung. Plötzlich werfen sich da Falten, wo vorher noch keine waren.

Super wäre, wenn man an der Schutzfolie wieder ein Stück ankleben könnte. Die Lebensfäden wieder verlängern. Wie einen

Schnürsenkel, an dem die Plastikummantelung an den Enden abhandengekommen ist.

Und tatsächlich: Es gibt da ein Mittel. Es heißt: Telomerase. Ein Eiweiß (Ribonucleoprotein), das zu den sogenannten Enzymen gehört, also jenen Handwerkern des Körpers, die hämmern, sägen oder Sonstiges können. Die Telomerase ist sozusagen gut in Handarbeit, kann nähen und knüpfen und so den Faden wieder länger machen und die Ummantelung wieder dran.

Die Telomerase wäre so ein Wundermittel, mit dem schon mal ein Agent des Todes ausgeschaltet werden könnte.

Nur leider: Ungerechterweise ist sie für uns nicht vorgesehen von Mutter Natur. »Die meisten Säugetierzellen stellen keine Telomerase her«, klagt jene internationale Forschergruppe in der Zeitschrift *Cell.* Was leider »zu einem fortschreitenden und sich langsam anhäufenden Verlust« dieser Schutzfolie führt.

Die Pläne werden daher immer unleserlicher, die Reparatur immer schwieriger: Der »Verlust der Regenerationsfähigkeit« durch diesen bedauerlichen »Telomerase-Mangel« sei leider »beim Menschen mit einer vorzeitigen Entwicklung von Krankheiten« verbunden.

Allerdings: Hoffnung naht, denn »jüngste Beweise deuten auch darauf hin, dass das Altern durch Telomerase-Aktivierung rückgängig gemacht werden kann«.

Die Amerikanerin Liz Parrish etwa versteht sich als Pionierin auf diesem Feld. Eine schmale, blonde Frau, Typ Business-Lady. Und das ist sie auch. Sie hat eine Firma gegründet, BioViva, mit Sitz auf Bainbridge Island, einer Insel vor Seattle. Sie soll Gentherapien entwickeln, um diesen schweren Fehler der Natur endlich zu beheben. Leider sperren sich die amerikanischen Behörden. Sie wollen das Alter sturerweise nicht als Krankheit anerkennen. Und sie verlangen auch für solche Gen-Experimente sorgfältige Vorarbeiten, Sicherheitsvorkehrungen, Nachweise zur Wirkung.

Lästig, lästig. Und eine Beleidigung für libertäre Geister wie die radikalen Lebensverlängerer. In San Diego war Liz zu deren

RAAD Festival eingeladen und mit *Standing Ovations* umjubelt worden. »Wir denken, Sie haben das Recht darauf, dass Ihr Körper macht, was Sie wünschen«, rief sie in den Saal: »Das Recht, in allen Ländern mit unseren Körpern zu machen, was wir wollen.«

Tosender Beifall.

Liz war nach Kolumbien gefahren, an einen geheim gehaltenen Ort, mit zwei Gentherapien im Koffer und einem Kamerateam als Begleitung, das sie filmte, als sie sich die Spritze setzen ließ. Damit sollte ein Gen für das Enzym Telomerase in die weißen Blutkörperchen geschleust werden.

Und, man glaubt es kaum: Die Telomere waren GEWACHSEN! Von 6700 auf 7300 DNA-Basen! Sie sei jetzt wieder, vom *Body* her, auf dem Stand von 24 Jahren. »Das ist die Technologie der Zukunft«, rief sie in den Saal, »Gentherapie, für meine Kinder und den Rest der Welt!« Und alles gut ausgegangen: »Kein sichtbarer Krebs, und alle meine Organe sind gesund.«

Schon bietet die weltweit aktive Firma Jeunesse ein solches Nahrungsergänzungsmittel an, das gegen den eigenen Niedergang helfen soll. Es heißt lustigerweise Finiti: nach dem lateinischen Wort für Ende *(finis)*. *Finito,* das ist italienisch und heißt so viel wie: Ich habe fertig.

Spiegel Online würdigte das Produkt schon ausführlich: »Können Enzympillen das Altern aufhalten?«

Finiti, so heißt es im Produktblatt, sei »das erste Nahrungsergänzungsmittel«, das gegen die Ursachen der natürlichen Zellalterung vorgehe. Es fördere »das Gefühl von Jugend und Vitalität« und unterstütze »unser natürliches Verjüngungssystem«. Ganz billig ist es nicht, mit 290 Euro für eine Monatsration. Aber es basiert schließlich laut Hersteller auf nobelpreisgekrönter Forschung und soll nichts Geringeres sein als »die Antwort auf die Frage des Lebens«. Mittlerweile gibt es diverse Produkte mit dem einschlägigen Wirkstoff TA-65, um die Telomerase-Herstellung anzukurbeln.

Die Sache ist nur die: Die nobelpreisgekrönte Forscherin Elizabeth Blackburn warnt davor. »Sollten diese Behandlungen tatsächlich wirken, könnten sie das Krebsrisiko erhöhen.«

Das ist der Nachteil von all diesen tollen Pillen: Wenn sie wirken, dann können sie auch Nebenwirkungen haben. Und wer vorher völlig gesund war, und nur ein bisschen alt, ist dann vielleicht immer noch nicht jung, aber ziemlich krank.

Bei Momo, dem süßen Hund mit dem weißen Kuschelfell, ist davon glücklicherweise nichts überliefert. Er wurde allerdings auch nicht so lange behandelt mit diesem Wundermittel, das auch bei den Menschen den Schalter umlegen soll.

Sie hatten ein herzergreifendes Schicksal hinter sich, Momo und sein Brüderchen Sherman. Sie waren von ihrem Herrchen im Stich gelassen worden, immerhin auf vertrautem Terrain, jenem *Laguna Pet Spa* in Laguna Hills bei Los Angeles, einer Wohlfühloase für Haustiere, wo sie sich auch bisher immer eine Auszeit genommen hatten. Nur dass Herrchen sie jetzt nicht mehr abholte. Paola Anderson, die Zuständige für den Wellnessbereich, hatte noch versucht, ihn telefonisch zu erreichen – doch niemand nahm ab.

Ausgerechnet in der Weihnachtszeit. Und Momos Bruder war auch noch so krank, musste sich erbrechen, heulte vor Schmerzen. Paola brachte ihn in die Notaufnahme der Tierklinik.

Es war ein Anfall von akuter Pankreatitis, einer Entzündung der Bauchspeicheldrüse. Die ist oft besonders beansprucht, bei Menschen wie Tieren, wenn sie die »westliche Ernährung« pflegen, moderne Nahrung kriegen, mit viel Zucker, Brötchen, Dosenfutter. Und dagegen helfen sie oft, die modernen Anti-Aging-Pillen, die großen Hoffnungsträger. Das ist gewissermaßen ihr Wirkprinzip: Sie regulieren die Schäden, die die moderne Nahrung im Körper anrichtet.

Doch zunächst schaffte es Paola selbst, ihn wieder gesund zu pflegen, sie war inzwischen, sagt sie selbst, zur »Mama« der beiden Hündchen geworden.

Alles war wieder gut. Bis zu jenem Tag, als Sherman schließlich umkippte. Schlaganfall. »Sie gaben ihm noch zwei Wochen«, erinnert sich Pflege-Mama Paola. Selbst bei einer Operation hätte er nur eine 20-prozentige Überlebenschance gehabt. Doch die Erlösung nahte: die rettende Pille.

Sozusagen in letzter Sekunde. Damals war Sherman so schwach, dass er nicht einmal mehr selbst fressen und gehen konnte. Er musste gefüttert und getragen werden. Dann änderte sich alles, und zwar schlagartig. Dank Pille. »Am dritten Tag nach der Einnahme«, sagt Paola, konnte er alleine essen, am siebten Tag wieder gehen.

Ein Wunder.

Sechzehn Monate später war der Hund, dem sie zuvor noch zwei Monate gegeben hatten, immer noch am Leben und konnte sich wieder selbstständig auf dem Hof bewegen.

Nach dieser schönen Erfahrung bekam auch Momo das Mittel. Der war zwar nicht krank, aber ebenfalls schon alt.

Und, was soll man sagen: Schon kurz nach der Einnahme spielte der olle Momo mit den anderen Hunden in Paolas Haustier-Wellnessparadies – und konnte mit ihnen mithalten, obwohl sie, mit vier und fünf Jahren, weniger als halb so alt waren.

Sie nennt Sherman und Momo jetzt »unsere Rapamycin-Babys«.

Rapamycin: So heißt das Wundermittel, das ihnen die Jugend zurückgebracht hat.

Rapamycin: Was Hunden hilft, das könnte auch den Menschen nützen. Bei Mäusen verlängerte das Mittel ihr Leben um bis zu 25 Prozent. Bei Menschen wären das etwa 20 Jahre. Nicht gerade der Neustart in die Jugend. Aber immerhin.

Rapamycin: Das klingt nach Südsee. *Rapa Nui* ist polynesisch und bedeutet: Osterinsel. Die liegt zwischen Chile und Australien, und dort hatten brasilianische Forscher aus einer kanadischen Expedition im Januar 1965 jene Bakterien entdeckt, mit deren Hilfe später der Wirkstoff gewonnen wurde.

Rapamycin ist das wohl einzige Medikament, nach dem die Stätte seines Wirkens im Körper benannt wurde, das Ziel von Rapamycin, oder englisch: *Target of Rapamycin*, kurz: TOR.

Der Name bezieht sich tatsächlich auf ein Tor, das Spalentor in der Altstadt im schweizerischen Basel, der Stadt, in der TOR entdeckt wurde, in den Laboren der Universität Basel und des Pharmakonzerns Sandoz (heute: Novartis), von den drei Wissenschaftlern Michael N. Hall, Joseph Heitman und Rao Movva. Auch sie hatten an der beliebten Backhefe *Saccharomyces cerevisia* geforscht, Anfang der 1990er-Jahre. Später hatten Kollegen von Harvard und der Johns-Hopkins-Universität unabhängig voneinander das entsprechende TOR bei Säugetieren (englisch: *mammalians*) entdeckt, kurz mTOR.

Es ist in der Tat ein Tor zu vielen Krankheiten, von Alzheimer bis zur Zuckerkrankheit, zu Bluthochdruck, Schlaganfall und Krebs.

Denn am Tor herrscht heute Trubel. Und die Krankheiten sind sozusagen die Folge davon. Tatsächlich ist es mit dem TOR im Körper so ähnlich wie in einer mittelalterlichen Stadt: Es findet gewissermaßen ein Eingangs-Check von Einreisenden und Gütern statt, die anschließend weiter durch die Gassen bugsiert werden, an ihr Ziel.

Wenn jetzt immer mehr angeliefert wird, immer mehr Brennholz zum Beispiel, dann kann in den Häusern und Gaststuben das Feuer in Herden und Öfen länger brennen. Dabei entsteht natürlich Qualm, Rauch, Feinstaub. Abgase wehen durch die Gassen. Wenn jetzt immer mehr Brennholz kommt, und auch noch Weizen und Kartoffeln, dann wird der Lagerplatz knapp, dann werden die Keller aufgefüllt, neue Anbauten hochgezogen, als zusätzliche Speicherstätten. Hektik und Stress, Abgasschwaden überall, Chaos, Dreck und wild wuchernde Anbauten: Da wünschten sich viele, am Tor vorne stünde jemand und kanalisiert die Lieferungen.

Rapamycin macht das.

Rapamycin bremst also im Körper die Über-Aktivierung des Zentralschalters, die durch moderne Ernährung ausgelöst wird. Die Überschwemmung mit allerlei Zeug und keiner weiß, wohin damit. Das scheint das zentrale Problem zu sein, darauf zielen praktisch all diese Pillenprojekte. Den Trubel am Tor ein bisschen dämpfen und dadurch dem Chaos und dem Tod sozusagen die Tür weisen.

Aber klar ist auch: All das hat natürlich seinen Preis. Auch bei dem prominentesten dieser Mittel, das eigentlich als bewährt gilt, weil es schon lange in Gebrauch ist, und das auch schon einige Erfolge vorzuweisen hat.

Es ist ein wahres Wundermittel, ein aussichtsreicher Kandidat für die Superpille für die ewige Jugend. Spätestens seitdem eine Studie verkündet hatte, dass Kranke, die das Mittel genommen hatten, sogar länger lebten als Gesunde ohne die Pille.

Das Mittel heißt: Metformin. Es ist erhältlich schlicht unter seinem Namen: Metformin 850 von 1A Pharma, zum Beispiel. Oder Metformin von Hexal, 1000 mg, oder Metformin-ratiopharm 500 mg. Aber auch unter vielen anderen Namen wie Met oder Mediabet, Glucobon Biomo, Glucophage. Und: Diabesin, Diabetase, Diabetex.

Das klingt schon sehr nach der Krankheit, gegen die es hilft: Diabetes. Und weil das eine sehr erfolgreiche und umsatzträchtige Krankheit ist, ist natürlich auch dieses Medikament ein Multimilliardenseller. Allein das Kombi-Präparat Janumet von Merck macht 2,15 Milliarden Dollar Umsatz im Jahr.

Ursprünglich war es ein völlig natürliches Mittel. Einen metforminhaltigen Tee aus der sogenannten Geißraute *(Galega officinalis)* hatten schon im Mittelalter französische Mönche eingenommen.

Metformin soll auch gegen Alzheimer helfen. Oder bei leichter Nierenschwäche und sogar bei Krebs. Es senkt auch den Cholesterinspiegel, kann die Spermaqualität verbessern und bei Frauen gegen das sogenannte Polycystische Ovarialsyndrom helfen, einer Hormonstörung, die zur Unfruchtbarkeit führt. Auch bei Bodybuildern ist es beliebt, denn Metformin kann dafür sorgen, dass Kohlenhydrate mehr für den Muskelaufbau genutzt werden und nicht in Speckpölsterchen verwandelt.

Und jetzt lockt noch ein besserer Markt: alle Gesunden. Denn warum sollen nicht wir alle diese Chance kriegen? Wenn sogar Kranke mit diesem Wundermittel länger leben? Das war das sensationelle Ergebnis jener Studie der medizinischen Fakultät der Universität im walisischen Cardiff an der Westküste Großbritanniens. Knapp 180 000 Menschen hatten teilgenommen, die 78 241 Zuckerkranken unter ihnen erhielten Metformin, 12 222 ein anderes Medikament. Und dann gab es, als Vergleichsgruppe, genau 90 463 Gesunde, die keine der beiden Arzneien nahmen.

Die Überraschung: Am längsten lebten die Zuckerkranken, die Metformin bekommen hatten. 15 Prozent kürzer lebten die Gesunden. (Und über ein Drittel kürzer die mit den anderen Diabetes-Medikamenten.)

Klarer Sieg also für Metformin.

Die Frage ist nur: Wie macht das Mittel das?

Der genaue Wirkmechanismus ist nach wie vor nicht bekannt. Sicher ist immerhin so viel: Es senkt den Insulinspiegel. Es verhindert, dass gespeicherter Zucker (Glukose) aus der Leber ins Blut gelangt. Es bremst auch die Aufnahme von Zucker aus dem Darm. Mit anderen Worten: Metformin reduziert sozusagen die schädlichen Wirkungen des Zuckers im Körper.

Das Verrückte ist allerdings: Metformin wirkt nur, wenn es auch etwas zu bremsen gibt. Also: Es muss weiterhin genug Zucker im Spiel sein. Nur dann ist genug Insulin da, und nur dann kann Metformin zeigen, was in ihm steckt. Denn Metformin wirkt »insulinabhängig«, wie das in der Fachsprache heißt.

Also: Metformin wirkt nur, wenn weiter ungesund gelebt wird. Das ist natürlich einigermaßen bescheuert. Ein Medikament, das nur wirkt, wenn ich weiter das zu mir nehme, was krank macht.

Das ist allerdings nicht nur bei Metformin so, sondern auch bei den anderen Medikamenten, die beim Casting für die Wunderpille ganz vorne mit dabei sind. Auch sie bekämpfen die Wirkungen des Ungesunden.

Ein Mittel namens Glukosamin beispielsweise. »Glukosamin erhöht Lebenserwartung« verkündete die Eidgenössische Technische Hochschule (ETH) in Zürich: Und zwar »um etwa 10 Prozent«, wie »Forschende« der ETH zeigten. Jedenfalls bei »alternden Mäusen«. Und wie macht Glukosamin das? »Glukosamin simuliert eine kohlenhydratarme Ernährung und verbessert so den Blutzuckerstoffwechsel.« Man könnte natürlich gleich kohlenhydratarm leben, aber das wäre halt nicht so gut für Arzt und Apotheker.

Denn Glukosamin gibt es schon, etwa von Ratiopharm, in der Online-Apotheke, 90 Tabletten kosten 55,69 Euro.

Ein Mittel namens Betanin bremst den AGE-Effekt von Fruchtzucker, also die Verkrustung im Körper durch zu viel Fruktose. Auch eine Substanz namens Rosiglitazone reduziert den AGE-Spiegel, selbst wenn die Ratten Fruktose fressen wie verrückt. Das sogenannte Pyridoxamin hilft ebenfalls, die Schäden infolge Fruktosekonsums zu mildern, in Muskeln, Hirn und Blut. Auch die Zellkraftwerke, die sogenannten Mitochondrien, funktionierten trotz Zuckerlast besser. Und schlanker blieben die Viecher auch noch. Und schließlich die Anti-Alzheimer-Pille Memantin: Sie verhindert ebenfalls die schädlichen Folgen der AGEs.

Das ist also die Vision, die Perspektive für die Pille gegen das Altern: Wir können weiter Cola kippen, weiter Zuckerzeug schlucken – und dann einfach eine Pille hinterherwerfen, damit wir innerlich nicht durch den Zucker verhärten.

Das ist natürlich ideal, rein wirtschaftlich gesehen: Zuckerproduzenten, Softdrink-Giganten, Food-Konzerne können weiter gut verdienen, und Pharmafirmen, Ärzte und Apotheker gleich mit. Eine *Win-win*-Situation, wie man so sagt. Wir steigern das

Bruttosozialprodukt. Die Pillen machen einen Super-Umsatz, weil sie die Schäden ausgleichen, die entstanden sind, weil es zuvor einen Super-Umsatz gegeben hat mit der ungesunden Nahrung.

In wirtschaftlicher Hinsicht also: alles super.

Es gibt natürlich auch Verlierer, klar, und unerwünschte Begleiterscheinungen.

Zum Beispiel Krämpfe, tagelange, so berichtet ein Opfer im Internet:

»Gestern verhärteten sich die Muskeln in Waden und Oberschenkeln, die Schmerzen hielten 2 Tage an. Eine Muskelgruppe in der linken Wade ist noch immer hart und krampft beim Aufstehen für Minuten. Meine Nackenmuskeln schmerzen noch immer. Ich habe vor Schmerzen gekotzt, und mir war so schwindlig, dass ich umfiel. Ich bekam kaum noch Luft. Ich hatte auch unerträgliche Bauchschmerzen, und meine Nierengegend tat sehr weh, auch seitlich im Rücken hatte ich Schmerzen und bekam kaum noch Luft. Ich sah auch nicht mehr richtig und hatte Schluckbeschwerden. Ich war so fertig, dass ich nicht mehr leben wollte …«

Solche Krämpfe hatte die Frau, die diesen Eintrag verfasst hat, auch schon früher gehabt, immer wieder mal. Doch erst jetzt kam sie darauf, dass es mit Metformin zusammenhängen könnte, das sie wegen ihrer Zuckerkrankheit einnimmt.

Und sie ist nicht allein. Eine »Lehrkraft« nimmt Metformin 1000, seit drei Wochen, dreimal eine halbe Tablette täglich. Die Gründe teilt sie nicht mit, wohl aber die Folgen: Vor allem ist ihr extrem peinlich, dass sie oft mitten im Unterricht von »explosionsartigem Durchfall« heimgesucht wird:

»Die Durchfälle wurden immer schlimmer, bis sie ein wässriges Stadium erreichten. Sie traten unvorbereitet anfallsartig auf, ohne vorherige Bauchkrämpfe. Das ›Wasser‹ fing einfach an aus-

zulaufen, egal wo ich mich befand. Ich konnte meiner Arbeit nicht mehr nachkommen (schließlich kann ich als Lehrkraft nicht einfach mitten im Unterricht aus dem Klassenzimmer ins Klo rennen). Das Ende war, dass ich mehrmals in die Hosen machte und auch in der Nacht ins Bett machte, weil die Durchfälle derart plötzlich und flüssig auftraten, dass ich es nicht mehr bis zum Klo schaffte.«

Daraufhin setzte sie Metformin komplett ab. Nach zwei Tagen waren die Durchfälle weg. Vielleicht war bei ihr auch die Dosis ein bisschen üppig. Doch Durchfall, Übelkeit und Erbrechen zählen offenbar zu den üblichen, auch in der Packungsbeilage erwähnten Nebenwirkungen. Hinzu kommt: Das Mittel kann auch noch den Testosteronspiegel senken. Als Diabetiker hat man oft keine andere Wahl. Aber als Fitness-Freak, der bloß gern ein bisschen mehr Muckis hätte? Oder wenn man gern bloß ein wenig länger leben würde?

Bei Rapamycin sind die Risiken und Nebenwirkungen fast noch drastischer. Denn, das wusste das Designerhündchen Momo natürlich nicht und sein Bruder Sherman ebenso wenig: Rapamycin ist ein sehr robustes Medikament. Es wird zum Beispiel nach Transplantationen verschrieben. Also, wenn der Körper mit einem fremden Organ auf eigenem Terrain kämpft. Eine neue Niere. Ein neues Herz. Eigentlich hochwillkommen. Und trotzdem bietet mein Körper seine ganze Immunkraft auf, um den Fremdling hinauszudrängen. Da kommt dann Rapamycin ins Spiel und hilft, das eigene Immunsystem niederzuringen.

Dafür gibt es zum Beispiel ein Medikament namens Rapamune des US-Herstellers Pfizer. Da warnt der Beipackzettel: »Rapamune reduziert die Abwehrmechanismen Ihres Körpers, um eine Abstoßung Ihres transplantierten Organs zu unterdrücken. Folglich wird Ihr Körper Infektionen nicht so gut wie gewöhnlich abwehren können.«

Sie könnten daher leider »häufiger als üblich« auftreten. Mindestens jeder Zehnte leidet nach Herstellerangaben während der Anwendung an Lungenentzündungen oder anderen »Infektionen durch Bakterien, Viren und Pilze« (»einschließlich lebensbedrohlicher Infektionen«). Ebenso oft komme es zu Bluthochdruck und Leberleiden. Und zu »Flüssigkeitsansammlung« in der Lunge und im Herzen, wo sich die »in einigen Fällen« sogar »die Pumpfunktion vermindern kann«. Manchmal kommt es auch zu Atemnot oder Bluthusten, bei einem ähnlichen Mittel von Novartis. »Bei Patienten«, die das Medikament erhielten, wurde sogar über Infektionen »mit tödlichem Ausgang« berichtet, heißt es im Beipackzettel.

Das ist nun nicht gerade das, was wir uns von einer Anti-Aging-Pille erhoffen. Zumal sich im Falle des Anti-Aging-Wundermittels Metformin die Euphorie leider als verfrüht erwies. Dass Kranke damit sogar noch länger leben als Gesunde ohne das Medikament, das klang zwar toll. Doch zwei Jahre nach den Berichten über solche Lebensverlängerungs-Effekte kehrte Ernüchterung ein, nach einer groß angelegten Überprüfung der Datenlage. Unter Leitung von Professor Giovanni Strippoli von der Universität Bari in Süditalien wurden 301 Studien mit 118 000 Patienten durchforstet, von Forschern aus Australien, Schweden, Neuseeland, Italien, Griechenland und Kanada. Ernüchterndes Ergebnis: Metformin und andere Mittel gegen die Zuckerkrankheit verlängern das Leben leider doch nicht.

Besser wäre es natürlich, das Leben wirklich zu verlängern, ganz ohne hässliche Nebenwirkungen. Immerhin, das hat die ganze Anti-Aging-Pillenforschung gezeigt: Wir wissen jetzt, worauf es ankommt. Es kommt darauf an, den ganzen Trubel am TOR ein bisschen zu modulieren. Die Exzesse dort in den Griff zu kriegen.

Bisher gilt: Weniger Essen ist die einzig wahre, jedenfalls einzig nachweislich wirksame Methode, das Leben zu verlängern (im Fachjargon: *Caloric Restriction,* Kalorienbeschränkung).

Oder besser: gar nichts essen. Fasten. Alle Nahrungsmittel wegzulassen kann aber keine Dauerlösung sein. Vielleicht hilft es aber auch schon, einfach jene Nahrungsmittel wegzulassen, die den ganzen Trubel am Tor auslösen.

Und es sind viele Elemente, die zur Überaktivierung von mTOR führen und damit zu Krankheiten, frühem Verfall und vorzeitigem Ableben. Wenn ständig Essen kommt – Snacks und Chio Chips; Fleisch und Wurst, Hamburger und Schnitzel; Cola, Fanta und Orangensaft – dann ist die Schaltstelle mTOR natürlich überfordert. Das gab es ja nie in der Geschichte der Menschheit. Von allem zu viel: zu viel Zucker, zu viel Fett, zu viel Fleisch, zu viel Eiweiß. Das ist für die Forscher klar: Die sogenannte *Western Diet,* die moderne westliche Art der Ernährung, ist einer der Hauptgründe für die Über-Aktivität am TOR.

Glücklicherweise gibt es Nahrungsmittel, die den übermäßigen Trubel am TOR bremsen und dafür sorgen, dass die Müllabfuhr endlich wiederkommt. Denn die macht Pause, wenn zu viel Umtrieb herrscht.

Das zeigte ausgerechnet eine Studie aus Palermo. Es ging, naheliegenderweise, um die Müllabfuhr und die mediterrane Ernährung. Denn sie kann die mTOR-Aktivierung dämpfen, wie Sonya Vasto und ihre Kollegen vom biomedizinischen Institut der sizilianischen Universität zeigten. Dabei spielte in erster Linie der »niedrige Gehalt an tierischem Eiweiß« eine Rolle. Rund ums Mittelmeer gibt es keine tellergroßen Schnitzel, keine Riesen-Steaks. Die »Verringerung der Aufnahme von tierischen Proteinen« könne die »mTOR-Aktivität« durch »Herabregulierung des mTOR-Signals« hemmen.

Die italienischen Forscher haben eine ganz neue Zugangsweise zum Thema Lebensverlängerung entwickelt: die Nutrigerontologie, bei der die Ernährung der Schlüssel zu Gesundheit und einem langen Leben ist. Denn natürlich haben zahlreiche Lebensmittel »positive Auswirkungen auf die Gesundheit«. Etwa die sogenannten Polyphenole, insbesondere in extra nativem Olivenöl.

Auch das kann dazu beitragen, dass die Müllabfuhr besser funktioniert, die sogenannte Autophagie, zu der der Körper gar nicht mehr kommt, wenn am mTOR zu viel Trubel herrscht.

Dazu trägt ein weiterer Stoff bei, ein Stoff namens Spermidin, ebenfalls ein Hoffnungsträger der Anti-Aging-Medizin. Auch ein Kandidat für eine Verjüngungspille – aber natürlicherweise an italienischen Tischen dauerpräsent, in einem Schälchen, mit Deckel und kleinem Löffel, zum Drüberstreuen, auf Spaghetti bolognese zum Beispiel. Das Spermidin im Parmesan setzt also die mTOR-Aktivitäten herab. Und schickt die Müllabfuhr.

Spermidin, so die Forschergruppe, die in *Cell* über die »Kennzeichen des Alterns« *(Hallmarks of Aging)* berichtet hatte, »fördert die Langlebigkeit von Hefen, Fliegen und Würmern über die Induktion der Autophagie«. Auch die legendäre Substanz R bremst den Trubel am TOR. Das R steht für Resveratrol. Resveratrol ist angeblich jene Zutat in Rotwein, die verantwortlich dafür ist, dass die Franzosen so gesund sind.

Auch die berühmten Omega-3-Fette bremsen offenbar die Über-Aktivität am TOR. Das hatte eine chinesische Forschergruppe herausgefunden. Omega-3-Fette sind bekanntlich in fetten Fischen enthalten, in Milch, Butter, Käse von glücklichen, grasfressenden Kühen. Und in Leinöl.

Es muss also nicht immer mediterran sein: Es gibt eine Fülle von »natürlichen« Produkten, die die Aktivitäten mTOR runterregeln und so übrigens auch vor Krebs schützen können, wie der Krebsforscher Shile Huang von der Abteilung für Biochemie und Molekularbiologie am Feist-Weiller-Krebszentrum der Louisiana State University meint.

Ein Stoff namens Cryptotanshinon etwa, ein berühmter Wirkstoff der Traditionellen Chinesischen Medizin (TCM), der aus dem Rotwurzelsalbei Danshen *(Salvia miltiorrhiza Bunge)* isoliert wird.

Eigentlich scheint es ziemlich egal zu sein, welches natürliche Produkt wir zu uns nehmen: Aufs erregte Treiben am mTOR wirken viele mäßigend.

Ein Stoff namens Apigenin etwa, enthalten in Orangen, Äpfeln, Kirschen, Trauben, auch Zwiebeln, Petersilie, Brokkoli, Paprika, Sellerie, Gerste, Tomaten und den beliebten Anti-Aging-Getränken Grüntee und Wein. Oder Quercetin, ebenfalls enthalten in Grüntee und Wein, auch in Zwiebeln und Äpfeln. In Brokkoli, Blumenkohl, Kohl und Rosenkohl stecken außerdem sogenannte Indole, und in Erdbeeren, Äpfeln, Kaki und Zwiebeln ein Stoff namens Fisetin. Auch der Kurkuma-Bestandteil Curcumin (Diferuloylmethan) wirkt offenbar mäßigend auf die zentrale Schaltstelle.

Das Schöne am echten Essen ist: Niemand muss all die komplizierten Namen kennen, keiner muss sich ums mTOR kümmern oder sich wegen Nebenwirkungen sorgen. Äpfel, Brokkoli, Blumenkohl, Trauben, Tee und Zwiebeln – diese Anti-Aging-Wirkstoffe gibt es in jedem Lebensmittelgeschäft sowie auf dem Wochenmarkt und im heimischen Garten.

Viele enthalten natürlicherweise Salicylsäure, den Wirkstoff aus Aspirin – besonders die Bio-Lebensmittel. Und dieser universelle Gesundheitsstoff wirkt offenbar ähnlich wie Metformin. Natürlich völlig ohne Nebenwirkungen.

Manche Lebensmittel wirken sogar zugleich als mTOR-Bremse und als Hormon im Körper. Soja zum Beispiel.

Hormone, das sind die neuen Wunderwaffen im Kampf um die ewige Jugend. Extrem wirksam, im Sexleben, aber auch im Job. Aber Obacht, mahnen schon Bedenkenträger: Wer sie nimmt, spielt russisches Roulette. Die Stars in Hollywood und ihren sympathischen Anti-Aging-Doc stört das überhaupt nicht.

4. Russisches Roulette

Schalter fürs Alter: Die Hormone als Hoffnungsträger

Traumfabrik Hollywood: Der Anti-Aging-Doc ist sympathisch, jugendlich – aber was ist daran echt? / Wunderbares Wachstumshormon: Leider lässt es auch den Krebs wachsen / Kleine Überraschung: Zwerge leben länger / Glückliche Frauen: Weiblichkeitshormone schützen vor Krankheiten / Super Hormone, hausgemacht, mit Nüssen, Bananen und Wein

Alles ist hell, freundlich, eine Duftkerze am Empfang, Entspannungsmusik, zwei weiße Ledersessel und weiße Liegen in den Behandlungsräumen. Eine schlanke, überirdisch schöne, blonde Anti-Aging-Fachangestellte im Office. Eine nicht ganz so schlanke, dunkelhaarige am Rezeptions-Desk. Der Doc kommt später, er ist noch beim Lunch.

Was ist da echt, was falsch? Alles *Fake* hier?

Schließlich sind wir in der Welthauptstadt der Träume und Illusionen. Und das soll die erste Anti-Aging-Adresse sein in der Stadt: Hollywood Boulevard 7080. Ein Hochhaus, unten eine coole Bar. Sogar der Bürgersteig ist weltberühmt: Direkt vor dem Eingang beginnt der *Walk of Fame,* auf dem die größten Stars auf dem Globus mit metallenen Sternen gewürdigt werden. Im achten Stock: die Klinik, in der sie mit allen verfügbaren Mitteln gegen das Altern kämpfen, auch mit solchen, die manche als »Russisches Roulette« bezeichnen. Sogar der Doc selbst macht mit, wie er gleich erzählen wird.

Da kommt er herein, lächelnd, im weißen Kittel: Dr. Alex

Martin, Medizinischer Direktor des *MetroMD Institute of Regenerative Medicine,* ausweislich seiner Visitenkarte. Schlank, rotbraune Haare, ein paar Fältchen um die Augen. Was ist da echt? Was erneuert?

Was er so im Angebot hat? Alles, was derzeit *en vogue* ist. Stammzelltherapie, Laser, auch Botox und Infusionen.

Auch Hormone?
Dr. Martin: »Auch Hormone.«
Testosteron, Östrogen?
Dr. Martin: »Genau. Natürlich auch Wachstumshormone. Wenn wir in einem Bluttest feststellen, dass Hormone fehlen, dann können wir die ersetzen. Präzise.«
Und Sie behandeln damit die Hollywoodstars?
Dr. Martin (lacht): »Genau. So ist es. Viele Stars lieben das Wachstumshormon, das *Human Growth Hormone,* kurz HGH. Warum mögen sie das? Weil es die Performance verbessert. Auch die Sportler lieben dieses Hormon, reden nicht so gern darüber, aber erbringen bessere Leistungen in ihrem Sport. Und so ist das auch mit den Schauspielern. Viele der jungen Schauspieler wollen ihre Stunts selber machen, die Tricks und die Actionszenen, die normalerweise von Stuntleuten gemacht werden. Dafür wollen sie extra stark sein, und dafür wollen sie HGH, dieses Wachstumshormon, und Testosteron, weil diese Hormone wichtig sind für Kraft und Stärke.«

So geht das nicht nur in der Praxis von Dr. Martin. So geht das in der ganzen Stadt. »Hollywood ist verrückt auf menschliches Wachstumshormon«, stellte das Promi-Blatt *Vanity Fair* (»Jahrmarkt der Eitelkeiten«) fest. Menschliches Wachstumshormon. *Human Growth Hormone.* Kurz: HGH.

Das umstrittenste aller Anti-Aging-Hormone. Das, bei dem manche von russischem Roulette sprechen. Er nimmt es sogar selbst.

Dr. Martin: »Ich nehme menschliche Wachstumshormone seit zehn Jahren, und ich mag sie sehr, weil sie mein Leben sehr verändert haben. Ich bin jetzt 72 Jahre alt, aber ich fahre Ski wie ein 40-Jähriger, ich fahre auf schwarzen Pisten den Berg runter. Ich bin sehr glücklich, habe viele Freunde, die sind um die 40. Also, es hat mir sehr geholfen. Ich könnte sie auch für immer nehmen, weil ich viel länger leben möchte als meine Großeltern.«

Hormone sind tatsächlich extrem wirkungsvoll und deshalb sehr beliebt, nicht nur in Hollywood, auch in Europa. Ärzte fühlen sich unter Druck zu liefern, weil sie gefragt werden, von Leuten, die eigentlich kerngesund sind und nur ein bisschen besser *performen* wollen, wie in Hollywood. Doch die Hormone sind auch die umstrittensten Waffen im Kampf gegen das Altern: Höchst effizient in ihrer Durchschlagskraft – aber womöglich tödlich. Klassische Hacker, mit denen man vieles steuern kann im Körper: fantastischer Aufschwung – oder pfeilschneller Untergang.

Hormone sind so effizient, weil sie im Organismus ganze Aktionsprogramme starten. Im Gehirn, in den Muskeln und in den Sex-Regionen, also im gesamten Reproduktionssystem. Neue Aktivität, ja Aggressivität keimt auf, Lust und Libido, ganz allgemein: Jugendlichkeit.

Am prominentesten sind sicher die Sexhormone Testosteron und Östrogen. Auch Adrenalin, das Erregungshormon. Die Wachstumshormone wie Somatropin, Genotropin. Sogar Oxytocin, das Kuschelhormon, kommt jetzt zum Einsatz an der Anti-Falten-Front. Doch Hormone können das Alter auch beschleunigen, wie Insulin etwa, das Zuckerverarbeitungshormon (siehe Kapitel 5). Und manche können das Lager wechseln – eben noch Anti-Aging und morgen schon Exitus. Wie diese Wachstumshormone.

Die Hormone gehören »zu den wirksamsten Substanzen überhaupt«, sagt der deutsche Anti-Aging-Doktor Bernd

Kleine-Gunk. Darin liegt der Reiz – und auch das Risiko. Die faszinierende Wirksamkeit dieser Mittel, von denen winzige Mengen frappante – und auch fatale – Folgen haben können.

So richtig im Griff hat sie niemand, diese geheimnisvollen Botenstoffe. Sie machen fitter, wacher, stärker. Aber dann wachsen nicht nur die Muckis, sondern auch die Zähne, die Ohren – und der Krebs. Und der Körper gerät aus der Balance.

Wie bei jenem Hormonpionier, der viele Fans und Freunde hatte, Filialen auf der ganzen Welt, der selber stolz posierte mit seiner Bodybuilder-Figur, noch im fortgeschrittenen Alter, und dann abrupt abberufen wurde. Dabei hätte ihm seine Patientin mit dem schönen Namen Hanneke Hops aus Hayward bei San Francisco schon eine Warnung sein können, die sich an seine Fachfirma für »Altersmanagement-Medizin« gewandt hatte.

Sie war 56 Jahre alt und eigentlich vollkommen fit. Was sie beunruhigte, war die Perspektive, irgendwann nicht mehr Marathon laufen, reiten oder fliegen zu können. Also wollte sie das Alter aufhalten.

Drei Monate später war sie tot.

Sie hatte sich dieses umstrittene menschliche Wachstumshormon gespritzt. Jeden Morgen holte sie die Ampulle aus dem Kühlschrank und setzte sich einen Schuss in den Oberschenkel, für jeweils 23 Dollar, wie der *San Francisco Chronicle* vermerkte.

Das Zeug hatte tatsächlich gewirkt und bestimmungsgemäß Wachstum angeregt. Das zeigte sich bei der Obduktion nach ihrem Tod: Krebs. Ihre Leber war voller bösartiger Tumore. Wenn er das gewusst hätte, hätte er ihr natürlich niemals Wachstumshormone verschrieben, sagte ihr Arzt, der selbst in der Fachwelt eine Berühmtheit ist – und ein abschreckendes Beispiel.

Alan Mintz heißt der Arzt, Chef und Gründer des Cenegenics Medical Institute in Las Vegas mit 12 000 Patienten und Filialen in Florida, sogar in Hongkong und Südkorea. Mintz hatte seine Anti-Aging-Hormone auch selbst eingenommen und mit nur 69 Jahren schließlich sein Leben ausgehaucht.

Todesursache waren Blutungen während einer Biopsie, sagte seine damals 47-jährige Frau Rabbi Yocheved. Ihr Mann habe Probleme mit seinem Gehirn gehabt, möglicherweise wegen eines Schlaganfalls. Dass seine Behandlungen möglicherweise ein Risiko sind, hatte er selbst eingeräumt, in der legendären CBS-Sendung *60 Minutes.*

Dass es Risiken geben könnte, das wusste er wohl. »Nein, ich bin mir nicht absolut sicher«, sagte er, »nur ein Narr ist absolut sicher.«

»Er war ein Visionär«, sagte seine Frau.

Mit Visionen, die ihn verfrüht aus dem Leben holten.

Das Wachstum hat sozusagen auch seine Schattenseiten. Die »versteckten Kosten der Statur« nennt das der Medizinprofessor Andrzej Bartke von der Southern Illinois University in Springfield bei Chicago. Die Wachstumshormone lassen zwar den Menschen wachsen, jedoch: Je länger er wächst, desto kürzer ist sein Leben. Das Wachstum und mithin die Hormone, die es anstoßen, seien »negativ mit der Lebenserwartung« assoziiert, sagt Bartke.

Da sieht sogar Hollywood-Hormondoktor Martin ein Problem. Jedenfalls manchmal. Etwa bei Jugendlichen.

Dr. Martin: »Wir haben sogar heute Teenager, die menschliches Wachstumshormon, dieses HGH, nehmen, weil sie sehr klein sind. Manchmal nur halb so groß wie normal. Wenn sie aber HGH nehmen, dann fangen sie an zu wachsen. Und dann haben wir Basketballspieler …«

Die Teenager werden plötzlich so groß wie Basketballspieler?

Dr. Martin: »Ja, wirklich. Und das größte Problem, das wir jetzt haben, ist, die Eltern davon zu überzeugen, dass sie mit dem Wachstumshormon aufhören. Wenn die Eltern merken, dass das die Fähigkeiten ihrer Kinder verstärkt, dann wollen die damit erreichen, dass sie Stipendien von den Universitäten bekommen, als gute Basketballspieler.«

Die gibt es in den USA, wenn die Studenten herausragend im Sport sind.
Dr. Martin: »Genau. Und das wollen die Eltern erreichen. Das Kind ist schon 1,80 Meter groß, und dann wollen sie aber Stipendien, und deshalb soll das Kind so groß werden wie ein Basketballspieler. Also, da müssen wir dann aufhören.«

Wachstumshormone sind nicht nur dafür da, die Kinder größer werden zu lassen. Im Körper muss ja auch später noch was wachsen. Die Haare zum Beispiel, oder die Fingernägel. Und wenn zu viel Wachstumshormone im Spiel sind, dann wächst plötzlich alles Mögliche.

Wachstumshormone können die Muskeln wachsen lassen, weshalb sie bei Bodybuildern beliebt sind – aber auch die inneren Organe, und so können sie einen kleinen Krebs zum großen Krebs heranwachsen lassen. Sie können aber auch einzelne Körperregionen bizarr vergrößern.

Die typischen Folgen zeigten sich am »Beißer«, dem monströsen Gegenspieler von James Bond im Film *Moonraker*. Richard Kiel, so hieß der 2,20 Meter große Schauspieler, litt an einer sogenannten Akromegalie (nach dem altgriechischen *akros*, ἄκρος, »äußerst« und *megas*, μέγας, für »groß«).

Bei dieser Krankheit sind die Wachstumshormone außer Kontrolle geraten, und plötzlich wächst alles, fast ungebremst. Die Füße und die Hände, die Ohren, vielen Männern sogar die Brüste, und auch der Kopf nimmt übergroße Dimensionen an, die Gesichtszüge verändern sich, Nase, Kinn und die Wülste der Augenbrauen schwellen an, sogar der Kiefer kann wachsen, Sprachstörungen sind möglich oder Zahnspangen nötig, wie bei jenen Sportlern, die seit den 1990er-Jahren gedopt ihre Runden liefen, bei den sogenannten »Zahnspangen-Rennen«. Damals kam das *Human Growth Hormone* als Dopingmittel in Mode.

Die Hormon-Nutzer leiden auch an zahlreichen Krankheiten: an Typ-2-Diabetes zum Beispiel, der Zuckerkrankheit, oder an

Ödemen, also Schwellungen, auch an Gelenkschmerzen, Bluthochdruck, Schlafapnoe, also krankhaften Schnarchattacken, und an einer Vergrößerung von Teilen des Herzens (Kardiomyopathie). Sie haben auch ein höheres Risiko für Krebs, insbesondere des Dickdarms, aber auch an Brust, Prostata, Bauchspeicheldrüse.

So ist das eigentlich bei allen medizinischen Verjüngungsmaßnahmen: »Die meisten bisher bekannten Wirkstoffe, die die Geweberegeneration verbessern, erhöhen auch das Krebsrisiko«, sagt Irina Conboy, Professorin für Bioingenieurswesen an der University of California in Berkeley: »Das begrenzt ihr Potenzial für den Einsatz beim Menschen.«

Das war auch das Ergebnis einer groß angelegten Untersuchung von Kindern, die Wachstumshormone bekamen, weil sie zu kurz geraten waren: der SAGhE-Studie. SAGhE, das bedeutet: »Sicherheit und Angemessenheit von Wachstumshormonbehandlungen in Europa« *(Safety and Appropriateness of GH treatment in Europe).*

Fast zwei Dutzend Wissenschaftler untersuchten das Schicksal solcher Kinder in diversen europäischen Ländern, von Italien bis Schweden, in Deutschland, Großbritannien, Frankreich, der Schweiz, in Belgien und den Niederlanden. 2017 wurden die Ergebnisse veröffentlicht.

Es ging um die langfristigen Folgen dieser Behandlung. Und eines war schon mal auffällig: Unter diesen Hormon-Kindern bekamen später doppelt so viele Krebs wie bei ihren unbehandelten Altersgenossen.

Die Autoren mochten dennoch nicht von einem ausgeprägten Krebsrisiko durch solche Wachstumshormone sprechen: »Unsere Ergebnisse unterstützen im Allgemeinen nicht die krebserregende Wirkung von Wachstumshormonen«, schrieben sie überraschenderweise in ihrer Studie.

Warum das denn?

Vielleicht, mutmaßten sie, hatten die Hormon-Patienten vorher schon was, vielleicht führten die gleichen Gründe, die sie zum Wachstumshormon greifen ließen, auch zum Krebs. Viele hatten ohnehin schon Krebs und wurden deshalb mit Hormonen behandelt. Nicht sehr überraschend, dass bei ihnen das Krebsrisiko erhöht ist.

Andererseits: Wenn schon bei Kindern mit einem Wachstumsdefizit die Hormone zu Krebs führen, dann müsste das Risiko erst recht erhöht sein bei allen, die genug davon haben und noch eine Extra-Hormondosis kriegen.

Für Langlebigkeitsforscher jedenfalls ist der Fall völlig klar: Zu viel Wachstumsförderer führt zu vorzeitigem Ableben. So ist das jedenfalls im Tierreich, bei Wurm und Fliege, Hund und Pferd. Und beim *Homo sapiens?*

Auch da sehen die Forscher gerade die Befehlsketten im Körper, die das Wachstum organisieren, als wichtiges Aktionsfeld im Kampf gegen das Altern – indem sie sie bremsen. Denn gerade ein Mangel an Wachstumshormonen soll die Langlebigkeit fördern. Je kürzer der Mensch, desto länger sein Leben.

Andererseits sind die Hormone natürlich auch ein gutes Geschäft, für die Herstellerfirmen, für die Anti-Aging-Kliniken. Das Business brummt. Auch in Fitnessstudios sind Wachstumshormone verbreitet. Im britischen Bristol, berichtete die Boulevardzeitung *Daily Mail,* mussten sie in der Männertoilette sogar »Spritzen-Eimer« aufstellen, weil so viele Sportsfreunde sich damit aufpimpten.

Vor allem das Männlichkeitshormon Testosteron ist vielerorts schon zu einer Art Alltagsdroge geworden. In Deutschland hat sich der Umsatz allein in den Jahren 2007 bis 2015 fast verdoppelt. Und in den USA stieg er von 2013 bis 2018 von 2,4 auf 3,8 Millionen Dollar.

Testosteron soll der *Booster* schlechthin sein, das Befinden verbessern, zu Dynamik und neuem Schwung verhelfen. Testosteron macht offenbar nicht nur aggressiv, sondern interessanterweise auch ehrlich. Es soll für Antriebsstärke sorgen, für

Erfolgsorientierung, auch für Effizienz und Kreativität bei der Suche nach Lösungen.

Und es qualifiziert sich damit offenkundig nicht nur als Pusher im Privaten, sondern auch zur Steigerung der Performance im Job, gewissermaßen als »Viagra für den Sitzungssaal«, so der US-Sender *ABC*. Testosteron war zum Beispiel der Treibstoff für einen Mann namens Chris Running, 57, Chef der Firma Eternal Beverages (»Ewige Getränke«) in Walnut Creek, eine halbe Autostunde nordöstlich von San Francisco. Aus einer kleinen Ampulle im Badezimmer hat er sich zweimal in der Woche einen Schuss ins Bein gegeben und so die Energie getankt, die er brauchte, um vier Firmen gleichzeitig zu führen.

Dabei hat er auch noch 15 Kilo abgenommen, mehr Muskeln aufgebaut und eine »mentale Schärfe« gespürt wie seit Collegezeiten nicht mehr.

Dabei ist mehr Männlichkeit ja nicht unbedingt in jedem Fall besser. Männer sterben bekanntlich in vielen Weltgegenden früher. Und Extra-Testosteron kann zu Herzinfarkt und Schlaganfall sowie zu frühem Tod führen, wie eine im Fachblatt *Journal of the American Medical Association* veröffentlichte Studie ergab, die sich mit den Folgen von Testosteron-Therapien bei 1223 Armee-Veteranen beschäftigt hatte.

Dabei geht es nicht nur um gesteigerte Risikobereitschaft, um halsbrecherischen Fahrstil im Sportwagen, um das Verhalten, die zusammengebissenen Zähne (»Ein Indianer kennt keinen Schmerz«). Es hat schon auch handfeste materielle und hormonelle Gründe. Mit zunehmendem Alter ist das männliche Immunsystem, im Vergleich zum weiblichen, nur noch bedingt abwehrbereit, berichteten österreichische Wissenschaftler 2015 in der Fachzeitschrift *Aging Cell*. Außerdem sind die Telomere kürzer – und schrumpfen deshalb noch schneller.

Der Mann ist offenbar vor allem dann besonders langlebig, wenn er gar keiner mehr ist. Das ist bei den Hühnern so, wo der Kapaun länger lebt als der Hahn, das ist bei den Rindviechern so, wo der Ochse länger lebt als der Stier. Und bei den Menschen ist das offenbar genauso: Da leben die Eunuchen, denen bekanntlich ein wesentliches Element der Männlichkeit fehlt, länger als der Herr mit Vollausstattung. Das zeigte im Jahr 2012 eine Untersuchung im Fachblatt *Current Biology* über die Lebensdauer koreanischer Eunuchen *(The Lifespan of Korean Eunuches)*. Es ging um 81 solcher Menschen, die im 18. Jahrhundert am dortigen Königshof beschäftigt waren. Sie lebten bis zu zwölf Jahre länger als ihre vollwertigen Geschlechtsgenossen bei Hofe.

Wobei es natürlich nicht nur auf die Hormone ankommt, sondern generell auf die Lebensumstände, wie das Beispiel Sardinien zeigt, wo Männer wie Frauen gleichermaßen steinalt werden (siehe Kapitel 12).

Doch das weibliche Geschlechtshormon Östrogen bringt offenbar entscheidende Vorteile. So bremst es die Verkürzung der Telomere und verlängert auf diese Weise das Leben. Östrogen schützt auch vor diversen Krankheiten. Es hält die Blutadern weit und elastisch und bewahrt so vor Herz-Kreislauf-Erkrankungen, etwa dem Herzinfarkt. Und sogar vor Knochenschwäche, der vor allem bei Frauen gefürchteten Osteoporose.

Weiblichkeitshormone gelten als eine Art Anti-Aging-Wunderwaffe. Sie halten jung und gesund, geistig fit – und sogar schön. Östrogene regeln das Wachstum des Haars und verleihen ihm Volumen und Fülle.

Es gilt auch als wirksames »Mittel zur Verringerung der Hautalterung«, sagt der brasilianische Schönheitschirurg Alfredo Gragnani aus Sao Paulo. Und wenn man da ein bisschen nachschieße, mit den einschlägigen Hormonen, könnten die Hautveränderungen »teilweise rückgängig gemacht werden«.

Klingt doch super.

Und wenn der Pegel sinkt: einfach wieder nachfüllen. So macht es zum Beispiel die Schauspielerin Iris Berben, die noch im fortgeschrittenen Alter als Sexsymbol gilt. Und dafür auch ein bisschen nachhilft, mit einem Universal-Hormon: »Ich nehme seit Jahren DHEA«, gestand sie im Promi-Fachblatt *Bunte.*

»DHEA: Das Wundermittel macht schlank, klug & fit«, warb das Blatt, doch mahnte zugleich: »Es gibt auch Risiken.«

DHEA, das ist das Hormon mit dem unaussprechlichen Namen: Dehydroepiandrosteron. Es gilt als Jungbrunnen-Hormon und als »Mutter aller Hormone«, denn der Körper baut daraus die Geschlechtshormone Testosteron und Östrogen. DHEA ist eines der Hormone, die im menschlichen Organismus am häufigsten vorkommen. Das Level sinkt allerdings im Laufe des Lebens rapide – auf bis zu null, wenn es auf die 100 zugeht. Leute, die im Alter noch einen hohen DHEA-Spiegel haben, sollen besonders lang leben.

Bunte fragte aber vorsichtshalber auch einen Experten, den Wiener Professor Johannes Huber, der als Europas »Hormonpapst« gilt. Und der warnte: »DHEA kann schwere Nebenwirkungen haben.«

Bei manchen Männern zum Beispiel, weiß Professor Huber, erhöht die Einnahme den Östrogenspiegel. »Sie bekommen einen Schwabbelbauch und weiblich anmutende Brüste.« Auch schrumpfende Hoden sind möglich.

Bei den Frauen könnten, sagt Huber, »Zeichen der Vermännlichung« wie eine tiefere Stimme, Oberlippenbart oder maskuline Muskulatur auftreten, und die Brüste werden kleiner. Bei anderen drohten Cellulite, oder sie werden dicker.

Und das sind eher noch die harmloseren Nebenwirkungen. Auch wenn es für die Betroffenen natürlich dramatisch erscheint.

Im Internet schlug Vivi80 Alarm:

»Extremer Haarausfall durch DHEA-Einnahme? Bitte um Rat. Mir ist aufgefallen, dass mir die Haare extrem ausfallen! Meine Haare sind viel dünner geworden, und man sieht am Scheitel helle Stellen! Ich trau mich nicht mehr, mich zu käm-

men. Die Haarwäsche ist immer eine Qual, weil mir so viele Haare ausgehen! Ich könnte immer weinen!
Könnte es sein, dass die Haarprobleme vom DHEA kommen? Ich habe seit der Hormoneinnahme (Schilddrüsen, Nebennieren) schon immer Haarausfall gehabt, aber das ist jetzt sehr schlimm geworden!
Liebe Grüße!
Vivien«

Oder Stimmungsänderungen. Wie bei der britischen Journalistin Louise Atkinson von der *Daily Mail*, die ihren Selbstversuch aufgrund familiärer Proteste abbrach.

Zunächst hatte sie sich noch gefreut über dieses »aufgeregte, energische Gefühl«, sie empfand sich als »aktiver, energiereicher«. Ab der dritten Woche kamen die Beschwerden. Als »besonders irritierend« erlebte sie ihre veränderte Gefühlslage: »etwas bissig, leicht paranoid, gereizt«. Dazu kam ein »irrationales Gefühl von Angstzuständen« und einer geistigen Umnebelung, »die an frühe Demenz grenzte«. Und sie fragte sich: »Wenn so ein Hormon jünger macht – werde ich dann wieder so schrecklich wie damals?« Unsicher, launisch, picklig?

Zornig, wütend, unkontrolliert tobte sie durchs Haus, war nicht aufzuhalten vom Ehemann, erst ein Machtwort der 18-jährigen Tochter half: »Das bist nicht du, Mama!«, schrie sie, und: »Bitte hör auf, das Zeug zu nehmen!« Um ihretwillen hörte sie dann auf.

Für sie selbst war es womöglich auch die bessere Idee.

Denn DHEA kann das Risiko für Prostata-, Leber-, Brust- und Eierstockkrebs erhöhen, es kann Harnwegsinfektionen verursachen, den Hormonspiegel generell beeinflussen und damit für Menschen mit Schilddrüsenerkrankungen zum Problem werden. DHEA wird mit einem erhöhten Risiko für Herzinfarkt, Herzerkrankungen und dem Metabolischen Syndrom in Verbindung gebracht. Das Hormon kann das Immunsystem stören. Eine weitere Auswahl der Nebenwirkungen: Angstzustände, Schwindel, Bluthochdruck, erhöhter Ausfluss, Hautausschläge, Flecken und warzenähnliche Wucherungen.

Wenn das die Nebenwirkungen der Verjüngung sind, sehen die Begleiterscheinungen des Alterns oft recht harmlos aus.

Auch beim Männlichkeitshormon Testosteron. Als ein Reporter vom *Spiegel* einmal zum Selbstversuch schritt, in einer Klinik im amerikanischen Denver, ließ er sich deshalb auch erst mal aufklären:

»Wie steht es denn mit möglichen Nebenwirkungen«, fragte er die Ärztin.

Auch sie wies auf Haarausfall hin und sah dann auf seine Fastglatze. »Aber das haben Sie ja schon hinter sich.«

Das Blut könnte zähflüssiger werden. Da müsse man nötigenfalls gegensteuern.

Aha. Noch etwas?

Gynäkomastie könne auftreten. Der Busen des Mannes. Sein Körper reagiert auf die gesteigerte Zufuhr an Männlichkeitshormon mit ausgleichender Weiblichkeit, mit einer gesteigerten Produktion von Östradiol. Um die Balance wiederherzustellen.

»Es sei möglich, dass meine Brustwarzen anschwellen, sie könnten auch Sekrete absondern.« Die Muttermilch des Mannes? Auch da gebe es dann wieder Gegen-Medikamente.

Der Mann vom *Spiegel* hat es schließlich, nach ein paar Hormon-Wochen, doch lieber gelassen.

Tatsächlich gibt es zahlreiche Studien, die auf massive Nebenwirkungen hinweisen. Nicht nur Haarausfall, auch Herzinfarkte, Schlaganfälle, Krebs an der Prostata, ja sogar vorzeitiger Tod. Und die Sache mit der schwindenden Männlichkeit, weil der Körper versucht, die Balance wiederherzustellen. So führt eine solche Verjüngungskur paradoxerweise dazu, dass die Produktion von Spermien gebremst wird, warnte eine Arbeitsgruppe um Jared L. Moss von der Universität Knoxville (Tennessee) in der Zeitschrift *Fertility and Sterility.*

Das Männlichkeitshormon kann allerdings auch dazu führen, dass männliches Gehabe zunimmt, Angriffslust und Kampfbereitschaft. So war es zum Beispiel bei den Polizisten im amerikanischen Jersey City. Sie zählen, nach Berichten des Fernsehsenders *ABC*, zu den eifrigsten Konsumenten.

Bei ihnen war aufgefallen, dass sie plötzlich viel aggressiver waren. Wenn es um Leute wie diese Polizeibeamten geht, die eine Waffe tragen, dann »kann das eine ziemlich gefährliche Situation sein«, sagte Amy Brittain, eine junge Reporterin vom *Star-Ledger* in Newark, New Jersey. Sie hatte aufgedeckt, dass 248 Polizeibeamte und Feuerwehrleute aus 53 Dienststellen zu den Kunden eines Arztes in Jersey City gehörten, der einschlägige Rezepte ausgab.

Weil Extra-Gaben von Hormonen im Körper so vielfältige Wirkungen haben, sind natürlich auch die Nebenwirkungen vielfältig und oft gravierend. Etwa die weiblichen Hormone, die ziemlich in Verruf geraten sind, nachdem einmal eine berühmte Studie vorzeitig abgebrochen werden musste – die *Women's Health Initiative* im Jahr 2002 –, denn die Frauen hatten häufiger einen Herzinfarkt, mehr Schlaganfälle, öfter Brustkrebs, sie erkrankten außerdem an der Gallenblase, an Inkontinenz und Demenz.

Zehn Jahre später nahmen die Hormonfreunde einen neuen Anlauf, um ihr Geschäft zu retten. Es komme nur auf den Zeitpunkt an: Für jüngere Frauen nahe der Menopause gäbe es keine schädlichen Effekte durch Hormone.

Doch die Fachwelt war nicht überzeugt. »Hinreichende Belege dafür fehlen«, monierte das *Deutsche Ärzteblatt.* Und auch die zuständige US-Behörde USPSTF *(US Preventive Services Task Force)* erteilt in ihrer aktualisierten Empfehlung der Hormonersatztherapie erneut eine klare Absage.

Selbst auf das wunderbare Schutzhormon Progesteron reagiert der weibliche Körper mitunter verstimmt – wenn es einfach so nachgefüllt wird.

»Ich leide seit Anfang der Woche unter Migräne, die mich fast umbringt. Ich kann nicht arbeiten gehen und bin fast tot …« Das schrieb »Gerbera« in der *Brigitte*-Community im Internet. Dabei sei sie der Hormonersatztherapie gegenüber anfangs »sehr euphorisch« eingestellt gewesen. »Heute allerdings« könne sie der Methode »nix mehr abgewinnen«.

Und im gleichen Forum berichtete »havannasun«, sie habe ein Medikament namens Utrogest genommen, sich damit die ersten drei Monate »sehr wohlgefühlt«, danach allerdings sei es »ständig bergab« gegangen. Ihre Symptome: Schwindel und Schreckhaftigkeit (»Autofahren unmöglich«), »Pfeifen im Ohr« (Tinnitus) und »massive Sehstörungen«, außerdem »Depressionen«. Und: ein »Mondgesicht«.

Nach zehn Monaten hat sie es dann gelassen.

In der Tat warnen auch die Beipackzettel vor solchen Folgen: Bei »plötzlich auftretenden, starken, auch migräneartigen Kopfschmerzen« etwa sollte die Einnahme sofort abgebrochen werden. Ebenso bei: »Schlaganfall«, oder »Blutungen im Gehirn«. Außerdem seien möglich: »Blutdruckabfall« bis hin zu »vorübergehendem Bewusstseinsverlust«. Auch »Herzinfarkt«. Ebenfalls schon mal vorgekommen: »bösartige Tumoren«, insbesondere »Krebs der Gebärmutterschleimhaut«.

So hat »havannasun« eigentlich noch Glück gehabt, relativ gesehen.

Es scheint ganz generell ein riskantes Spiel zu sein mit der Verjüngung durch solche Botenstoffe, weil sie im Körper komplexe Aufgaben haben und daher unerwünschte Folgen, wenn sie isoliert verabreicht werden.

Sogar die sogenannten Isoflavon-Pillen sind offenbar nicht ohne Risiko. Dabei scheinen sie so gesund und vollkommen harmlos, es gibt sie in Apotheken und in allerlei Shops im Internet, wie die *Rotklee-Isoflavon-Kapseln* vom Kräuterhaus Sanct Bernhard, 90 Kapseln für drei Monate zu 19,50 Euro, die *Isoflavon 90 mg Dragees*, 60 Stück für 36,99 Euro von Dr. Böhm, und die *Aktiv Meno Soja-Isoflavone + Calcium + D3*, von denen bei der Senioren-Hausmarke Doppelherz 30 Stück für schlappe 7,93 Euro zu haben sind.

Doch die obersten staatlichen Risikowächter in Deutschland warnen: »Isolierte Isoflavone sind nicht ohne Risiko.« Das Berliner Bundesinstitut für Risikobewertung (BfR) kam schon 2007 mit einer eindrucksvollen Liste möglicher Folgesymptome heraus: darunter Juckreiz und Hautausschlag, Rötungen sowie Schwellungen der Haut oder Schleimhaut. Außerdem Ekzeme, Muskelschmerzen, Übelkeit und Schwindel, erhöhter Blutdruck, Atemnot, Kribbeln, Bauchschmerzen, unspezifische Schmerzen und Kreislaufbeschwerden. Auch Müdigkeit, Husten, Auswurf, Unruhe, Unwohlsein, Schweißausbruch, Angst. Und sogar Brustkrebs, zumindest bei Frauen in den Wechseljahren. Außerdem sei mit »Wirkungen auf die Schilddrüse« zu rechnen, die sogar zum Kropf führen könnten.

Die europäische Lebensmittelsicherheitsbehörde Efsa hat sich im Jahr 2015 ebenfalls mit den Isoflavonen befasst – und erst mal Entwarnung gegeben. Es gebe »keine Hinweise auf schädliche Auswirkungen« auf Brustdrüse, Gebärmutter und Schilddrüse, jedenfalls bei den meisten Frauen, wenn sie die Produkte höchstens ein Jahr lang einnehmen. Die Ursachen für die anderen Nebenwirkungen, über die Frauen berichten, hatte die Behörde allerdings nicht untersucht. Auch über die Wirkungen auf Frauen in den Wechseljahren oder kurz davor mochten die Efsa-Experten keine Einschätzung abgeben, ebenso bei Frauen, bei denen Krebs in der Familie vorgekommen sei. Die Unbedenklichkeit könne hier mangels Daten nicht attestiert werden.

Die deutschen Lebensmittelwächter vom BfR bleiben deshalb bei ihren Bedenken hinsichtlich Nebenwirkungen: Das »Gefährdungspotenzial der Isoflavone« liege darin, dass sie »in den Hormonhaushalt eingreifen können«, wodurch es, je nach Dosis, »sowohl zu positiven als auch unerwünschten Wirkungen« kommen kann.

Also keineswegs harmlose Naturmittelchen, sondern womöglich folgenreiche »Eingriffe in den Hormonhaushalt«. Ein klassischer Fall von Hackerangriff, selbst ausgelöst durch Einkauf im Drogeriemarkt, in der Apotheke oder im Internetshop – mit offenem Ausgang.

Wichtiger, weitreichender und wirkungsvoller sind aber womöglich Hackerangriffe, mit denen kaum jemand rechnet, ebenfalls ausgelöst durch Einkäufe im Supermarkt oder an der Tankstelle. Sie können das Reproduktionssystem stören, die Fruchtbarkeit beeinträchtigen, auch dick machen und krank (siehe Hans-Ulrich Grimm: Die Kalorienlüge). Und mittlerweile hat sich herausgestellt: Sie können auch das Alter beschleunigen. Wahrscheinlich sind sie sogar an geistigem Verfall beteiligt, an Demenz, Parkinson, der Alzheimerkrankheit. Denn auch hier geht es um Angriffe aufs Hormonsystem.

In der modernen Nahrung sind sie allgegenwärtig, diese Hormon-Hacker. In Getränkedosen von Red Bull, Fanta, Schöfferhofer Weizenbier wurden sie nachgewiesen. Bei einer griechischen Untersuchung von 2017 in fast jeder zweiten Dose. Auch in Fischbüchsen, etwa Heringsbüchsen von Rewe. Italienische Tester fanden sie 2015 in bis zu 83 Prozent aller Dosen mit Thunfisch in Öl. Solche Hormone stecken in Nescafé aus der Dose, in Plastikmilchflaschen und Plastikbeuteln. In den Kronkorken von Bierflaschen, in der Folie auf dem Käse, in Milchtüten. Oder im Deckel vom Babygläschen.

Es sind Hackerangriffe durch Chemikalien, die wie Hormone wirken, durch Allerwelts-Chemikalien, die weit verbreitet sind. In den Medien heißen sie: Weichmacher. Man könnte auch sagen: Plastikhormone. Wer viel industrielle Nahrung zu sich nimmt, kriegt natürlich auch mehr davon ab. Diejenigen unter uns, die mehr Pizza, Hamburger, Softdrinks zu sich nehmen, haben bis zu 40 Prozent mehr davon im Urin als die Freunde natürlicher Nahrung, wie Ami Zota von der George Washington University herausgefunden hat, bei 8877 Testpersonen, die sie gefragt hat, was sie in den letzten 24 Stunden gegessen hatten. Das Ergebnis wurde 2016 veröffentlicht, im Fachjournal *Environmental Health Perspectives.*

Dass die Hormon-Hacker auch alt machen können, haben unter anderem chinesische Forscher herausgefunden. Sie hatten, wie sie 2015 in den *Toxicology Letters* berichteten, einen unschuldigen Wurm damit konfrontiert, den Modellwurm der Alternsforscher: *Caenorhabditis elegans.* Es ging ihm daraufhin nicht so gut, dem sonst so eleganten kleinen Tier. Er wurde immer schwächer und schlapper. »Altersbedingte Verhaltensdegeneration« nannten das die chinesischen Forscher. Und dann starb er vorzeitig: Der Stoff »verkürzte die Lebensdauer«, und zwar »in einer dosisabhängigen Weise«. Das bedeutet: Je mehr davon, desto früher war der Wurm weg.

Wie das kommt? Lebensbeschleunigung durch erhöhte Produktion von Oxidantien (»ROS«) und gestörte Antioxidantienaktivitäten: die Sache mit den freien Radikalen und dem Kampf des Körpers dagegen. Offenbar kam plötzlich die Balance abhanden, weil der Wurm gehackt wurde, durch diese Chemikalien, die heute ganz alltäglich sind – aber für den Organismus eine Herausforderung. Denn durch die Evolution wurde er auf so etwas nicht vorbereitet: Plastik. *Endocrine disruptors* heißen sie im Fachjargon. Das bedeutet so viel wie: Hormonstörer. Sie docken etwa an den Rezeptoren für Hormone an – eine klassische Hackerleistung, mit fatalen Folgen.

Der bekannteste Störer ist jenes Bisphenol A (BPA), das dem eleganten Wurm vorzeitig ins Jenseits verholfen hat. BPA hackt sozusagen die wichtigsten Hormonpfade im Körper: diejenigen, die für Aufnahme und Verarbeitung der Nahrung zuständig sind. BPA verschlechtert auch die Insulinwirkung und führt zur sogenannten Insulinresistenz. Die Körperzellen werden dabei zunehmend taub für das Hormon – was zu weiterer Insulinausschüttung führt und schließlich, weil immer mehr vom »Masthormon« im Körper zirkuliert, zu weiterer Gewichtszunahme.

Das ergab eine Studie aus Neapel im Jahr 2013, publiziert im Online-Fachorgan *PlosOne*.

Das Plastikhormon attackiert sogar die Insulinproduktion ganz direkt, indem es die dafür zuständigen Zellen in der Bauchspeicheldrüse schädigt, wie eine chinesische Studie ergab, die 2013 in der Zeitschrift *Cell Death and Disease* erschien.

Und es gibt nicht nur BPA. Es gibt auch die sogenannten Phthalate und Tributylzinn, kurz TBT, und andere mehr.

Und weil Geschlechtshormone, insbesondere die weiblichen, überraschenderweise entscheidend sind für die optimale Funktion des Gehirns, für die Bildung von neuen Zellen und die Entsorgung der alten, können die Plastikhormone auch hier zerstörerisch wirken.

Sie sind, sagt der Mediziner Bernard Weiss von der University of Rochester im US-Bundesstaat New York, »eine übersehene Bedrohung« für die geistige Leistungsfähigkeit. In einem Aufsatz, der schon 2007 in *Neurotoxicology* erschien, warnte er vor diesen hormonell wirksamen Chemikalien, die die Neubildung von Hirnzellen behindern und so eine »Gefahr für die Erhaltung der kognitiven Funktion« im späteren Leben bedeuten.

Wer seine Hormonbalance erhalten möchte, muss also zunächst diese Störer eliminieren. Je weniger Verpackung die Nahrung umhüllt, desto weniger von diesen Plastikhormonen gelangen in die Nahrung. Und je weniger Gift drin ist, natürlich auch, denn Pestizide wirken ebenfalls als Hormonstörer. Bio ist hormonell betrachtet besser.

Darauf achtet überraschenderweise sogar der Hormonzauberer von Hollywood, Dr. Alex Martin. Er kam gerade vom Lunch.

Was gab es denn?
Dr. Alex Martin: »Es gab Salat, meinen Lieblingssalat, ich esse Bio-Salat, weit entfernt von all der künstlichen Nahrung, die es hier so gibt in den USA.«
Das ist Ihr privates Rezept gegen das Altern?

Dr. Alex Martin: »So ist es. Aber die Gene meiner Großmutter helfen mir auch ein bisschen.«

Sie stammte aus Südfrankreich, aus jener Mittelmeerregion also, deren Ernährungsweise den Medizinern heute als Königsweg zu Gesundheit und einem langen Leben gilt – und mittlerweile auch in Hollywood Furore macht: die mediterrane Ernährung. Die Schauspielerin Penelope Cruz zum Beispiel soll darauf schwören.

Dr. Martin: »Eine sehr schöne Frau.«
Stimmt. Gehört sie auch zu Ihren Kunden?
Dr. Martin: »Ich wünschte, ich könnte jetzt Ja oder Nein sagen, aber die Gesetze und die Berufsethik erlauben das nicht.«
Aber Sie empfehlen auch die mediterrane Ernährung?
Dr. Martin: »Genau. Wir nehmen die mediterrane Ernährung im Großen und Ganzen, und wir verändern ein bisschen etwas. Kein Rindfleisch, Kalb und Schwein, sondern vor allem Fisch, Huhn und Pute.«

Es muss sich ja auch niemand sklavisch an die Mittelmeer-Rezepte halten. Wichtig ist: echtes Essen. Und hier ist Hollywood offenbar auf dem richtigen Weg. So umgehe ich die Hackerangriffe der Hormonstörer: mit natürlicher Nahrung. Und so bekommt mein Körper auch all die Grundstoffe, die er braucht für meine ganz persönliche Hormonbalance.

Für die Produktion von Testosteron braucht er zum Beispiel Eiweiß, Zink und Vitamin B6. Eiweiß ist bekanntlich nicht nur in Fleisch enthalten, sondern auch in Quark und Joghurt, in Linsen, Nüssen, Reis und Weizen. Zink ist enthalten in Haferflocken, Weizenkeimen, Pfifferlingen oder Hartkäse. Ferner in Nüssen, Austern und Krustentieren. Und: in Hefeweißbier. Das scheint ohnehin ein veritabler Rohstofflieferant fürs Männlichkeitshormon zu sein, denn es enthält auch Vitamin B6, und es schmeckt entschieden besser als die Hefeflocken, die Ernährungsexperten gern als B6-Lieferanten empfehlen.

Mein Körper kann, auch ohne dass ich viel davon weiß, aus diversen natürlichen Lebensmitteln genau die Botenstoffe zusammenbauen, die er benötigt. Ich muss sie ihm nur zur Verfügung stellen.

Zur Herstellung von Melatonin zum Beispiel, dem Schlafhormon, braucht er die Aminosäure Tryptophan, um sie erst in Serotonin und dann in Melatonin umzuwandeln. Basis dafür sind: Geflügel, Thunfisch, Hülsenfrüchte, Milch oder Bananen.

Als Basis für DHEA, die Mutter aller Hormone, gilt Chrom. Überraschenderweise ist das Metall, das für Glanz an Autokarossen sorgt, auch im Essen enthalten. Wer mag, kann sich dafür Hummer gönnen. Oder einen Krabbencocktail. Es genügt aber auch ein Vollkornbrot. Oder das Müsli mit Haferflocken. Selbst der Kakao ist verchromt, auch Paranüsse und Schwarztee.

Als Quelle für pflanzliches Östrogen dienen Sojabohnen und -sprossen, Kichererbsen, Sonnenblumenkerne und Walnüsse. Und: Leinsamen. Sie sollen zum Beispiel das Risiko für Prostatakrebs reduzieren, der bekanntlich hormonelle Hintergründe hat.

In Asien sind solche Krebsarten seltener – was manche Forscher auf die höheren natürlichen Hormongehalte der traditionellen Kost zurückführen, also jene Isoflavone, die in Pillen ein Problem sind, im echten Essen aber ein Segen.

Auch die wirken als Hacker – aber als die guten, die unterwegs sind im Dienst der Gesundheit. Denn sie setzen sich an die einschlägigen Rezeptorstellen – und verstopfen damit sozusagen den Weg für schlimmere Schurken: »Isoflavone blockieren die Bindung von stärkeren Östrogenen und spielen möglicherweise eine Rolle bei der Prävention von hormonell bedingtem Krebs wie Brustkrebs, Gebärmutterhalskrebs und männlichem Prostata- oder Hodenkrebs.« So chinesische Wissenschaftler 2016 in der Zeitschrift *Nutrients*.

Wenn die Mittelmeerernährung die hormonelle Balance befördert und das Risiko für Prostatakrebs senkt, wie eine Studie italienischer Forscher ergab, die 2017 im Journal *Oncotarget* erschien, dann liegt das nicht nur an den Speisen, sondern auch an einem Getränk, das dort immer auf dem Tisch steht: dem Rotwein. Mit jedem Glas sinkt das Risiko für Prostatakrebs um immerhin 6 Prozent. Das ergab schon 2004 die Studie einer niederländisch-amerikanischen Forschergruppe um W. Marieke Schoonen vom Fred Hutchinson Cancer Research Center in Seattle, veröffentlicht im *International Journal of Cancer:* »Jedes zusätzliche Glas Rotwein pro Woche zeigte einen statistisch signifikanten Rückgang des relativen Risikos um 6 Prozent.« Je mehr Wein, desto mehr sank also das Risiko – jedenfalls bis zu einem Limit von acht Gläsern pro Woche.

Die »mediterrane Art des Trinkens« nennen das italienische Forscher um Professor Attilio Giacosa aus Monza. Ein Anti-Aging-Wundermittel. Denn: »Mäßiges Trinken verlängert das Leben.«

Zur Dosisfrage, unter Forschern sehr umstritten, legen sie die Betonung auf »mäßig«: Ein Glas am Tag für Frauen, zwei für Männer, meinen sie in ihrer Untersuchung, die 2016 in den *Critical Reviews in Food Science and Nutrition* erschien (Titel: »*Mediterranean Way of Drinking and Longevity*«). Andere sind strenger, wollen nicht mehr als vier Gläser pro Woche genehmigen. Sonst würden die positiven Effekte von den negativen Folgen des Alkohols zunichtegemacht.

Der Rotwein hilft übrigens auch, das Insulin in Schach zu halten, das Zuckerverarbeitungshormon. Es ist nötig, um den Zucker im Körper nutzbar zu machen, in den Muskeln beispielsweise. Oder um ihn einzulagern in der Leber, für schlechte Zeiten. Wenn aber zu viel Zucker im Spiel ist, steigt der Insulinlevel dauerhaft, und die Wampe wächst: Insulin ist bekanntlich ein Masthormon. Zudem steigt das Risiko für Krankheiten aller Art, von Alzheimer über Krebs bis zur Zuckerkrankheit Diabetes.

So kann es auch als Lebensverkürzungshormon agieren und spielt wohl die wichtigste Rolle beim Altern und den damit verbundenen Abbauvorgängen.

Und wenn dann jemand den Zucker einfach komplett weglässt, dann wirkt das offenbar Wunder. So hat das die junge Frau gemacht, die in Wahrheit gar nicht mehr ganz jung war. Sie sah nur so aus. Als sie dann wieder einmal im Fernsehen war, bei einer Talkshow, und der Moderator das Publikum bat, ihr Alter zu schätzen, da lagen die meisten Schätzer ziemlich daneben.

Den Zucker wegzulassen scheint die allereinfachste Strategie, um jung zu bleiben. Und sie deckt sich überraschenderweise exakt mit dem, was die führenden Forscher der Welt als Königsweg beim Anti-Aging identifiziert haben.

5. Wege aus der Süß-Falle

Wie der Abschied vom Zucker das Leben verjüngt

Sie sieht aus wie 25, ist aber fast 50: Wie kommt das bloß? / Wie der Zucker im Körper den Turbo anwirft / Erst kam ihr der Verdacht ziemlich absurd vor: der Tod ihres Mannes und der Tatbeitrag der Gummibärchen / Bittere Wahrheit: Zucker macht alt, krank und hässlich / Süße Falle: Saft und Smoothies / Und was ist mit den Süßstoffen? / Raus aus dem Süß-Modus!

Tatsächlich sieht sie viel jünger aus, als sie ist. Einmal fragte der Moderator einer Fernsehsendung sein Publikum, wie alt sie wohl sei: 28 Jahre? Oder erst 25? Da war sie schon fast doppelt so alt.

Das Thema der Sendung: Zucker.

Früher war sie ein *Sugarholic*, eine Zuckersüchtige, sagt sie selbst, »verrückt nach Süßem«, Eis, Schokoriegel, Kuchen und »dicke, fette Schlagsahnetorten«. Dann ging sie zu allem Überfluss auch noch nach Amerika und fühlte sich dort wie das *child in a candy shop*. Wie ein Kind im Bonbonladen. Da gab es noch mehr Eis, zum Fernsehgucken auf der Couch einen »Rieseneimer«, und Schokoriegel mit Erdnussbutter, *Brownies, Donuts;* »regelrechte Zucker-Orgien« hatte sie veranstaltet.

Es war für sie ein wahnsinnig aufregendes Leben damals. Sie war Moderatorin beim Musiksender *MTV,* flog um die halbe Welt für ein Interview mit einem Star, hatte Sieben-Tage-Wochen und regelmäßige Nachtschichten. Was es ständig gab, waren Kuchen und Schokolade. Mit der Folge, dass der Blutzucker auf Achterbahnfahrt ging, sie ständig Hunger kriegte und unablässig »weiterfuttern« wollte. Sie wurde dann, was ganz typisch ist für so einen Zustand, »missgelaunt bis zickig«, war manchmal so unterzuckert, dass ihre »Hände zitterten« und »die Knie weich wurden«. Irgendwann war ihr Nacken verspannt, und zwar chronisch. Erst ging sie zu einem Orthopäden, erhielt Physiotherapie, was aber nur »kurzzeitig« half.

Ihr Leiden endete erst, als sie eine Ärztin für Traditionelle Chinesische Medizin (TCM) aufsuchte. Die legte ihr einen Plan vor. Unter dem Punkt »Zucker« stand da: »am besten ganz weglassen«.

Das gilt als ihr Rezept in Sachen Schönheit und Jugend. Das ist die Basis für ihr Entzugsprojekt. »Mein Programm will nichts weniger, als Industriezucker von der Speisekarte zu verdammen, für immer und ewig, mit aller Konsequenz.« Das schreibt Anastasia Zampounidis in ihrem Bestseller »Für immer zuckerfrei«.

Für viele ist das jetzt eine Mode. Zuckerfrei boomt. Die Bücherläden sind voller Ratgeber darüber, das Internet quillt über von Tipps. Man kommt nicht daran vorbei: »Das Zuckerfrei Experiment«. Oder: »Die 40-Tage-Challenge. 40 Tage ohne Zucker«. Beichten und Bekenntnisse: »Mein Leben ohne Zucker«. Nix wie »Raus aus der Zuckerfalle«. Alle rufen: »Goodbye Zucker«.

Kann denn ein einzelner Stoff so ein Bösewicht sein?

Eins ist schon mal klar: Der Zucker ist ein Multitalent. Er kann auf jeden Fall vieles. Und nicht nur Gutes. Zucker ist süß, aber die bittere Wahrheit lautet: Er ist der Altersbeschleuniger Nummer eins.

Wer das Alter erfolgreich ausbremsen will, kommt also um einen klaren Schnitt beim Zucker nicht herum. Wenn du den Kampf gegen das Alter aufnehmen willst und den Zucker vergisst: Vergiss es. Wer Falten und Verfall bekämpfen will, kann Antioxidantien schlucken bis zum Umfallen, sich spritzen lassen, Falten wegbügeln, sich teure Cremes und Luxus-Lotionen leisten: Wenn der Zucker nicht auf den Index kommt, wird dieser tief drinnen sein zerstörerisches Werk fortsetzen.

Praktisch alle Maßnahmen, die die führenden Forscher der Welt identifiziert haben, um das Alter zu bremsen, zielen auf den Zucker und die »Signalwege«, die das Süße auslöst – und die nicht nur zu Falten führen, zur Verschrumpelung der Haut, sondern auch zum Verlust der Fitness, der körperlichen wie der geistigen (siehe Kapitel 9), und zu Krankheiten aller Art.

Rauchen? Ist harmlos – im Vergleich zum Zucker. So sieht das jedenfalls aus nach den Zahlen der Weltgesundheitsorganisation.

Der Zucker macht Falten, er geht sogar ins Auge und trübt die Sicht (siehe Kapitel 10), der Zucker geht auf den Geist (siehe Kapitel 9), und er geht ans Herz (siehe Kapitel 8).

Der Zucker ist der mächtigste Biohacker der modernen Welt. Er greift in alle Körpervorgänge ein. Legt den Schalter um. Prägt die Programme neu. Verändert sogar die Steuerzentrale im Gehirn.

Warum er das kann?

Weil er überall reinkommt, denn er hat den Schlüssel. Der Körper hat sogar eigene Codes entwickelt in seiner Software, nur für den Zucker. Denn der Körper kann ihn nutzen, und er will ihn deshalb gern reinlassen und dafür sorgen, dass er verwertet wird.

Einer dieser Botenstoffe, die der Zucker dafür losschickt, ist das Hormon Insulin. Eigentlich ganz sinnvoll und wichtig. Aber es kann auch dick machen, gilt als »Masthormon«. Wenn es dauernd aktiv ist, stumpfen die Rezeptoren ab, es kommt zur »Zuckerkrankheit« Diabetes. Es aktiviert zudem Botenstoffe, die Wachstum anregen – und so das Krebsrisiko steigen lassen.

Und der Zucker kommt ja nicht allein. Es gibt auch noch Brot und Brötchen, Pommes, Muffins, Pizza, Pasta, Chips – und alles treibt den Blutzucker und damit das Insulin in die Höhe und löst eine Kettenreaktion aus.

Je mehr Zucker im Spiel ist, desto mehr ist im Körper los. Desto mehr Abfälle, desto mehr Abbauprodukte. Wo gebaut wird und gehobelt, fallen bekanntlich Späne, wo Treibstoff verbrannt wird, entstehen Abgase. Selbst beim puren Leben entstehen Nebenprodukte, bei jedem Atemzug, den wir tun.

Zu Zeiten Martin Luthers nahmen die Menschen 20 Gramm Zucker, was vier Stück Würfelzucker entspricht, pro Jahr zu sich! Zucker pur gibt es in der Natur nicht. Zucker ist das erste Industrieprodukt in der menschlichen Nahrungskette, massenhaft verfügbar erst, seit es Zuckerfabriken gibt (siehe Hans-Ulrich Grimm: Garantiert gesundheitsgefährdend).

Jetzt gibt es die große Zuckerschwemme. Heute verzehren die Deutschen durchschnittlich an die 100 Gramm Zucker pro Tag. Die Kinder, obwohl die noch kleiner sind, sogar 114 Gramm.

Und das hat Folgen. Der Zucker ist eine wichtige Energiequelle für den Körper. Wer viel davon zu sich nimmt, führt sozusagen ein Leben im Vollgas-Modus, die Regler am Anschlag. Das Leben wird beschleunigt, nimmt Fahrt auf – aber mit dem Tempo wächst auch der Verschleiß. Und das Ende rückt näher.

Der Zucker ist so ziemlich an allen unangenehmen Begleiterscheinungen des Alters beteiligt. An allen großen Zivilisationskrankheiten, von Alzheimer bis zur Zuckerkrankheit Diabetes, auch an Krebs, Herzleiden und Bluthochdruck.

Und: Schlaganfall.

Deshalb lag Isa Uebler gar nicht so daneben mit ihrem Verdacht, den sie damals noch gar nicht äußern wollte, weil er ihr verständlicherweise allzu albern vorkam. Denn die Verdächtigen waren: Gummibärchen.

»Ich hab das nicht gesagt. Das kommt einem blöd vor.« Zehn Jahre ist das jetzt her, das »Ereignis«. Es gab ja keine wissenschaftlichen Erkenntnisse, damals. Die Wissenschaft war noch nicht so weit. Es gab nur die Vermutung einer trauernden Witwe.

Gummibärchen als Verdächtige bei einem Todesfall? Klingt eigentlich eher wie ein Witz. Oder wie der Plot für einen Kinder-Thriller. Bei ihr kam der Verdacht auf, als sie nach dem Tod ihres Mannes eine Schublade seines Schreibtisches öffnete.

Sie waren 30 Jahre verheiratet, zwei Buben haben sie zusammen, 17 und 21 Jahre alt waren die damals. Ihr Mann war 51 und eigentlich gesund.

Und doch ging es dann ganz schnell. Am 6. März war das »Ereignis«. Sechs Tage später war ihr Mann tot.

Mittlerweile weiß sie: So ganz abwegig ist ihr Verdacht nicht gewesen.

Sie ist blond, trägt einen weiß-rot-blau geringelten Pulli. Auf dem Stuhl am Kopfende des Tisches sitzt ein Plüschbär, lebensgroß; sie lacht, weil das natürlich ein bisschen spinnert ist, aber sie steht zu ihrem Spleen, und der Bär leistet ihr immerhin Gesellschaft, wenn sie nach Hause kommt. Sie hat zwar wieder einen Partner, aber sie wohnen nicht zusammen.

Isa Uebler lebt auf dem Land, in einem kleinen Dorf 40 Kilometer südwestlich von Nürnberg. Drinnen warme Farben an den Wänden, viel Holz, ein bunter Kronleuchter aus Murano-Glas. Vor dem Fenster Felder, Wald. Sogar Rehe kommen hier oft bis ans Haus. Es ist das letzte Haus in der Straße, mit einem eisernen Tor an der Einfahrt, das sich elektrisch öffnet.

Von hier ist ihr Mann damals losgefahren.

Es kam sozusagen aus heiterem Himmel. Kurze Zeit zuvor hatte er sich noch komplett durchchecken lassen. Da war zunächst alles bestens. Er war noch geradelt, sie sind zusammen spazieren gegangen. Sie hatten auch nicht auf die warnenden Anzeichen geachtet.

»Drei Wochen lang hatte er immer Spannungsschmerzen gehabt, am Nacken und so, wir waren da vorher zum Langlaufen in Finnland, im Winter, und da hat man halt gesagt, na ja, das ist das andere Bett, das andere Kopfkissen und so. Das schiebt man auf so was. Das ist doch normal bei Schreibtischtätern. Verspannt. Da haben wir uns nichts dabei gedacht. Er hat ja auch kein Übergewicht und nichts gehabt, er war 1,78 Meter groß und 70 bis 72 Kilo schwer. War auch nicht krank.«

Ihr Mann war Steuerberater, er musste einen Termin mit einem Mandanten abbrechen, weil er solche Kopfschmerzen hatte, dass er sofort frische Luft brauchte und fluchtartig das Büro verlassen hatte. So hat sie das im Nachhinein recherchiert. Nach dem »Ereignis«.

Morgens war ihr Mann wie immer ins Büro gefahren, um zehn Uhr hatten sie noch telefoniert, alles war ganz normal. Um die Mittagszeit, so gegen halb eins, kam dann noch ein Anruf. Es klang, als ob ein alter Mann dran sei, der sich kaum noch artikulieren kann, als er verzweifelt um Hilfe bitten will: »Hülfä, Hülfä.«

»Er hat nicht mehr richtig sprechen können. Das war schon schlimm. Ich hab dann auch gleich gedacht, dem muss das Gehirn bluten oder irgend so was. Dann hab ich die Rettung angerufen, die sind hin, er hat noch gelebt, vor dem Auto muss er zusammengebrochen sein, er war dann auf dem Parkplatz gelegen; bis ich hingekommen bin, war er schon im Rettungswagen drin, und da hat man dann den Hubschrauber angefordert, und er ist nach Nürnberg Süd geflogen worden, da ist eine große, bekannte Klinik mit Stroke Unit. Und da haben sie gesagt, ich soll um 20 Uhr kommen. Da war er schon gar nicht mehr ansprechbar, er hat nicht mehr mit den Wimpern gezuckt. Und dann ging es noch sechs Tage, bis die Geräte ausgeschaltet wurden.«

Nach der Beerdigung musste sie seine privaten Sachen aus dem Büro holen, seinen Schreibtisch ausräumen.

»Und dann haben wir halt die Schublade aufgemacht, da war dann so ein Stapel Men's Health drin und obendrauf zwei Packungen Gummibärchen. Die Lieblinge. Die hat er auch zu

Hause gegessen, so ein halbes Pfund jeden Tag, mindestens, Haribo Goldbären. Ich hab immer geschimpft, das ist nicht gut, das ist doch viel zu viel Zucker, das kann doch nicht gut sein. Ich hab aber immer geschaut, dass welche daheim sind, ich hab ja eingekauft. Wenn keine Gummibären da waren, hing der Haussegen schief. Das ist Suchtverhalten.«

Süß-Sucht. Zuckersucht. Offiziell anerkannt ist das bei Medizinern nicht. Aber weit verbreitet.

Es ist jetzt natürlich, wie so oft, nicht möglich, den Tatbeitrag der Gummibärchen beim Todesfall nachzuweisen. Es gibt natürlich auch keine wissenschaftlichen Studien über die Gesundheitsfolgen der sympathischen kleinen Gesellen.

Was es allerdings gibt, und zwar bergeweise, sind Studien über die Gesundheitsfolgen des Zuckers. Auf die Blutadern, das Herz, den Blutdruck, das Gehirn. Der Zucker verändert die Blutwerte, kann zur Verstopfung der Adern führen, er kann sie auch versteifen lassen, den Druck erhöhen – und so zum Schlaganfall beitragen.

Es waren ja auch nicht nur die Gummibärchen. Es war ja auch noch mehr Zucker im Spiel. Er hatte ja auch noch Kaffee getrunken, mit zwei bis drei Löffeln Zucker pro Tasse.

Die moderne Ernährung ist auch darüber hinaus eine Herausforderung für das System. Semmeln, Brot, Nudeln, Softdrinks, Donuts und Muffins: Der Zucker ist ja nur ein Element von vielen, die das System unter Druck setzen. Aber natürlich das bedeutendste.

Und der Zucker spielt nicht nur beim Schlaganfall eine Rolle. »Zu viel Zucker macht uns krank und alt«, sagt Professor Bernd Kleine-Gunk, der Präsident der Deutschen Gesellschaft für Prävention und Anti-Aging-Medizin (GSAAM). Das ist die schlechte Nachricht. Die gute lautet: Der Bösewicht ist identifiziert. Und alle, die schöner altern wollen, müssen ihn nur noch eliminieren.

Eigentlich ganz einfach. Das Problem ist nur: Der Bösewicht versteckt sich manchmal oder ist unter Tarnbezeichnungen unterwegs. Und manchmal ist er so sympathisch verpackt, dass niemand an Böses denken will. Wie im Fall der Gummibärchen, die dem Zucker sozusagen die Einreise erleichtern wie ein Trojanischer Bär. Oder in jenen Süßgetränken, die immer zu den Top-Werbetreibenden gehören bei Olympia und der Fußball-Weltmeisterschaft oder bei Formel-1-Rennen und coolen Extremsport-Events: Coca-Cola, Fanta, Red Bull und Monster. Oder die sogar ein Öko-Mäntelchen tragen wie die beliebte Bionade.

Die Wahrheit ist leider: Gerade diese Softdrinks können Ihr Leben verkürzen. Sie sind verantwortlich für mehr als 180 000 vorzeitige Todesfälle jedes Jahr, so eine Studie der Harvard University. Eine Firma wie Coca-Cola sei »eine größere Bedrohung« für die meisten Menschen und ihr Leben als Terrororganisationen wie »Al-Qaida und der Islamische Staat«, behauptete schon der israelische Historiker Yuval Noah Harari. Bei ihren Angriffen allerdings operieren die süßen Softdrinks nicht mit roher Gewalt, sondern mit subtilen Mitteln, eher wie Hacker, die tief drinnen in mir angreifen und die Programme meines Körpers manipulieren.

Indem sie zum Beispiel die Lebensfäden in den Zellen kappen, die Telomere – eine besonders tückische Maßnahme, weil damit gleich mehrere Programme verändert werden, auch die Navigation, mit neuem Ziel: vorzeitiger Exitus. Die Freunde von Cola, Fanta und Red Bull sind ihren Altersgenossen deshalb deutlich voraus, was in diesem Fall nicht unbedingt ein Vorteil ist: Wer täglich einen Viertelliter Limo trinkt, ist biologisch zwei Jahre älter als seine limolosen Freunde. Wenn es 0,6 Liter sind, sind wir schon bei 4,6 Jahren.

»Ist Limonade das neue Rauchen?«, fragt Elizabeth Blackburn, die Nobelpreisträgerin aus Kalifornien, Erforscherin der Telomere, und sie gibt auch gleich die Antwort: »Vielleicht.« Sie hatte Gesundheitsdaten von genau 5309 Erwachsenen in den USA durchforstet mit dem Ergebnis: Der »regelmäßige Konsum von zuckergesüßten Getränken« führe zum »Zell-Altern« und dadurch zu den gefürchteten »metabolischen Krankheiten« wie Diabetes, Bluthochdruck, Herzleiden, Schlaganfall, Krebs. Das schrieb Elizabeth Blackburn in einem gemeinsamen Aufsatz mit ihren Kolleginnen Cindy W. Leung, Elissa S. Epel und anderen über Softdrinks und Telomere 2014 im *American Journal of Public Health.*

»Diese Ergebnisse sind alarmierend, weil sie zeigen, dass Softdrinks uns auf eine Weise altern lassen, der wir uns gar nicht bewusst sind«, sagt Mitautorin Epel.

So hat das Wissenschaftsnetzwerk InterAct Konsortium, das von der Europäischen Union gefördert wird, einen »Zusammenhang zwischen erhöhter Verbreitung von Typ-2-Diabetes und dem hohen Verbrauch von zuckergesüßten Softdrinks bei europäischen Erwachsenen« festgestellt.

Softdrinks können sogar die Blutadern verkalken lassen, stellte eine große internationale Forschergruppe mit Wissenschaftlern aus Korea, Malaysia und den USA 2016 im *American Heart Journal* fest. Ein »hohes Maß« an zuckergesüßten Softdrinks sei mit einer »höheren Ausbreitung« und einem »erhöhten Grad« von Arterienverkalkung verbunden.

Eine im Jahr 2012 veröffentlichte Studie von Forschern der Cleveland Klinik im US-Bundesstaat Ohio und der Harvard University in Boston ergab, dass solche Getränke eine ganze »Kettenreaktion« auslösen können, wie Studienleiter und Cleveland-Forschungsdirektor Adam Bernstein sagte – »inklusive Schlaganfall«.

Softdrinks können auch an die Nieren gehen, sie schwächen, zu Nierensteinen führen. Die Nieren gelten ja als Kläranlage des Körpers, und dort leitet er die Süßgetränke offenbar gleich hin, zuständigkeitshalber. Und zu viel davon überfordert das System.

Cola, Fanta und Red Bull können sogar wie Schnaps und Bier wirken – auf die Leber: Softdrinks können zur Fettleber beitragen, wie diverse Studien zeigten. Fettleber, das kennen viele nur bei Alkoholikern. Aber es gibt auch die nichtalkoholische Fettleber (im Fachjargon: NAFLD, *Non Alcoholic Fatty Liver Disease,* nichtalkoholische Fettlebererkrankung).

Und: Fettleber führt später zu weiteren Problemen, etwa der Verkalkung der Blutadern. So wiederum eine Studie von Hyo Eun Park und Kollegen von der Nationalen Universität in Seoul aus dem Jahr 2016.

Wie schafft der Zucker das? Warum hat er solche Macht über uns?

Paradoxerweise, weil er so nützlich sein kann. Der Zucker ist so mächtig und so gefährlich, weil er für den Körper ein guter Bekannter ist. Er steckt ja in jedem Apfel, in Birnen, Bananen und Mangos. Also in lauter Sachen, die ganz ohne Zweifel gesund sind und die der Körper gern zu sich nimmt. Er hat deshalb Mittel und Wege und Abläufe entwickelt, das Gute aus diesen Früchten herauszulösen, die Vitamine, die Mineralstoffe und auch den Zucker, und die einzelnen Bestandteile bis in die hintersten Winkel des Körpers zu versenden. Kann ja alles überall gebraucht werden. Als Treibstoff, aber auch als Teil des Körpers oder als Reserve für schlechte Zeiten.

Alles sehr effizient und intelligent organisiert, für eine Aufgabe, die lautet: Zerlege den Apfel und schaffe die Einzelteile dorthin, wo sie gebraucht werden.

Der Körper erkennt mit seinen Sensoren zum Beispiel den Apfel am süßen Geschmack und bereitet sich vor, fährt die entsprechenden Programme hoch. Im Organismus gibt es ja eine ganze Menge vorgegebener Abläufe und sogar Alarmpläne wie bei Polizei und Feuerwehr, wenn etwas schiefläuft.

Und wenn dann eine Lieferung kommt, dann ist das so, wie wenn im Hotel der Lastwagen vom Großmarkt vorfährt. Oder der Bäcker mit einer Ladung Baguette. Dann herrscht erhöhte Unruhe und gesteigerte Aktivität, dann wuseln alle herum, dann müssen die Vorräte eingelagert werden, in Kühlkammer und Keller, manches wird auch gleich gebraucht, das nehmen die Küchenhelfer freudig auf und fangen sofort an zu putzen und zu schnippeln.

Am Empfang ruft einer in der Küche an, dort bereiten sie sich schon mal vor, einer öffnet den Brotschrank, ein anderer bereitet die Brotkörbe vor und die Schneidemaschine. Ein Azubi rennt schon mal zum Lieferwagen des Bäckers und hilft beim Ausladen.

Nach zehn Minuten ist alles erledigt, verarbeitet, verstaut.

So ist das auch im menschlichen Körper. Alles greift ineinander, wie in einem wohlorganisierten Hotel oder Haushalt. Eine ganze Aktivitätskaskade, die darauf abzielt, dass die Lieferung bestimmungsgemäß weitergereicht und möglichst effizient genutzt wird.

Im Körper gibt es dafür sogenannte Signalwege. Da rennt dann aber kein Azubi los, sondern ein Hormon, und sorgt dafür, dass das Nötige veranlasst wird. Insulin zum Beispiel, das Zuckerverarbeitungshormon. Es ist nötig, damit der Zucker als Energieträger in den Muskeln überhaupt genutzt werden kann oder dass er für schlechte Zeiten als Fett eingelagert wird. Damit der Körper den Zucker nutzen kann, muss er erst mal dieses Insulin ausschütten. Außerdem werden Wachstumsfaktoren aktiviert. Die werden natürlich immer gebraucht, am Anfang des Lebens, wenn das Kind groß und stark werden soll. Aber auch später, schließlich müssen die Haare nachwachsen. Oder Fingernägel. Und die Haut. Und vieles mehr. Also müssen ständig Zellen wachsen. Und der Befehl kommt vom Wachstumshormon. IIS ist das Kürzel für die beiden, die zusammen unschlagbar zerstörerisch wirken. Klingt wie eine Raumstation. Ist aber die Abkürzung für eine unselige Allianz: Insulin und der Insulinartige Wachstumsfaktor (IGF-1). Ausgelöst durch eine Daueraktivierung, durch permanente Nachlieferungen. Und wenn IIS ständig aktiviert ist, beschleunigt sich das Altern, dann ist das, als ob einer den Alterungs-Turbo eingeschaltet hätte.

Denn darauf ist der wohlorganisierte Körperhaushalt nicht eingerichtet: dass immer neue Lieferungen kommen, Zucker, Zucker, nochmals Zucker.

Haribo Gummibärchen. Und Softdrinks, Cola, Fanta, Red Bull. Und Nutella. Schokomuffins. Zuckerschnecken. Schokoriegel. Und Zucker pur.

Da gibt's auch nichts herauszulösen, wie beim Apfel, da liegt die Energie frei da: die pure Kraft. Sofort verfügbar.

Was will der Körper da machen? Er kann ja nur eins: alles nutzen, so gut es nur geht. Bei so viel Zucker legt der Körper den Turbo ein. Jetzt läuft das System immer rasanter. Jetzt läuft alles auf Hochtouren. Der Körper dreht durch.

Es ist so, als ob gleich noch eine Nachschublieferung in unserem Hotel ankommt, sagen wir, der Lieferwagen vom Bäcker mit noch mehr Körben voller Baguette. Und obwohl die noch gar nicht ausgeladen, geschweige denn verzehrt sind, kommt gleich noch ein Lieferwagen. Auf die Proteste der Küchenmannschaft reagiert der Fahrer nicht, er schafft einfach die Brotstangen in die Küche. Holt neue Brote, befördert sie auch in die Küche. Und schon kommt der nächste Baguette-Kurier.

Irgendwann wird es den Küchenleuten zu viel. Sie sperren einfach die Küche zu. Eine Notfallmaßnahme, die aber nicht wirklich weiterhilft. Denn als die nächste Lieferung kommt, gelangt die gar nicht in die Küche. Die Gäste kriegen kein Baguette zum Frühstück. Der Bäckerbote steht in der Lobby und weiß nicht, wohin mit seinen Broten. Und dann kommt schon wieder ein Baguette-Lieferwagen. Kippt das Brot einfach in die Lobby und fährt wieder ab.

Mit so einem Überangebot kommt der Körper nicht zurecht. Dafür ist er nicht ausgelegt. Die Programme, die zur Früchteverarbeitung gedacht sind, werden zum Verhängnis, wenn sie durch Zucker, Brötchen, Muffins, Donuts dauernd auf Hochtouren laufen. Pure Energie, das kann explosiv wirken. Das treibt den Organismus in den Verzweiflungs-Modus. Der Körper versucht, mit den ständigen Lieferungen zurechtzukommen. Das Material, die Energie irgendwo unterzubringen. Irgendwann dreht das System durch. Es kommt zu Verschleiß. Die einzelnen Verarbeitungsstufen laufen heiß, funktionieren nicht mehr, stellen ihre Arbeit ein (im Körper heißt das: Diabetes. Zuckerkrankheit). Außerdem entstehen immer mehr Schadstoffe, Abgase, Müll. Die Abfallentsorgung, die Abluftreinigung, die Entsorgungssysteme, die Reinigungsapparate im Auspuff sind überfordert. Alles lagert sich überall im Körper ab, zum Beispiel in den Augen (im Körper heißt das: Altersbedingte Makuladegeneration, kurz AMD) oder im Hirn (Alzheimer). In den Blutadern (Verkalkung). Und die Befehlsketten, die auf Wachstum angelegt sind, schalten in ihrer Verzweiflung auf neue Zentren um, lassen neue Zellen wachsen: Krebszellen.

Schneller leben – und früher abtreten: dank Zucker. Das ist der Preis des süßen Lebens. Der Zucker beschleunigt das Altern, weil er das Leben antreibt.

Er führt, verhängnisvollerweise, auch dazu, dass sozusagen die innere Uhr vorgestellt wird. Jenes Programm, das dem Körper signalisiert, dass es irgendwann Zeit wird, abzutreten. Und dann die nötigen Schritte einleitet – wie die Verwelkungsanlagen bei der Tulpe, die dafür sorgen, dass sie niedersinkt, bevor der Winter kommt.

Die Verwelkungsanlagen heißen: *Advanced Glycation End Products,* kurz: AGEs. Die fortgeschrittenen Verzuckerungs-Endprodukte, bekannt von Brathähnchen und Schnitzel, zu beobachten aber auch im menschlichen Körper. Dort sind sie so etwas wie Sensoren, die den Alterungszustand registrieren und die nötigen Maßnahmen einleiten.

Professor Richard D. Semba von der Johns Hopkins University School of Medicine in Baltimore im US-Staat Maryland glaubt, dass die Anhäufung von AGEs zum Altern gehört, weil sie den »funktionellen Multisystem-Abbau« organisieren, also dafür sorgen, dass die Systeme im Körper langsam ihren

Geist aufgeben und schließlich das ganze Wesen stillgelegt wird. So ein Exitus will ja schließlich ordnungsgemäß vorbereitet sein.

Aber: Die AGEs haben auch ihre Vorzüge. Deswegen lieben die Menschen ja Schnitzel, Brathähnchen, auch Weizenbier, wo sie ebenfalls enthalten sind. Denn der Körper ist vom Verwelken ja auch nicht richtig begeistert und stemmt sich dagegen, so gut es geht. Die AGEs veranlassen etwa, dass aufgeräumt, durchgefegt und der Müll rausgetragen wird und die Müllabfuhr (Autophagie) kommt.

Die AGEs sorgen für Auslöschung und Abtransport von kaputten Zellen (Apoptose). Kaputte Herzmuskelzellen etwa (Kardiomyozyten), wie im Jahr 2015 chinesische Wissenschaftler nachgewiesen haben, von der Abteilung für Kardiologie der Medizinischen Universität in der Neun-Millionen-Stadt Hangzhou südwestlich von Shanghai. Die Autophagie-Müllabfuhr spiele eine »schützende Rolle« fürs Herz, so die Autoren um Pengfei Hu im Fachjournal *Cellular Physiology and Biochemistry*.

Danke, AGEs!

Die AGEs schicken auch noch Reparaturtrupps los, um schadhafte Stellen auszubessern, und kleine Abwehreinheiten, um Angreifer auszuschalten. Diese Immunkämpfer werfen Brandsätze, um so die feindlichen Terrorzellen zu bekämpfen. (Für medizinische Militärexperten: Zu ihnen zählen Waffensysteme mit Bezeichnungen wie NFκB, Interleukin-1, Interleukin-6, oder TNF-α.)

Je mehr Zuckerpower aber im Spiel ist, je mehr es also gibt von diesen AGEs, desto mehr Brandsätze werfen sie – und irgendwann werden diese selbst zum Problem: weil sie das eigene Territorium entzünden und niederbrennen. Die sogenannten »Entzündungen«, eigentlich eine sehr vernünftige Reaktion aus dem Abwehrprogramm des Körpers, werden schließlich zum Flächenbrand. Und zur Ursache einer Vielzahl von Krankheiten, wie der Zuckerkrankheit Diabetes, auch Herzkrankheiten, der Knochenschwäche Osteoporose, der Gelenkentzündung Arthritis. Und: Krebs.

Kein Wunder also, dass die global operierenden Food-Konzerne ihre Leute hinschicken, wenn es um die neuesten Erkenntnisse zu den Altersbeschleunigern geht, die ja auch aus ihren Fabriken stammen.

Zum Beispiel nach Budapest, zu einem Kongress in der Ungarischen Akademie der Wissenschaften, einem altehrwürdigen klassizistischen Gebäude, direkt an der schönen blauen Donau neben der berühmten Kettenbrücke. Am Ufer haben die chicen Fluss-Kreuzfahrtschiffe festgemacht. Am Hang auf der anderen Seite thront imposant der riesige Burgpalast. Eine spektakuläre Kulisse vor dem Fenster dieses Saals mit knarzendem Parkett, grauer Kassettendecke, modernen Leuchten an roten Wänden, in dem die Referenten berichten über die Folgen dieser Altersbeschleuniger für die Lebenserwartung, über die Rolle der Softdrinks und wie das geht, wenn die Tulpen verwelken: weil da auch diese Alterungsstoffe wirken. Offenbar handelt es sich um einen universellen Mechanismus der Natur, der dafür sorgt, dass Lebewesen auch wieder abtreten (siehe Kapitel 12). Irgendwie muss ja dafür gesorgt werden, dass die Tulpe verwelkt, bevor der Winter kommt. Wenn sie immer aufrecht durch den Schnee ragte und niemals zu Staub, zu Humus zerfiele, dann stünde sie auch neuem Leben im Wege. Dann gäbe es keinen Boden, in dem die Tulpenzwiebel im Frühjahr in die neue Saison starten, auch das Gras wachsen könnte und der Salat. Der Humus ist die Basis ihres Daseins, er besteht aus Verwelktem, Abgestorbenem – und diese Alterungsstoffe sind offenbar Teil dieses Prozesses von Werden und Vergehen, den wir Leben nennen.

Um ihnen auf die Spur zu kommen, sind Referenten und Teilnehmer aus der ganzen Welt angereist, aus Deutschland, der Schweiz, Frankreich, Italien, Spanien und Portugal, aus Großbritannien, Dänemark, Polen, Russland, den USA und Kanada, sogar aus Südkorea und Südafrika. Die Abgesandten der Food Konzerne, von Nestlé und Danone zum Beispiel, halten keine Vorträge. Von ihnen ist auch im Plenum nichts zu hören. Beim Pausenkaffee im Untergeschoss aber plaudern sie an den Stehtischen angeregt mit. Sie sind offenbar nur da, um herauszufinden, wie die Stimmung ist. Schließlich enthalten ihre Produkte solche Substanzen, die zu vorzeitigem Verwelken führen, das Alter beschleunigen. Es könnte ja sein, dass ihnen bald der Wind ins Gesicht bläst, wenn wieder ein Skandal durchs Land weht, wie bei jenem »Krebsgift« namens Acrylamid, dem prominentesten dieser AGEs, das, wie sie alle, beim Erhitzen entsteht. Und in der modernen industriellen Nahrungsproduktion ist nicht nur der Zucker allgegenwärtig – es wird auch praktisch alles erhitzt, damit es länger hält.

Und der Mensch? Hält dann leider kürzer.

Leider führt kein Weg mehr zurück, wenn der Vorgang erst mal abgeschlossen ist. Er ist »irreversibel«. Schnitzel bleibt Schnitzel, nie mehr wird das Fleisch so rosa wie zuvor und die Panade wieder pulvrig. Und auch der Mensch wird nicht mehr knackig frisch, wenn er innerlich erst mal kross ist.

Man kann diese krossen Elemente, meinte die Universität Heidelberg in einer Mitteilung zum Thema, zwar noch entsorgen durch die zuständigen Fresszellen (Makrophagen). Aber je mehr AGEs sich im Körper ausbreiten, desto mehr Teile verhärten. Was aber beim Brathähnchen oder Schnitzel erwünscht ist, eine krosse Kruste, ist im lebenden Körper eher schädlich – weil die knusprigen Elemente die verschiedenen Körpersysteme langsam lahmlegen und diese »ihren normalen Aufgaben im Körper nicht mehr nachgehen« können.

Die Blutadern werden dann steif und verlieren ihre Elastizität (siehe Kapitel 8), sie können nicht mehr flexibel reagieren, der Blutdruck steigt, und schließlich liegt auch überall dieser nutzlose AGE-Müll herum, etwa in den Blutadern in Gestalt der gefürchteten »arteriosklerotischen Plaques«. Schlaganfall droht und Herzinfarkt. Bei den Nerven führt die Versteifung dazu, dass die schützende Ummantelung, die sie schützt wie die Plastikumhüllung ein Kabel, geschädigt wird; die Verhärtung wiederum führt zur sogenannten Neuropathie, sie werden empfindungslos (siehe Kapitel 9); irgendwann muss das Bein amputiert werden.

Und es geht da nicht nur um puren weißen Zucker, Gummibärchen, um Softdrinks wie Cola und Fanta und Red Bull. Je mehr die Lebensmittel den Blutzucker erhöhen, desto mehr AGEs produzieren sie. Es geht da auch um Brot und Brötchen, um Pommes frites.

Und tragischerweise sogar um das, was als besonders gesund gilt. Säfte zum Beispiel. Und Smoothies. Denn die enthalten einen Stoff, von dem viele glauben, es sei der bessere Süßmacher. Fruchtzucker. Fachbezeichnung: Fruktose. Werbe-Verheißung: die »Süße aus Früchten«.

Sie gilt immer noch als Wohltat. Dabei beschleunigt sie die Verkrustung sogar noch mehr als der gewöhnliche Zucker, bildet ganz besonders schnell die AGEs, wie die Turiner Wissenschaftlerinnen Manuela Aragno and Raffaella Mastrocola im Jahr 2017 in der Zeitschrift *Nutrients* nachwiesen. Fruktose sei sogar »eines der schnellsten und wirksamsten« Mittel zur AGE-Bildung (Glykosierungsmittel).

Also: Der Smoothie macht sogar noch schneller alt. Der Apfelsaft ebenso. Viele glauben ja, sie nehmen da Obst zu sich, bloß in verwandelter Form. Es ist nur so: Es wird nicht nur die Form verwandelt, sondern auch der Inhalt. Der Fruchtzucker liegt plötzlich ganz frei zutage, muss nicht mehr vom Körper mühsam herausgelöst, sondern kann sofort genutzt werden – oder aber eingelagert für schlechte Zeiten, in Form von Fett, etwa in der Leber. Fruktose führt auch zur sogenannten nichtalkoholischen Fettleber.

Die Smoothies sind sogar wahre »Zuckerbomben«, wie der österreichische *Standard* berichtete, nachdem die Arbeiterkammer Niederösterreich (AKNÖ) untersucht hatte, wie viel Zucker da im Spiel ist.

Rekordhalter waren die Smoothies der Fast-Food-Ketten Burger King und McDonald's – mit fast 79 Gramm pro Portion, so viel wie 20 Stück Würfelzucker. Aber selbst bei Bio-Smoothies waren es noch 15,3 Gramm Zucker pro 100 Gramm oder zehn Würfelzucker pro Fläschchen, wie etwa bei der Öko-Marke Voelkel in ihrem *Smoothie Fair to go Traube Ananas Kokos.*

»Inakzeptabel hoch« sei der Zuckergehalt, bemängelten auch britische Wissenschaftler, die sich im Frühjahr 2016 im *British Medical Journal Open* mit den Smoothies befasst haben – und ihnen, verglichen mit Säften, einen erheblich höheren Zuckergehalt bescheinigten.

»Wenn Sie die Wahl haben, Orangensaft zu trinken oder eine Orange zu essen, dann entscheiden Sie sich für die Orange: Die hat weit mehr Ballaststoffe«, empfiehlt Amanda Henry vom Max-Planck-Institut für evolutionäre Anthropologie in Leipzig – was übrigens auch besser ist für die Stimmung (siehe Kapitel 11).

Der Körper empfindet die Flut von Säften, die heute auf ihn einregnen, offenbar als Fall für die hauseigene Kläranlage: die Niere. So können Fruchtsäfte überraschenderweise, ebenso wie Softdrinks, das Risiko für chronische Nierenkrankheiten erhöhen, wie etwa eine Studie im Nierenkundler-Fachblatt *Nephrology* ergab, die im Oktober 2015 erschien. Das Risiko ist schon feststellbar, wenn jemand nur viermal pro Woche Saft trinkt, verglichen mit denen, die das weniger als einmal alle zwei Wochen tun.

Und: Sie riskieren damit sogar die Zuckerkrankheit. Menschen mit höherer Aufnahme von Fruchtsäften hatten »ein höheres Risiko für Typ-2-Diabetes«, folgerten 2014 chinesische Wissenschaftler nach einer Auswertung einschlägiger Studien mit 375 261 Teilnehmern. Vor allem bei gezuckerten Säften, Nektar und Fruchtsaftgetränken. Sogar bei purem Saft, dem nicht noch extra Zucker zugefügt wurde, gibt es einen begründeten Verdacht, auch wenn hier die Datenlage nicht ganz eindeutig ist.

»Fruchtsäfte sind wohl keine gesunde Alternative zu gezuckerten Getränken«, resümierte eine internationale Gruppe von Wissenschaftlern verschiedener Forschungsinstitute, darunter auch dem britischen Cambridge und dem amerikanischen Harvard, im Jahre 2015 im *British Medical Journal.*

Der vermeintlich ultragesunde Apfelsaft kann zum Beispiel ganz überraschende Effekte haben: Arthritis etwa. Die Omakrankheit an den Gelenken. Die kriegen sogar schon Jugendliche, die viele Säfte trinken, nach einer 2016 erschienenen Studie im Journal *Nutrition & Diabetes,* von der amerikanischen Biochemikerin Luanne Robalo Dechristopher, Jaime Uribarri vom New Yorker Mount Sinai Hospital und Katherine L. Tucker, Direktorin am Center for Population Health der University of Massachusetts Lowell. Auch hier können möglicherweise die AGEs eine Rolle spielen.

Vielleicht wäre dann die pure Chemie doch besser? Total künstliche Süßstoffe?

Leider falsch. Leider bringen die Süßstoffe nicht das, was viele erhoffen. Jedenfalls nichts fürs Anti-Aging. Ganz im Gegenteil: Sie können sogar zu vorzeitigem Ableben führen. Das zeigte schon 2007 eine Studie der Biostatistikerin Annlia Paganini-Hill und ihren Kolleginnen Claudia H. Kawas und María M. Corrada von der University of California in Irvine, eine Autostunde südlich von Los Angeles. Die Versuchspersonen, die Cola light und ähnliche Produkte mit Süßstoff getrunken hatten, starben sogar noch früher als die Classic-Coke-Fans.

Das »erhöhte Todesrisiko durch künstlich gesüßte alkoholfreie Getränke« lag vermutlich an irgendeiner »Wirkung des Süßungsmittels«.

Aber welche Wirkungen sind das? Bisher konnten Risiken und Nebenwirkungen nie zweifelsfrei nachgewiesen werden – auch wenn es immer wieder solche Hinweise gab. Gefahren fürs Gehirn (siehe Kapitel 9), auf Krebsrisiken, beim Aspartam (E951) zum Beispiel, dem Süßstoff aus der *Cola light,* den zuckerfreien Varianten von Red Bull, den Wrigley's *Spearmint* Kaugummis, sogar den zuckerfreien Kräuterbonbons des Schweizer Herstellers Ricola. Und bei anderen Süßstoffen. Doch die Behörden blieben skeptisch und wollten die umstrittenen Zusätze nicht verbieten – auch wenn sich Verdachtsmomente mehren.

Süßstoffe können auch zu Schlaganfall, sogar Demenz führen: Das ergab eine Studie von Wissenschaftlern um den Neurologen Matthew P. Pase von der Boston University, die im Jahr 2017 im Fachmagazin *Stroke* veröffentlicht wurde. Sie hatten dafür 4372 Versuchspersonen aus der sogenannten Framingham-Studie beobachtet, der legendären Untersuchung aus dem kleinen Ort bei Boston. Ergebnis: Die Konsumenten von *Cola light* und Ähnlichem hatten ein dreimal so hohes Risiko für Alzheimer und Schlaganfall wie die anderen, die die Finger davon ließen. Menschen, die Süßstoffe konsumierten, hatten vermehrt Bluthochdruck, öfter Typ-2-Diabetes und mehr Herz-Kreislauf-Krankheiten.

Und schlank machen sie auch nicht – ganz im Gegenteil, so eine kanadische Untersuchung aus dem Jahr 2017: Der Verzehr von Süßstoffen sei nicht nur »mit einem Anstieg des Gewichts«, sondern auch »des Taillenumfangs« verbunden und überhaupt mit einer höheren Rate von »Fettleibigkeit«. Das hatte die Auswertung von 37 Studien mit 405 907 Teilnehmern ergeben. Es ging dabei um Stoffe wie Aspartam, Sucralose und auch Stevia, der vermeintlich natürlichen Alternative, auf die zum Beispiel Coca-Cola große Hoffnungen gesetzt hatte.

Denn mit dem Süßstoff verhält es sich so: Ob er Kalorien hat oder nicht, ist irrelevant. Es geht in erster Linie um den Geschmack.

Der Körper hat ja überall Sensoren für den Geschmack, fürs Süße etwa einen namens T1R3. Warum? Unter anderem, weil der

Körper mit der Nahrung, die er bekommt, irgendwas anfangen muss und die entsprechenden Programme starten für die Verarbeitung und Verwertung. Der Start-Knopf ist der Geschmack.

Wenn jetzt so ein Süßgeschmack kommt, geht der Süß-Alarm los, und alle machen sich schon mal bereit, den Fruchtzucker und alles andere irgendwo hinzuschaffen. Wenn jetzt aber gar nichts Nützliches kommt, stehen alle dumm rum, sozusagen mit der Schaufel in der Hand, und wissen nicht, was machen. Wenn jetzt im Laufe des Tages irgendwas kommt, nehmen sie halt die Schaufel und schaffen das erstbeste Material ins Depot. So kann es kommen, dass der Mensch zunimmt, obwohl er (im Süßstoff) keinerlei Kalorien verspeist hat. Irgendwann isst er halt doch etwas, und dann kommt der mit der Schaufel und macht, was ihm das Süß-Kommando befohlen hat.

So etwa sieht das die amerikanische Neurowissenschaftlerin Susan Swithers von der Purdue-Universität im US-Staat Indiana. Sie spricht nicht von der Schaufel, sondern von Stoffwechselstörungen *(metabolic derangements)*.

Wer sich jünger fühlen und biologisch jünger bleiben möchte, muss also raus aus dem Süß-Modus. Weg mit dem dauernden Süß-Alarm. Das bedeutet aber zunächst: Fahndung nach den versteckten Alarm-Auslösern. Und die finden sich an völlig überraschenden Stellen. In Brot und Brötchen aus dem Supermarkt beispielsweise, etwa bei Rewes »Beste Wahl« Ciabatta Brötchen. Klassische Rezepte enthalten da keinen Zucker, doch plötzlich steckt er in vielen solchen Industrieprodukten, die eigentlich keine Süßigkeiten sind, wie etwa die Dose mit Maggi Ravioli *in pikanter Sauce,* die Pfanni Semmelknödel *Der Klassische,* die Maggi *Buchstabensuppe* und die 5-Minuten-Terrine *Gulasch-Topf,* die Knorr *Fix Hackbällchen Toscana*. Die ganzen Klassiker der Industrienahrung: Alles wird unmerklich versüßt. Die Pizza, wie die Original Wagner *Steinofen Pizza Salami*. Der Fisch, wie der Iglo *Schlemmer-Filet Picante,* sogar die *Suppenliebe* Hühnersuppe von Knorr.

Nur knapp 17 Prozent seiner täglichen Zuckerdosis nimmt der Mensch hierzulande direkt zu sich, aber 83,1 Prozent indirekt. Und drei von vier Produkten im Supermarkt sollen in irgendeiner Form mit Zucker kontaminiert sein.

Also: Das muss natürlich sofort auf den Index. So sah das auch Anastasia, die früher mal zuckersüchtig war und eine radikale Entscheidung fällte: »Fast Food und Fertiggerichte waren ab sofort tabu.«

Ihr kam dann sehr entgegen, dass sie just aus einer Gegend stammt, in der es traditionell eher wenig solcher Industrieprodukte und auch kaum Süßzeug gibt. Anastasia besann sich einfach auf die griechische Küche ihrer Vorfahren. Olivenöl, Auberginen, Paprika, Erdbeeren, Wassermelone. In der Heimat ihrer Familie, Thessaloniki, legen sie außerdem »viel Wert auf gute Suppen«, etwa eine namens Avgolemno, eine hellenische Variante der Hühnersuppe.

Für sie war das »am einfachsten«. Und das Naheliegende: »Die mediterrane Küche war mir vertraut und lieb.«

Da ist schon mal kein Zucker drin versteckt. Niemand muss wie verrückt Zusatzstofflisten lesen, um nichts untergejubelt zu kriegen. Die griechische Küche – außer bei ihren Nachtischen – sei schließlich »fast zuckerfrei«.

Vielleicht ist dies eines der Geheimnisse der mediterranen Ernährung. Vielleicht wirkt sie auch deshalb lebensverlängernd, weil sie einfach wenig vom wichtigsten Altersbeschleuniger und Krankmacher enthält. Mit mediterraner Ernährung lebt man bekanntlich länger und wird auch nicht so leicht zuckerkrank. Es gibt ein »substanziell niedrigeres Risiko«. Da sind sich die Studien, die das untersucht haben, weitgehend einig, bilanzierten Wissenschaftler aus Neapel im Jahr 2014 in einer Studie mit dem Titel »Mediterrane Ernährung und Typ-2-Diabetes«.

Aber auch hier gilt: Es müssen nicht unbedingt Antipasti und Tomaten und *Funghi Porcini* sein, die wunderbaren Steinpilze, im Risotto zum Beispiel. Auch »andere Ernährungsweisen als die mediterrane könnten empfohlen werden zur Vorbeugung gegen Diabetes Typ 2«. Die »nordische« nämlich, konstatierten Forscher aus Dänemark. Die nordische Ernährung *(Nordic Diet)*, das sind unter anderem: Beeren, Äpfel und Birnen, Kohl, frische Kräuter und Kartoffeln, Hafer, Roggenbrot, Pilze, Nüsse, Fisch und Muscheln und ab und zu ein Stück vom Rentier. Sogar die Weltgesundheitsorganisation WHO empfahl das 2018 für verschiedene europäische Länder – zur Vorbeugung gegen die sogenannten nicht übertragbaren Krankheiten wie Alzheimer, Krebs, Herzleiden und die Zuckerkrankheit Diabetes.

Ob mediterran oder nordisch oder aus einer sonstigen Weltgegend: Ganz generell sei nicht industriell hergestelltes, echtes Essen der Königsweg zur Gesundheit, probates Mittel gegen chronische Krankheiten und für gesundes Altern, meinen Professor Rui Hai Liu und seine Kollegin Pan Xi von der Cornell University in Ithaca im US-Bundesstaat New York. Sie proklamierten im Jahr 2016 in der Zeitschrift *Molecular Nutrition & Food Research* ihren *»whole food approach«* als neuen Ansatz: das »ganze Essen«, vollwertiges Essen, bei dem nicht wie beim Fabrik-Food viele Nährstoffe durch Erhitzen eliminiert werden.

Traditionelle Ernährungsformen kennen bekanntlich keinen Zucker im Übermaß – und auch nicht die damit verbundenen Krankheiten. In der Natur gibt es bekanntlich keinen puren, weißen Zucker, da gibt es nur die Früchte. Der pure Zucker, die Süßigkeiten, das war früher traditionell Luxus, das konnten sich die kleinen Leute gar nicht leisten – und somit auch nicht die zugehörigen Krankheiten. Die traditionelle Ernährung ist natürlich gut gegen die modernen Krankheiten, unter anderem auch gegen die nichtalkoholische Fettleber, wie diverse Studien zeigten. Denn wo kein Zucker, da kann auch nichts in Fett verwandelt und eingelagert werden.

Und was vielleicht am wichtigsten ist: Es gibt weniger von den womöglich wichtigsten Altersbeschleunigern, den AGEs. Wahrscheinlich beruht genau darauf sogar das Erfolgsgeheimnis dieser Ernährungsweisen für ein langes und gesundes Leben: dass ganz einfach der Alterungs-Turbo abgeschaltet wird, weil der Zucker eliminiert ist, und der Körper wieder zu seinem Recht kommen, seine Programme laufen lassen kann, ohne dass es zu Störungen kommt.

Die traditionelle Ernährung: Das ist natürlich auch die lässigste Form der Nahrungsaufnahme. Morgens ein Müsli, selbst gemacht, mit Joghurt, Haferflocken, ohne Zucker, nur mit Erdbeeren, Äpfeln, Pfirsich, je nach Jahreszeit und Angebot. Zu Mittag Spaghetti bolognese. Eine Melonenscheibe als Dessert oder für zwischendurch. Abends Gemüse aus dem Wok, mit ein bisschen Fleisch drin, vom Schwein oder vom Huhn, dazu Reis oder Nudeln. Geht alles ganz fix, nach Lust und Laune, ohne Kalorienzählen oder Nährstoffrechnereien.

Merkwürdigerweise wollen sich viele aber lieber an strenge Regeln halten, an das, was die App auf dem Smartphone vorgibt, und führen ein Leben nach Zahlen, um sich zu optimieren. Und sehen das sogar als den ultimativen Weg zu einem selbstbestimmten Leben.

Oft geht ein Ernährungsguru voran, gibt den Ton an und verkündet die Ernährungsweisheiten, an die sich alle halten sollen.

Wenn der aber dann tot umfällt, plötzlich und unerwartet, dann kriegen natürlich viele die Krise und fragen sich, ob sie womöglich auch auf dem Holzweg und selbst bald dran sind …

6. Traumwerte

Wie wir uns vor falschen Propheten schützen

Auf dem Holzweg: wenn ausgerechnet ein Anti-Aging-Apostel so früh stirbt / Der Guru hinterlässt eine irritierte Gemeinde / War das Schicksal, oder lag es an seinen Pillen? / Vorsicht Hochrisiko! Was Vitamine in meinem Körper anrichten können / Das Eisen, mein Körper und ich: mit traditionellen Tricks gegen die bösen Erreger

Es geschah beim Joggen, an einem Mittwoch. Plötzlicher Exitus. Er ist einfach tot umgefallen. Das hat dann, merkwürdigerweise, nicht nur Trauer ausgelöst, sondern auch so etwas wie: Rechthaberei.

Denn Byron J. Richards war kein Läufer wie jeder andere. Er war auch so etwas wie eine Leitfigur, ein Guru vielleicht, ein Spezialist fürs gesunde und lange Leben, und wenn so einer plötzlich aus dem Dasein kippt, dann wirft das Fragen auf. Wieso? Warum jetzt? Befand er sich womöglich mit seiner Lehre auf dem Holzweg? Hat er was falsch gemacht?

Gerade für seine Jünger in der Gemeinde sind das natürlich recht bange Fragen. Wenn ich nach seiner Lehre lebe, bin ich dann der Nächste, der aus der Bahn gekegelt wird?

Schließlich gab es viele, die ihm folgten, sogar bei ihm kauften. Er hat auch einen schwunghaften Handel betrieben mit allerlei Pulvern und Pillen, und der läuft weiter. Da gibt es »SchilddrüsenHelfer« und »StressHelfer«, auch *»Leptin Diet Supplements«* wie das *»Leptin Control Pack«*, es gibt das *»Daily Protein Plus«* und *»Daily Energy Multiple Vitamin«*.

Byron J. Richards aus Minneapolis im US-Bundesstaat Minnesota galt als Pionier in seinem Metier. Er war Ernährungswissenschaftler, Autor eines erhellenden Buches über das Schlankheitshormon Leptin und ein Diät-Guru.

Und so gab es neben den Trauerbekundungen im örtlichen *Star Tribune*, wo die Nachricht von seinem Tod erschienen war und die Leser sich »schockiert« und »sprachlos« zeigten, auch gleich einen Nachruf, der eher wie ein Debattenbeitrag klang. Oder, schlimmer, eine posthume Zurechtweisung.

Da ging es um seine Diät, die »komplett falsch aufgebaut war«, um »NF-Kappa-Beta«, um die »circadiane Biologie« und darum, dass Pillen und Pülverchen unter solchen Bedingungen ein sicheres »Rezept für Tod und Krankheit« seien.

Tja, »Byron war jung und sah gesund aus«, sagte sein Freund und Weggefährte Jack, »und doch ist er tot.«

Peng.

Und noch eins, für den Verblichenen, von Freund zu Freund: »Einige von uns stellen bessere Fragen, um die Rätsel der Natur zu verstehen.«

Dong.

Und noch eins drauf: »Ich wünschte, Byron hätte tiefer gegraben.«

Klar: Irren ist menschlich. Und gegen das Schicksal sind wir ohnehin machtlos. Jedem kann morgen ein Ziegelstein auf den Kopf fallen. Mancher Makel wird schon bei der Geburt mitgeliefert, da hilft selbst mustergültiger Lebenswandel nicht viel.

Nur: Wenn es dann nicht mehr bloß Einzelfälle sind, sondern viele Tausende, sogar Millionen betrifft, die vorzeitig abtreten müssen, dann kann es nicht mehr Schicksal sein. Wenn sich viele an irgendwelche Regeln für den mustergültigen Lebenswandel halten, und sie werden krank und kränker, sterben gar früh, dann könnte auch etwas faul sein mit den Regeln.

Oft werden dann die Regeln ausgetauscht. Ab morgen gelten die neuen. Und was bis heute als unumstößliche Weisheit und Wahrheit galt, wird somit ab sofort zum Irrtum erklärt.

April, April!

Schön blöd, wer darauf reingefallen ist. Alle, die sich daran gehalten haben, fühlen sich für dumm verkauft oder, schlimmer noch, sogar schon ein bisschen matt und malade – weil die Wahrheit von gestern leider gesundheitsgefährdend war.

Der aktuelle Stand der Forschung ist der aktuelle Stand des Irrtums, sagen aufgeklärte Naturwissenschaftler. Klar: Wenn ich krank bin, ist es unumgänglich, sich nach dem aktuellen Stand des Irrtums kurieren zu lassen. Bei der Ernährung hingegen kann es höchst ungesund sein und sogar zu vorzeitigem Ableben führen, sich nach der aktuell gültigen Lehre zu ernähren – wenn die aktuell gültige Lehre ein Irrtum ist.

Beispiel Fett: Das, was die Gesundheitsapostel, die Professoren, Ernährungsberaterinnen, Frauenzeitschriften, Internetblogger, Krankenkassen seit einem halben Jahrhundert erzählen, und viele sogar heute noch in den Grundschulen, ist blühender Unsinn. Durch nichts begründet. Es gab auch nie einen rationalen Grund dafür. Null Argumente.

Fett macht nicht fett. Fett ist gesund. Von Natur aus. Die Menschen wussten das schon immer. Früher wurde Fett wertgeschätzt, bis dann irgendwann die »Experten« kamen und es verteufelten. Zu Unrecht, wie sich jetzt zeigt.

Aber woran können wir überhaupt erkennen, was wahr ist und was ein Irrglaube?

Fragen wir Professor Huber. Auf dem Anti-Aging-Kongress in München, im Hilton Park Hotel. Vielleicht sind hier auch falsche Propheten unterwegs?

Vorhin kam hier einer mit einem Rollator über den Flur. Als einziger auf dem ganzen Anti-Aging-Kongress. Zu schnell gealtert, oder was? Er musste da selber lachen: »Ich hab mich auf einen Halbmarathon vorbereitet.« Die Achillessehne war entzündet. In der Trainingspause ist sie gerissen, zu Hause, bei einer falschen Bewegung. »Ruptur«, so der Fachausdruck. Der Mann ist der Vorsitzende der Luxemburger Anti-Aging-Gesellschaft – und womöglich ein wandelndes Argument gegen solche Langläufe in der zweiten Lebenshälfte?

Ein anderer konnte erst gar nicht kommen. Sein Workshop musste leider »ersatzlos gestrichen werden«, stand im Programm. Grund: Die »plötzliche Erkrankung des Referenten«. Was hat er? »Der hatte ja letztes Jahr diese Nierengeschichten und jetzt auch noch Gallensteine«, sagt die Dame von der Kongressleitung: »Er ist gestern operiert worden.« Der Arme. Wo er doch so ein sympathischer Mensch ist, Apotheker und Autor, ein Buchtitel von ihm lautete: »Gesund mit Vitamin D«. Und jetzt fragen sich seine Fans hier auf dem Kongress an den Stehtischen: Hat er denn seine Vitamine nicht genommen?

Vielleicht hat er ja.

Darf man das überhaupt, aus so einem privaten Schicksal des Gurus auf seine Lehre schließen? Professor Johannes Huber muss es wissen, denn er ist selbst ein Guru. Eine Lichtgestalt des Anti-Aging-Wesens (siehe Hans-Ulrich Grimm: Vom Verzehr wird abgeraten).

Professor Johannes Huber kommt aus Wien, lehrte dort an der Universität, hat eine eigene Praxis, er schreibt Bücher, organisiert Symposien und reist herum, hält Vorträge, wie hier beim Anti-Aging-Kongress in München. Kurzes Gespräch in der Pause, über falsche Propheten und wie wir sie erkennen können.

Herr Professor Huber, müssen Anti-Aging-Päpste unfehlbar sein und selbst ein Vorbild hinsichtlich Haltbarkeit und Langlebigkeit?
Professor Huber: »Also, es werden ja sehr viele Anti-Aging-Strategien propagiert und verkauft, und selbst als Mediziner und Insider kann man das oft gar nicht mehr recht zuordnen. Daher hab ich für mich einen einzigen Parameter als den wichtigsten erwählt: Man muss dem, der darüber redet und von dem man annimmt, dass er es persönlich anwendet, dem muss man ansehen, mit klinischem Blick, dass er damit seine Jugend bewahrt. Wenn der wie ein Methusalem ausschaut und den Leuten

erklärt, wie sie lange jung bleiben können, dann nimmt man ihm das nicht ab.«
Und wenn er vorzeitig stirbt …
Professor Huber: »… dann erst recht nicht.«
Dann macht der irgendwas falsch.
Professor Huber: »Richtig.«

Leider viel zu früh verstorben ist zum Beispiel ein Mann namens Pudel. Professor Volker Pudel. Das kann natürlich auch wieder Pech sein, Zufall, Schicksal. Es könnte aber auch sein, dass er an das geglaubt hat, was er propagiert hat.

»Nur Fett macht fett«, das war es, was Pudel landauf, landab verkündete. Was kein Fett enthält, macht auch nicht dick. Denn er war der »Fettaugenexorzist«, wie *Der Spiegel* einmal schrieb.

Er war unglaublich erfolgreich und einflussreich. Pudel war Professor an der Universität Göttingen, Präsident der Deutschen Gesellschaft für Ernährung (DGE), der maßgeblichen Fachgesellschaft, die die Regierung berät und die Linie vorgibt bei den Ernährungsberaterinnen im Lande und natürlich auch bei den Medien. *Stern, Spiegel* und viele mehr. Pudels Kernsatz war der von den Gummibärchen. »Wer abnehmen will, kann so viel Gummibärchen essen, wie er will.« Denn Gummibärchen enthielten kein Fett und könnten deshalb gefahrlos genascht werden. »Wie süß!«, jubelte daraufhin das Magazin der *Süddeutschen Zeitung:* »Die Sensation: Zucker macht nicht dick.« (Siehe Hans-Ulrich Grimm: Die Kalorienlüge)

Das ist natürlich dummes Zeug. Das war auch damals schon klar. Ein folgenschwerer Irrtum. Der wichtigste, weitreichendste, vielleicht sogar unausrottbare Irrtum der Ernährungsideologen. Die Furcht vorm Fett, die Frauen dazu bringt, noch das kleinste Fitzelchen vom Schinken abzuschneiden und sogar die Haut vom Hühnerstreifen am Salat.

Vielleicht war es auch gar kein Irrtum, sondern eher eine Irreführung (siehe Kapitel 7).

Eine Irreführung, die viele Gewinner kannte: die Frauenzeitschriften natürlich, auch die Internetportale, die Seite um Seite füllen mit der Furcht vorm Fett. Die Food-Konzerne, die Milliarden verdienen mit fettarmen Joghurts, *Weight Watchers*-Produkten, mageren *Du darfst*-Salaten. Ein Riesengeschäft ist es auch für Ärzte und Pharmaindustrie, die die Menschen blenden mit der Angst vor dem Blutfett, dem Cholesterin.

Und es gibt natürlich auch Verlierer. Einer von ihnen war Klaus Friedrich, ein Schmuckhändler, der viel unterwegs war, viel Stress hatte und immer Angst um sein Herz. Obwohl nie was war, hat er sich zweimal im Jahr untersuchen lassen, Medikamente genommen, um das Cholesterin zu senken, und sogar die »richtige« Margarine gegessen: *Becel pro.activ*.

Und dann kam dieser erste Vorfall. Als er noch lebte, hat Klaus Friedrich davon erzählt. Es war das Herz, ausgerechnet. *»Wenn ich einen kleinen Berg hochging, ging mir die Puste aus. Luftnot. Atemnot. Ich ging zum Arzt, der schickte mich ins Krankenhaus. Dort sagte der Professor: Moment, Moment. Sie sind wahrscheinlich lebensbedrohlich erkrankt. Sie müssen am nächsten Morgen kommen. Zwei Herzkranzgefäße sind total verkalkt. Sie müssen operiert werden. Wenn die Verkalkung fortschreitet, sind Sie tot. Mir ist das Herz in die Hose gerutscht. Aber der Professor hat gesagt: Herr Friedrich, Sie dürfen keine Angst haben, ich bin der Beste. Wenn ich Sie operiere, dann werden Sie überleben. Dann kam die Operation. Ich hab mich liegend gesehen auf einer Marmorplatte. Mein Leib war geöffnet, mein Brustkorb. Ein gleißendes weißes Licht. Ich war über mir. Da war ich auf dem Weg in eine vermeintlich bessere Welt. Dann rief Dr. Weingärtner an: ob wir Margarine gegen das Cholesterin essen? ›Becel pro.activ‹ haben wir gegessen. Da haben wir die pro.activ in den Mülleimer geschmissen. Ob ich an einer Studie teilnehmen wolle, hat er noch gefragt.«* (Siehe Hans-Ulrich Grimm: Vom Verzehr wird abgeraten)

Oliver Weingärtner ist mittlerweile Professor in Jena, er hatte damals eine Studie geleitet, die zeigte, dass ausgerechnet die

Wirkstoffe in der vermeintlichen Herzschutzmargarine sich im Herzen ablagern – und die Adern verstopfen. Und genau an der Herzklappe von Klaus Friedrich fand er die Stoffe aus der Margarine.

Das war natürlich nicht gerade das, was der arme Mann erhofft hatte: dass die Stoffe, die sein Herz angeblich schützen sollten, es tatsächlich verstopfen. Klaus Friedrich hatte die Operation erst mal überlebt. Doch kurz darauf bekam er, wie es oft passiert in solchen Fällen, einen Schlaganfall und starb.

Seine inneren Werte, also die Blutwerte, waren noch kurz vor seinem Tod tadellos: »Ich hab Werte wie ein Neugeborenes«, hatte er noch gesagt. Beim Cholesterin: »Traumwerte«.

Cholesterin gesenkt, Patient tot.

Wobei er selbstverständlich nicht an der vermeintlichen Herzschutzmargarine gestorben ist. Die war verantwortlich für die Verstopfungen in den Adern, die dann die OP notwendig machten. Und so eine OP wiederum erhöht das Risiko für Schlaganfall.

Also: Klaus Friedrich war kein Opfer von *Becel pro.activ*. Aber er war ein Opfer des Cholesterin-Wahns. Des Fett-Wahns.

Der Fett-Wahn: die wohl verhängnisvollste Irrlehre der Ernährungsgurus.

»Es gibt keine wissenschaftliche Basis dafür, die Fettzufuhr zu begrenzen«, sagt der Herzspezialist Dariush Mozaffarian. Er ist Professor an der Tufts-Universität im amerikanischen Boston und war früher in Harvard, der berühmtesten Forschungsstätte der Welt ganz in der Nähe. Dort hatten sie schon in den 1990er-Jahren untersucht, was die ganzen Ratschläge zum Fettverzicht gebracht haben.

Und, was kam da heraus?

Es hat sich gezeigt, dass die ganzen Ratschläge nichts gebracht haben. Gar nichts. Nichts für die Gesundheit. Nichts fürs Gewicht. Keine Vorteile. Eigentlich eher Nachteile. Leiter der Untersuchung damals war Professor Walter Willett, der weltweit berühmteste Vertreter seines Faches. Sein Fazit: Diese Daten widersprechen der bisher propagierten These, »dass alles Fett schlecht für uns ist«.

Das Wissenschaftsmagazin *Science* griff die Erkenntnis auf. Es könnte sogar sein, dass die Empfehlungen die Leute erst recht dick gemacht haben, meinte *Science*-Autor Gary Taubes: »Der Grund für die sich ausbreitende Epidemie des Übergewichts könnte sein, dass die Leute weniger Fett essen und mehr Kohlenhydrate.«

Zahlreiche Untersuchungen weisen ähnliche Ergebnisse auf: Wenn die Leute weniger Fett essen, werden sie nicht unbedingt gesünder – sie leiden oft sogar mehr als jene, die beherzt zu Butter, Mandeltörtchen und Sahne greifen. Mehrere Studien aus Schweden führten beispielsweise zu diesem Ergebnis. Das Fazit, im Jahr 2013: Fette Milchprodukte machen eher schlank als magere.

Und das Lustigste: Schon damals, als die Furcht vor dem Fett begann, als Mitte des 20. Jahrhunderts die Ernährungsrichtlinien auf Fettarm-Kurs gingen, gab es dafür keinerlei wissenschaftliche Grundlage. Das hat 2017 in der Zeitschrift *Open Heart* ein Forscherteam enthüllt mit Zoe Harcombe von der Universität von Westschottland in Hamilton an der Spitze. Es gebe leider »keine Beweise für die Ernährungsempfehlungen zu Fett«. Gesünder seien die Leute natürlich auch nicht geworden, im Gegenteil: Es gab seither eher mehr ernährungsbedingte Erkrankungen, »insbesondere Fettleibigkeit und Typ-2-Diabetes«.

Ein Jahr später kam dann eine weitere Bestätigung für all jene, die sich nie um die irrigen Fett-Vorschriften der Ernährungsgurus gekümmert hatten: Wer mehr Fett isst, lebt länger! Das kam bei der sogenannten PURE-Studie heraus *(Prospective Urban Rural Epidemiology)* mit 135 335 Testpersonen aus 18 Ländern in sieben Regionen der Welt.

Wissenschaftlich betrachtet ist das kein Wunder: Die Fette, auf jeden Fall die guten unter ihnen, sind offenbar ein wichtiges

Element des Körpers in seiner Lebensplanung, unter anderem in den Telomeren, den Lebensfäden in der Zelle. Das meint die Nobelpreisträgerin Elizabeth Blackburn: »Telomer-Studien legen die Vermutung nahe, dass wir unbedingt darauf achten sollten, ausreichende Mengen an Omega-3-Fettsäuren zu uns zu nehmen.«

Aber selbst die vermeintlich besonders bösen »gesättigten« Fette aus tierischen Lebensmitteln wie Milch, Joghurt, Butter, Käse, Fleisch sind offenbar eher von Vorteil: »Wider Erwarten sinkt bei hoher Zufuhr gesättigter Fettsäuren das Sterberisiko sogar«, wunderte sich die deutsche *Ärztezeitung* im September 2017.

Wichtigste Regel also fürs Anti-Aging: Folge niemals den offiziellen Ernährungsrichtlinien. Sie können dich vorzeitig ins Grab bringen.

»Alte Ernährungsregeln gefährden Gesundheit« meldete der *Norddeutsche Rundfunk*, als wieder einmal die offiziellen Ernährungsweisheiten als Irrlehren entlarvt wurden. Diesmal ging es um die Deutsche Gesellschaft für Ernährung (DGE), eigentlich die oberste Instanz in Deutschland, wenn es ums Essen geht, jedenfalls um die »wissenschaftliche« Seite derselben. Alle paar Jahre verabschiedet sie sich von den Irrtümern, die sie bis dahin gepredigt hat, und setzt neu an – bis sich die neuen Lehren wieder als Irrtum entpuppen. 2017 war es wieder mal Zeit für eine »Abkehr vom Gewohnten« *(Deutsches Ärzteblatt)*. Jetzt dürfen wir wieder Eier essen, so viel wir wollen.

Bisher hatte das die Ernährungsgesellschaft Ei nur »in Maßen« erlaubt – Sie wissen schon: das Herz! Jetzt stellte sich heraus: Eier sind in Wahrheit gut fürs Herz. Ein »moderater Ei-Konsum«, also jeden Tag etwa eines, sei »signifikant verbunden mit einem niedrigeren Risiko für Herz-Kreislauf-Erkrankungen«, stellte eine chinesische Studie fest, die 2017 im Fachmagazin *Heart* erschienen ist.

Pech für alle, die sich an solche Ratschläge gehalten hatten, aufs Ei verzichtet, auf Butter und Sahne, und dann womöglich vorzeitig abtreten mussten, nach Herzinfarkt infolge irriger Ernährungsrichtlinien.

Das Ei ist das Symbol für den Kern der langjährigen Irrlehre: Die Sache mit dem Cholesterin, die vielen, die daran glauben, zum Verhängnis wurde. Denn so wie dem armen Klaus Friedrich, dem Freund der vermeintlichen Herzschutzmargarine, ging es offenbar vielen, die ihr Cholesterin gesenkt hatten, und dies mit verfrühtem Hinscheiden bezahlen mussten. Das fand der Herzspezialist Harlan Krumholz vom Department für Herzmedizin an der Yale Universität in New Haven heraus. »Diejenigen, deren Cholesterinwerte in den letzten 30 Jahren gefallen waren, hatten ein größeres Risiko zu sterben als jene, deren Werte gestiegen waren.«

Also: Wer seine Cholesterinwerte nach unten drückt, erhöht sein Herzrisiko. Das wäre ziemlich genau das Gegenteil von dem, was wir erwartet hätten. Und es kam noch besser: Von den Leuten mit den niedrigsten Cholesterinwerten starben doppelt so viele wie von denen mit den höchsten Werten. Insgesamt waren, jedenfalls bei jenen 997 älteren Männern und Frauen aus der Bronx, jene am besten geschützt vor Herzattacken, die die höchsten Cholesterinwerte hatten. Das zeigte sogar die berühmte Framingham-Studie, die als maßgeblich gilt in Sachen Herz und Gesundheit.

Und schließlich kam, im Februar 2015, als es um die neuen offiziellen Richtlinien ging, sogar ein 14-köpfiges Expertengremium der amerikanischen Gesundheitsbehörde zu dem Schluss, dass es eigentlich völliger Unsinn ist, den Cholesterinwert über die Ernährung regulieren zu wollen. Denn es gebe »keinen nennenswerten Zusammenhang zwischen dem Cholesterinwert und der Cholesterinzufuhr über die Lebensmittel«. Eine Überdosierung sei kaum möglich: Wenn ich mehr davon esse, produziert mein Körper zum Ausgleich einfach weniger. Ein körpereigener Schutzmechanismus.

Die Angst vor dem Fett hat die Menschen nicht nur krank gemacht. Sondern womöglich auch noch die Verblödung gefördert – und die schlechte Laune. Denn das Fett ist ein ganz wichtiger Schmierstoff im Hirn, und wenn der fehlt, schwindet die Performance, und es sinkt die Stimmung (siehe Kapitel 9).

Zu den berühmtesten Irrtümern zählten auch die Gefahren durch Kaffee. Schon eines der frühesten Experimente der Ernährungsforschung zielte darauf ab. Der Forscher war König und daher weitgehend frei in der Wahl seiner Methoden. Der schwedische König Gustav III. (1746–1792) war zutiefst überzeugt davon, dass Kaffee ungesund sei. Der Versuch sollte zeigen, wie schnell Kaffee zum Tode führt. Es ging als »Kaffeeexperiment Gustavs III.« in die Geschichte ein (siehe Hans-Ulrich Grimm: Vom Verzehr wird abgeraten). Er verpflichtete zwei zum Tode verurteilte Häftlinge zu einem Test. Einer musste Kaffee trinken, der andere Tee. Zwei Mediziner sollten den Versuch überwachen. Eine ethisch fragwürdige Methode, keine Frage. Aber dafür ist der König ja König.

Im Kerker saßen die Häftlinge und tranken und tranken, der eine Tee, der andere Kaffee. Sie tranken und tranken. Dann starben die Ärzte. Die Häftlinge tranken weiter. Dann starb der König. Die Häftlinge tranken weiter. Schließlich starb erst der Teetrinker, mit 83 Jahren, dann der Kaffeetrinker.

Der Versuch bewies also: So schlimm kann Kaffee eigentlich nicht sein. Gleichwohl wurde er 1794 in Schweden verboten. Und die Abneigung gegen Kaffee hielt sich in der Ernährungsberaterei über Jahrhunderte. Das »Argument«: Der Kaffee entziehe dem Körper Wasser.

Die Wahrheit: Das ist völliger Blödsinn. Um das herauszufinden, genügt ein ganz einfacher Versuch, den nur niemand gemacht hat. Erst Kristin J. Reimers vom Zentrum für Menschliche Ernährung *(Center for Human Nutrition)* in Omaha im US-Bundesstaat Nebraska. Versuchszeitraum: 24 Stunden. Die eine Hälfte der Testpersonen durfte nur koffeinfreie Getränke zu sich nehmen, die andere auch Kaffee, Tee, Cola. Die Überraschung: Alle pinkelten im Grunde gleich viel. Also nichts mit Kaffee als »Wasserräuber«.

»Die Aussage, dass Kaffee generell schädlich sei, ist heute nicht mehr haltbar«, sagt Thomas Hofmann, Direktor des Instituts für Lebensmittelchemie an der Universität Münster.

Immer neue Studien zeigen, dass Espresso, Cappuccino, Latte macchiato sogar gesund sein können. Im Sommer 2018 zum Beispiel fand ein amerikanisches Forscherteam um Erikka Loftfield vom Nationalen Krebsinstitut heraus, dass Kaffee sogar das Leben verlängern kann – selbst wenn es bis zu acht Tassen am Tag sind. Also genau das, was schon beim Königlichen Kaffee-Experiment herausgekommen war. Die Krebsforscherin meint, es könne an den über tausend Inhaltsstoffen liegen, die vor Krankheiten schützen.

Zu den folgenschwersten Groß-Irrtümern der Ernährungs-Ideologie gehört ganz sicher die Sache mit den Vitaminen. Millionen von Menschen schlucken sie als Pillen und Zusätze in industriellen Nahrungsmitteln. Tausende von wissenschaftlichen Studien beschäftigen sich mit ihnen – und eine wachsende Zahl auch mit den Folgen einer Überdosis.

Wie bei jenem 42-jährigen Mann, den wir Tim nennen wollen. Zunächst spürte er einen Effekt, den er eigentlich als positiv empfand: Er hatte kaum noch Appetit. Das half ihm im Kampf gegen sein Übergewicht. Einige Wochen später aber klappte es beim Sex nicht mehr recht, hinzu kamen Kopfschmerzen, Schwindel und Schwächegefühle.

Tim ging zum Arzt. Der tippte auf eine Überdosis Vitamin D – und schickte ihn gleich zur Universitätsklinik nach Boston, zu dem Spezialisten Professor Michael Holick und seiner Kollegin Polyxeni Koutkia. Denn von dem aromatisierten Vitamin-D-Pulver hatte er reichlich genommen, einen Teelöffel pro Tag. Das Ergebnis ihrer Untersuchung veröffentlichten die beiden Experten im renommierten *New England Journal of Medicine.*

Tim hatte sich vergiftet – mit einem Vitamin-D-Pulver, das man, wie Frau Doktor Koutkia es formuliert, »ohne Rezept an jeder Straßenecke kriegen kann«. Tims Nieren und Leber, sogar seine Blutadern – alles war verkalkt. Zudem war sein Blutdruck in astronomische Höhen gestiegen. Er hatte sich mehr als das Tausendfache der Vitamin-D-Dosis einverleibt, die normalerweise von Wissenschaftlern empfohlen wird.

Die Diagnose: »Hyperkalzämie«. Verkalkung. Es dauerte etwa drei Monate, bis sich sein Körper halbwegs von der Vergiftung erholt hatte – Spätfolgen nicht ausgeschlossen.

»Hyperkalzämie durch Überdosierung mit Vitamin D«, das war auch die Überschrift einer Warnmitteilung der Arzneimittelkommission der deutschen Ärzteschaft im November 2017. Ein 60-Jähriger, über den die Kommission in ihrer »Drug Safety Mail 2017-42« berichtet, muss jetzt zur Dialyse gehen, also: zur Blutwäsche. Weil seine Niere nicht mehr richtig funktioniert, sie wurde durch Kalk nachhaltig geschädigt (auf medizinisch: ein »schwerer tubulärer Schaden mit Mikroverkalkungen, passend zu hyperkalzämischer Schädigung«). Der Grund: Vitamin D, das ja eigentlich für starke Knochen sorgen soll. Für die Knochen ist Kalk natürlich gut, fürs Herz und für die Niere aber eher nicht.

So kann das gehen, wenn der Körper gehackt wird und die Programme plötzlich umgeschrieben werden und immer mehr Kalk angeliefert wird und der Körper gar nicht mehr weiß, wohin damit, und es dann halt in die Blutadern kippt und ins Herz und in die Niere.

Die Geschichte mit dem Vitamin D ist nicht nur ein Groß-Irrtum, sondern auch Big Business. Die Läden sind ja voll davon, auch die Apotheken und Drogeriemärkte. Sie sind frei erhältlich, sie dürfen beworben werden, schon Kinder werden damit bombardiert, sie werden sogar Cornflakes, Margarine und Kinderlebensmitteln zugesetzt.

Die Biohacker zum Beispiel nehmen es gern flüssig: Etwa die Flowgrade *Vitamin D3 Tropfen* – 50 Milliliter für 46,90 Euro, was einem Literpreis von 938 Euro entspricht. Bei der Firma Braineffect kosten *Flüssige Sonnenstrahlen aus Vitamin D3 & K2* 19,90 Euro, für 20 Milliliter oder 530 Tropfen, wie die Firma vorrechnet, da klingt es schon wieder günstig – trotz des Literpreises von sogar 995 Euro.

Vitamine gibt's auch bei Amazon, in den blauen Paketen von Orthomol, etwa die Orthomol *Vitamin C depo Tabletten,* 100 Stück für 11,95 Euro. Oder Vitabay *Vitamin D3 Depot 50 000 I.E.*, 60 »vegane Tabletten« für 17,99 Euro.

Auch der viel zu früh verstorbene Byron J. Richards hatte sie verkauft. *Daily Super E*™ zum Beispiel, 90 Kapseln für nur 33,60 US-Dollar. Oder *Daily Energy Multiple Vitamin,* 90 Kapseln sogar für 23,20 Dollar.

In der Anti-Aging-Szene sind die Vitamine sehr beliebt, was eigentlich ein Witz ist, denn die Fakten sprechen dagegen. Und das Schicksal des guten Byron, des Ernährungsgurus und Vitaminhändlers, der beim Joggen starb, ist da nur ein Beispiel.

Schneller altern, früher sterben: Dabei kam das »Trendvitamin« *(WDR)* schon im Jahr 2006 in Verdacht. Den hatten Mohammed S. Razzaque und Beate Lanske in einer Harvard-Studie formuliert: »Hohe Vitamin-D-Aktivitäten« könnten den Alterungsprozess beschleunigen, inklusive Arterienverkalkung (Atherosklerose), können zu Aufblähung von Organen (Emphysem) oder Auszehrung (Atrophie) führen, ebenso zu Knochenschwund (Osteoporose) und sogar zu einem Schwund an Männlichkeit (Hypogonadismus).

Verdammte Hacker!

Dass Vitamin D auch zu beschleunigtem Ableben führen kann, kam dann bei einer dänischen Studie sechs Jahre später heraus. Forscher um Darshana Durup von der Fakultät für Pharmazeutische Wissenschaften an der Universität Kopenhagen hatten genau 247 574 Kopenhagener untersucht. Und tatsächlich: Nicht nur zu wenig Vitamin D fördert das Frühableben – zu viel davon ebenso: »Zu unserer Überraschung«, so die Autoren, hätten auch »Menschen mit einem erhöhten Vitamin-D-Spiegel« ein »höheres Sterblichkeitsrisiko«.

Auch bei anderen Vitaminen zeigt sich ein ähnliches Bild: Als etwa die renommierte US-Medizinerzeitschrift *Journal of the American Medical Association (JAMA)* die Ergebnisse von 47 Studien mit 181 000 Teilnehmern auswertete, war die Sterblichkeit bei Menschen, die regelmäßig Vitamine einnahmen, um 5 Prozent höher als bei den anderen. Bei Vitamin E, auch bei Betacarotin und bei Vitamin A sind es sogar bis zu 16 Prozent, wie der dänische Mediziner Christian Gluud vom Kopenhagener Universitätsklinikum herausfand. Er hatte 68 Untersuchungen mit insgesamt 232 600 Teilnehmern neu ausgewertet. »Diese Nahrungsergänzungsmittel können tödlich sein«, bilanzierte Gluud.

Der Schweizer Medizinprofessor Peter Jüni schätzt, dass der Konsum von Vitaminpräparaten in Deutschland »für mehrere Tausend Todesfälle pro Jahr« verantwortlich sein könnte. Und tatsächlich zeigen detaillierte Berechnungen aufgrund der amtlichen Daten: Es gibt allein in Deutschland alljährlich mehr Vitamintote als Verkehrstote (siehe Hans-Ulrich Grimm: Vom Verzehr wird abgeraten).

Offenbar passiert durch die Extra-Vitamine genau das Gegenteil dessen, was die Leute erwarten. Das liegt natürlich unter anderem daran, dass es keinerlei Verpflichtung gibt für die Hersteller, Beweise zu liefern für die Wirksamkeit oder wenigstens für die Unbedenklichkeit ihrer Produkte. Und wenn dann Wissenschaftler sich mal an die Arbeit machen und nachsehen, was eigentlich passiert, wenn Menschen solche Vitamine nehmen, dann erleben sie oft herbe Überraschungen.

Professor Tim Byers zum Beispiel vom Krebszentrum der Universität Colorado gehörte einst zu denen, die glaubten, Vitamine könnten Krebs verhindern. Er hatte seinen Patienten 30 Milligramm Betacarotin am Tag gegeben und dazu noch 7,5 Milligramm Vitamin A.

Professor Byers aber musste die Studie vorzeitig abbrechen: Die Leute hatten nicht weniger, sondern mehr Krebs bekommen. So war es ja auch bei der berühmten finnischen Raucherstudie im Jahre 1994, bei der es um Betacarotin ging.

Byers glaubt deshalb, »dass die Einnahme von zusätzlichen Vitaminen und Mineralien mehr schadet als nützt«.

Besonders problematisch scheint just dieses Vitamin A, das bekanntlich wichtig für die Augen sein soll – aber im Übermaß vorzeitigen Tod bedeuten kann. Vitamin A, warnte das deutsche Bundesinstitut für Risikobewertung (BfR) müsse »der höchsten Risikokategorie zugeordnet werden«.

Das BfR findet, dass die »hohe chronische Vitamin-A-Zufuhr aus allen Quellen zu einer unerwünschten Verringerung der Knochendichte führen kann«. Außerdem steht es im Verdacht, bei hohen Dosen in der Schwangerschaft zu Fehlbildungen beim Kind zu führen. Die »Anreicherung von Lebensmitteln des allgemeinen Bedarfs« könnte »bei unkontrolliertem, möglicherweise einseitigem Verzehr bestimmter Produkte« zu einer »Überversorgung mit Vitamin A« führen.

Fazit: Vitamin A sollte »außer in Margarine und Mischfett-Erzeugnissen nicht zur Anreicherung von Lebensmitteln verwendet werden«.

Gut gebrüllt, von den obersten Risikowächtern der deutschen Regierung. Die Realität ließ sich davon allerdings nicht beeindrucken. Die Bevölkerung nimmt, natürlich völlig »unkontrolliert«, Vitamin A zu sich. In Müller *Frucht Butter Milch Multi-Vitamin* zum Beispiel, in der Rama-Margarine oder auch in der Schweizer Ovomaltine. Offenbar hat sich niemand zuständig gefühlt, die Warnungen der Risikowächter umzusetzen und die Anreicherung dieser Produkte mit dem »Hochrisikovitamin« zu verbieten (Hans-Ulrich Grimm: Vom Verzehr wird abgeraten).

Wer A sagt, kann auch B sagen: Auch Vitamin B steht unter Krebsverdacht. Es soll zu Lungenkrebs führen. Das haben Forscher der Ohio State University in Columbus herausgefunden, nachdem sie das Schicksal von 77118 Menschen über zehn Jahre beobachtet hatten – und festgestellt, dass Männer, die Vitamin B6 und B12 nahmen, häufiger an Krebs litten.

Woran das liegt? Vermutlich daran, dass das ganze Multimilliardengeschäft mit Vitaminen auf einem Irrtum beruht. Das jedenfalls glaubt dieser Mann mit der markanten Brille, der mit seinen Erkenntnissen schon für weltweite Schlagzeilen gesorgt hat: Professor Michael Ristow, der aus Lübeck stammt und jetzt an der Eidgenössischen Technischen Hochschule (ETH) in Zürich arbeitet.

Es ist ein moderner Institutskomplex außerhalb der Stadt, viel Grün in der Umgebung, Glastüren am Eingang, die sich auf einen Code hin öffnen. Der Professor kommt heraus, gibt den Code ein. Weißes Hemd, ein fester Händedruck.

Die ETH zählt zu den angesehensten Forschungsinstitutionen der Welt. Ristow arbeitet auch mit Kollegen von der berühmten amerikanischen Harvard Universität zusammen. Zum Beispiel bei jener Studie in den *Proceedings of the National Academy of Sciences*, mit der er weltweit Furore gemacht hatte. Sogar die *New York Times* hatte berichtet: »Vitamine schmälern den Nutzen von Sport«.

Die Versuchspersonen mussten vier Wochen lang über eine Stunde täglich ein genau definiertes Sportprogramm absolvieren. Die Hälfte von ihnen bekam Vitamin C und Vitamin E. Und dann kam der Schock: Mit den Vitaminen waren die positiven Effekte des Sports praktisch wie weggehext.

Warum?

Weil die Vitamine sozusagen die Selbstschutztruppen des Körpers ausgeschaltet haben. Die, die für die positiven Effekte des Sports verantwortlich sind. Es sind die sogenannten freien Radikale (auch ROS genannt, *Reactive Oxygen Species*). Freie Radikale, das klingt ja sehr nach Terrorzelle. Dass man diese freien Radikale dringend bekämpfen muss, ist jeder Frauenzeitschriftenleserin geläufig. Und womit bekämpfen? Das sagen die Zeitschriften auch: mit Vitaminen.

Dass das Blödsinn ist, hat der Professor mit der markanten Brille herausgefunden. Denn die freien Radikale gehören in Wahrheit zu den Selbstschutztruppen des Körpers. Sie bekämpfen, unter anderem, den Krebs.

Und wenn ich meine eigenen Selbstschutztruppen ausschalte, mit diesen Vitaminen, dann hat natürlich der Krebs freie Bahn.

Ristow plädiert deshalb dafür, diese Kerle nicht zu bekämpfen, sondern ihre Kraft im Abwehrkampf zu nutzen.

Die freien Radikale sind gar nicht so böse, wie wir bisher dachten?
Professor Ristow: »In kleinen Mengen sind sie nützlich, in großen Mengen eher schädlich. Also, wenn ich sehr hohe Mengen an freien Radikalen auf ein biologisches System, eine einzelne Zelle oder ein Versuchstier oder Ähnliches einwirken lasse, dann hat das negative Wirkungen. Das steht außer Frage. Und darauf beruhen auch die ganzen Studien der 1970er-, 80er- und 90er-Jahre, die eben im Labor in eigens aufgebauten Systemen künstlich sehr hohe Mengen an oxidativem Stress auf dieses Versuchssystem gegeben haben und dann gesehen haben, es gibt DNA-Schäden und es gibt Zellalterung und all solche Dinge. Das ist alles korrekt.«

Deshalb sollten wir Vitamine zu uns nehmen, raten die vermeintlichen Experten, um die vermeintlich bösen freien Radikale auszumerzen. Aber stopp, warnt der Professor aus Zürich: So böse oder aggressiv sind die freien Radikale gar nicht, mit denen wir es normalerweise zu tun haben.

Professor Ristow: »Die Mengen, die im Alltag wirken, haben überhaupt keine schädlichen Wirkungen.«
Sondern?

Professor Ristow: »Diese Mengen haben sogar positive Wirkungen, weil sie nämlich im Körper körpereigene Abwehrmechanismen aktivieren. Das ist ähnlich wie bei einer Schutzimpfung, wo das Immunsystem aktiviert ist. So wird durch eine geringe Dosis oxidativen Stress die Körperabwehr auch gegen viele andere potenziell schädliche Einflüsse aktiviert.«

Etwa gegen Entzündungen, eine Art körpereigener Brandschutz.

Professor Ristow: »Ja, es ist im Prinzip so, dass es im Körper, etwa durch Sport, ein kleines Feuer gibt, das ist der oxidative Stress, der zum Beispiel entsteht, wenn Sie joggen. Die Muskelzellen, die diesem geringen oxidativen Stress ausgesetzt sind, fangen dann an, Signalstoffe freizusetzen, die im Blut zirkulieren, und fangen gleichzeitig an, in der Zelle das Löschsystem zu aktivieren, und dieses ist dann in der Lage, nicht nur dieses Feuerchen, diesen geringfügigen oxidativen Stress, zu unterdrücken, sondern bleibt wesentlich länger aktiv als der Brand, der den Alarm ausgelöst hat. Das heißt, die Sprinkleranlage läuft wesentlich länger, sodass ich für einen recht ausgedehnten Zeitraum geschützt bin.«

Und die antioxidativen Vitamine machen diesen Effekt zunichte, weil sie gleichsam den Brandschutz behindern.

Professor Ristow: »Die Vitamine löschen das Feuer so früh, dass das körpereigene Abwehrsystem gar nicht aktiviert und so die Abwehrkraft geschwächt wird.«

Der Glauben an die Vitamine beruht also auf einem Irrtum: dem Irrtum, dass die freien Radikale böse sind.

Die Wahrheit ist: Die freien Radikale sind sozusagen die Bordwaffen des Körpers. Die Killerzellen (Makrophagen) nutzen sie als »Radikalkanone« und ballern damit auf Bakterien, Viren, Pilze, Parasiten und kranke Zellen. Wenn wir unsere eigenen Bordwaffen mit diesen Vitaminpillen außer Betrieb setzen, haben die Angreifer natürlich freie Bahn. »Nimmt man dem Körper diese Waffe, kann er Tumore deutlich schlechter bekämpfen«, sagt Wilhelm Bloch von der Deutschen Sporthochschule in Köln.

Der Biologe Siegfried Hekimi von der McGill University im kanadischen Montreal züchtete Fadenwürmer, die dank veränderter Gene besonders viele freie Radikale bilden. Und er nahm an, dass die jetzt besonders früh sterben. »Ich hoffte, wir könnten mithilfe dieser Tiere endlich beweisen, dass oxidativer Stress der Grund für das Altern ist«, sagt Hekimi. Ein Irrtum. Sie lebten länger als die mit weniger freien Radikalen, um 32 Prozent. Wenn sie aber Vitamin C bekamen, starben sie früher. »Kürzer leben dank Vitamin C«, bilanzierte *Spektrum der Wissenschaft.*

Blöde natürlich für alle, die das nicht wissen, die weiter ihre Vitamine schlucken – und ihren Körper damit schwächen, statt zu stärken.

Am besten ist es, wenn im ganzen Körper überall Radikalenfänger postiert sind, die sogenannten Antioxidantien. Und zwar in natürlicher Form – aus der Nahrung, nicht aus Pillen. Dann kann der Körper ganz elegant regeln, wie viele der radikalen Kerle er aus dem Verkehr zieht und wie viele er auf Posten belässt. Der Körper ist darauf offenbar gut eingestellt. Mehrere Hundert Gene regeln das Gleichgewicht zwischen freien Radikalen und dem Abwehrsystem.

Dänische Forscher der Cochrane-Arbeitsgruppe bilanzierten 2015 in einer Übersichtsstudie: »Die optimale Quelle für Antioxidantien scheint die Nahrung zu sein, nicht Supplements in Pillen.«

Also: echte Lebensmittel. Damit der Körper das kriegt, was er braucht für seinen Kampf gegen Angreifer, gegen Erreger, aber auch gegen die Anzeichen des Alters, und gegen den Tod sowieso. Wenn ich ihm mit Extra-Pillen dazwischenfunke, dann geht der Schuss leicht nach hinten los. Denn er hat da so seine eigenen Methoden und sogar Tricks.

Zum Beispiel, um Angreifer auszuhungern. Beim Eisen etwa. Nicht nur der Mensch braucht Eisen, sondern auch mancher

Krankheitserreger, Kleinstlebewesen, die sogenannten Mikroorganismen. Wenn nun so ein Erreger in der Nähe ist, regelt der Körper einfach den Pegel runter, und zack, ist der Angreifer durch Nahrungsmangel ausgeschaltet.

Wenn der Körper sich gerade freut, weil er die Mikroben geschwächt hinauswanken sieht, und dann komm ich mit meinen Eisentabletten aus dem Drogeriemarkt und mäste damit die müde Mikrobe, bis sie wieder munter und angriffslustig ist, dann bahne ich natürlich den Krankheiten den Weg. Der Körper versucht, seine Bedürfnisse zu organisieren, ich bringe ihn aus dem Gleichgewicht und mache mich damit erst recht krank. So sieht das auch das Berliner Bundesinstitut für Risikobewertung (BfR): »Nach wie vor ist nicht auszuschließen, dass bei einer dauerhaft hohen Versorgung mit Eisen, das Risiko für die Entstehung von Herz-Kreislauf-Erkrankungen, Krebs und Diabetes steigt.«

Mangel als Waffe: So operiert der Körper offenbar auch, wenn er von Parasiten belagert wird, auch bei Malaria und vermutlich vielen anderen Störungen. Logisch, dass dann zusätzliche Pillen und Pülverchen mit just diesen Stoffen nicht gerade die beste Idee sind.

Bei Vitaminen ist es ganz ähnlich. Da senkt der Körper etwa bei Lungenkrebs und Leberkarzinomen seinen Level von Betacarotin, einer Vorstufe von Vitamin A – und wenn ich dann solche Pillen nehme, ist es logisch, dass der Krebs munter wuchert, wie in den einschlägigen Studien geschehen.

Auch bei Vitamin D reduziert der Körper offenbar mitunter den Pegel – und hat dafür ebenfalls seine Gründe. Denn wenn man diesen Menschen Vitamin D verabreicht, bessert sich die Lage keineswegs. Das ergab eine Studie von Professor Philippe Autier vom International Prevention Research Institute in Lyon, die 2013 im Magazin *The Lancet* erschienen ist. Ergebnis: Niedrige Vitamin-D-Spiegel seien wahrscheinlich eine Folge und nicht der Grund für diverse akute und chronische Erkrankungen, mithin ein »Marker für verschlechterte Gesundheit«.

Die Hamburger Hormonexpertin Ingrid Mühlhauser sieht angesichts solcher Erkenntnisse keinen Grund, im Körper »herumzupfuschen«. Schließlich hat der Körper im Verlauf der Evolution sehr elegante Methoden entwickelt, seine Probleme zu lösen. Bei der Sache mit den freien Radikalen etwa: Da schafft es der Körper ständig, und zwar in Zeiträumen von Millisekunden, ein »Fließgleichgewicht« und die Balance zwischen Antioxidantien und freien Radikalen immer neu herzustellen. Und dafür scheinen die echten Lebensmittel, mit denen der Körper im Verlauf der Evolution vertraut geworden ist, am besten geeignet.

New Yorker Forscher fanden schon im Jahr 2000 heraus, dass die zellschützende Aktivität von 100 Gramm Apfel mit Schale, insgesamt mithin zwölf Milligramm Vitamin C, genauso groß ist wie bei 1500 Milligramm reinem Vitamin C. Der Grund: Im Apfel gibt es Hunderte andere Stoffe, die ebenfalls Wirkungen auf die Zellen und den Organismus haben.

Die traditionelle Ernährung versorgt den Körper mit genau den Stoffen, die nötig sind, um die freien Radikale im Zaum zu halten.

Die mediterrane Ernährung zum Beispiel sorgt dafür, dass der Körper nicht übermäßig mit Eisen versorgt wird – und sich so besser gegen Attacken wappnen kann. Sie versorgt uns mit viel Obst und Gemüse und sorgt so dafür, dass stets angemessen viele Antioxidantien bereitstehen, um das »Fließgleichgewicht« auszubalancieren.

Ähnliches hat Ruth Chan von der Chinesischen Universität Hongkong für die chinesische (genauer: die kantonesische) Ernährung nachgewiesen, ihre Erkenntnisse erschienen 2016 im *International Journal of Food and Nutritional Science*. Und die Erkenntnisse von Azalia Avila Nava und ihrer Forschergruppe für die mexikanische Ernährung erschienen 2015 im *FASEB Journal*.

Auch Nüsse spielen eine besondere Rolle, ebenso wie Mandeln, Oliven – und natürlich: der Wein. Sogar in Deutschland gibt es diesbezüglich sozusagen amtliche Erkenntnisse. So stellte das deutsche *Bundesgesundheitsblatt* in der Ausgabe 12/2008 fest, dass »durch Rotweinkonsum die Marker des oxidativen Stresses erniedrigt werden« können. Das hatten diverse Studien nachgewiesen. Leben nach dem Lustprinzip: Das scheint, streng wissenschaftlich betrachtet, zumindest beim Essen und Trinken die richtige Regel. Mit echten, natürlichen Lebensmitteln und evolutionär bewährten Rezepten.

Lieber dem Genuss folgen als irgendwelchen Gurus. Und wenn einer kommt mit seinen Ratschlägen, dann am besten die Ohren gleich auf Durchzug stellen.

So sieht das jedenfalls der Epidemiologe Paul Marantz vom Albert-Einstein-College in New York. Er sagt: »Solange man keine Beweise hat, dass etwas schädlich oder nützlich ist, besteht der beste Ernährungsratschlag darin, keine Ernährungsratschläge zu befolgen.«

Seltsamerweise aber leben jetzt viele Menschen sehr gern nach strengen Vorgaben, unterwerfen sogar ihren eigenen Körper freudig fremden Wertmaßstäben – und empfinden es sogar als Ausdruck ultimativer Selbstbestimmung, sich vorschreiben zu lassen, was sie essen sollen und wann es abends Zeit ist, ins Bett zu gehen.

7. Besser werden

Selbstoptimierung: Wie viel bin ich? Und wie viel soll ich sein?

Och, jetzt schon? Meine App schickt mich ins Bett / Leben nach Vorschrift, wie beim Schwein fürs Schnitzel / Meine inneren Soll-Werte: Wer legt die eigentlich fest? / Der intelligente Schlafzimmerspiegel überwacht mich / Trendvitamin D: die schweren Fehler von Mutter Natur / Vom Segen des Sonnens: Warum waren eigentlich alle Experten immer dagegen?

Sie folgt mir auf Schritt und Tritt. Ich fühle mich schon fast ein bisschen verfolgt und belästigt. Offen gestanden: Manchmal nervt es. Was will sie eigentlich von mir?

Dabei meint sie es eigentlich nur gut mit mir. Sie will, dass ich besser lebe, und zwar möglichst lange. Sie sorgt sich um mich, kümmert sich, aber offenbar entspreche ich nicht ihren Vorstellungen, bin nach ihren Maßstäben nicht okay.

Manchmal wirkt sie fast ungeduldig. Mehrmals am Tag ploppen diese Nachrichten auf meinem Smartphone auf. Ob ich schon was gegessen hätte. Ob es jetzt nicht Zeit wäre für einen Snack. Sie will, dass ich mehr »Disziplin« entwickle. Sie will mich auf den richtigen Weg bringen. Sie weist mich darauf hin, dass ich gesündigt habe: »Du hast mindestens zweimal vergessen, dein Essen und Training mit der App zu tracken. Du hast etwas gegessen, das du eigentlich nicht essen solltest, und zudem daran gedacht aufzugeben.«

Woher weiß die App nur, was ich insgeheim denke?

Ich soll jetzt meinen Schrank ausräumen, weg mit süßen Crackern, Keksen, Chips und fettigen Snacks, auch Limo und Marmelade soll raus, Weißbrot soll in den Müll wandern, helle Teigwaren, also Spaghetti, Spätzle, die kommen auch auf den Index. Ein Croissant ist abgebildet. Und eine Wurst. Weg damit! Ebenso auf dem Index: »Fleischprodukte mit hohem Fettgehalt«.

Langsam nervt es. Es ist ein bisschen totalitär, hat was von einer Diktatur.

Andere stört das nicht. Manche scheinen es sogar zu mögen. Sie unterwerfen sich gern. Und empfinden das nicht einmal als Unterwerfung, sondern als höchste Stufe der Selbstbestimmung.

Florian zum Beispiel. Er lässt sich sogar von seiner App ins Bett bringen. Okay, nicht ganz, aber er lässt sich von ihr sagen, wann es Zeit ist.

Was er will? »Besser werden.«

Dafür braucht es natürlich Maßstäbe, Anhaltspunkte, und deshalb führt Florian jetzt gewissermaßen ein Leben nach Zahlen. Er ist Mitglied einer Bewegung, die das Leben sozusagen durchmisst und optimiert. Das Vermessene Selbst, so heißt die Bewegung, natürlich auf Englisch: *Quantified Self*, abgekürzt QS. Nicht zu verwechseln mit einer ganz ähnlichen Bewegung aus der Lebensmittelbranche, deren Logo fast genauso aussieht und deren Abkürzung sogar identisch ist: QS. Dieses QS steht für »geprüfte Qualitätssicherung« und einen »genau dokumentierten und kontrollierten Lebenslauf«, auch um regelmäßige »Monitoring- und Screeningmaßnahmen«, nur dass es halt um die Wurst geht und um das Schwein, dessen »gewissenhafte Betreuung, hygienische Haltung und bedarfsgerechte Fütterung«. Aber das Ziel von *Quantified Self* ist ganz ähnlich: eine Art Qualitätssicherungsprogramm für mich selbst. Ein Eins-a-Qualitäts-Körper. Starke Muskeln. Gesunde Organe.

Natürlich geht es auch ums Geschäft: Sie wollen schließlich die ganzen tollen Geräte verkaufen für die Selbstvermessung, auch Florian Schumacher aus München, Ingenieur und Guru der Gemeinde in Deutschland.

Das Business boomt. Nie war Selbstüberwachung so einfach. Ich kann mich selbst optimieren! Wie viel bin ich? Und wie viel soll ich sein?

Hunderttausende von Apps gibt es zum Kalorienzählen, wie Yazio oder FatSecret, ganz allgemein zum Abnehmen (Weight-Watchers, Ihr Idealgewicht); es gibt sogar eine, die einen ans Trinken erinnert (Mein Wasser). Und selbst eine zur Optimierung von dem, was hinten rauskommt (PooKeeper).

Besser leben! Gesünder! Und vor allem: länger!

Ich bestimme über mein eigenes Selbst. Erst wird der Ist-Wert ermittelt und dann an den Soll-Wert angepasst. Ich bestimme sozusagen selbst über meine inneren Werte, über meine Zusammensetzung. Wenn ein paar Vitamine fehlen, wird einfach nachgefüllt. So werde ich ein besserer Mensch, von der Qualität her, von der Zusammensetzung, vom Materialwert.

Klingt super. Nach Freiheit und Autonomie. Andererseits: Ich muss natürlich großes Vertrauen haben, wenn ich mich und meine Zusammensetzung in fremde Hände lege, mich nach fremden Vorstellungen formen lasse und deren Vorgaben über die Normwerte. Vertrauen in höhere Kräfte, die solche Maßstäbe setzen, und auch so viel Einfluss haben, diese durchzusetzen, überall auf der Welt, und ein Motiv, ein starkes Interesse sowie die Macht. Ist ja auch eine Geldfrage. Das muss sich auch lohnen, für diese Mächte.

So kann das statt zur höchsten Stufe Selbstbestimmung in die totale Fremdbestimmung führen und sogar ungesund werden, wenn die Beschlusslage leider auf Irrtümern beruht, und manchmal sogar auf gezielter Irreführung. Dann lebt mein Körper leider eher kürzer.

Doch hierzulande ist die Begeisterung ungebrochen, etwa bei der *Süddeutschen Zeitung*, die den Florian und seine Geschäftsidee auf einer ganzen Doppelseite feiert, mit tollen Grafiken und einem hymnischen Text, der ganz offenkundig von einer Followerin verfasst wurde. Sie ist ganz frühmorgens aufgestanden und hat ihn dann begleitet, und sie war dann so begeistert, und es klang dann fast ein bisschen, als hätte sie ihre Erlebnisse mit dem Flori ihrem Poesiealbum anvertraut:

»Der Regen spielt am frühen Morgen mit feinen Fingern Cembalo auf den Blättern der Bäume«.

Hach. So lyrisch kann Zeitung sein, wenn wahre Verehrung im Spiel ist.

Dann tritt der Held auf, Florian Schumacher, und »atmet tief durch«.

Er trabt durch den Regen. Um 7:23 Uhr hält die Followerin fest: »Erstes Ziel erreicht«. 6896 Schritte gegangen, 470 Kalorien verbraucht. Sie liebt offenbar Zahlenmystik. »15 Regentropfen, Schritt, Schritt, einatmen, Schritt, Schritt, ausatmen, 15-2-1-2-2-1«.

Später geht es dann zum Essen. Die Begleiterin vom Weltblatt hält alles Wesentliche für die Nachwelt fest:

»12:00 Mittagessen: Vegane Reispapierrollen. Kalorien: 575, Kohlehydrate: 40 %, Fett: 37 %, Protein: 23 %, beim Weg ins Restaurant hin und zurück wird ein leicht höherer Puls erreicht.«

Das ist natürlich ein karges Leben. Kauen nach Zahlen.

Einerseits.

Andererseits ist Florian ja in diesem Business tätig. Und da ist es natürlich nicht schlecht, wenn die *Süddeutsche Zeitung* doppelseitig plakatgroß Werbung macht. Schumacher ist so etwas wie ein Handlungsreisender in Sachen apparativer Selbstoptimierung. Er verbindet Mensch und Maschine, Sensoren, Software und sein Selbst, oder meins.

Und da gibt es ja wirklich tolle Sachen. Zum Beispiel den »Ganzkörper-Scanner« einer Firma namens Naked.fit. Der steht beim ambitionierten Selbstoptimierer gleich neben dem Bett, »im Gewand eines herkömmlichen Schlafzimmerspiegels« *(Medizintechnolgie.de)*. Davor eine Drehscheibe, auf die ich mich stellen muss und die mich »vor dem Scanner rotieren lässt«; die Daten gehen gleich aufs Handy, dort ist ein »Avatar« von mir, also ein Abbild meines digitalisierten Stellvertreters, und da kann ich dann auf meine Problemzonen zoomen.

Wenn ich daraufhin noch in der Nacht unruhig im Bett rotiere, dann gibt es natürlich Alarm. Denn selbstverständlich wird mein Schlaf überwacht, etwa durch ein »Temporäres Tattoo EEG«, das die Hirnströme misst, ein biegsames, aufklebbares Ding aus dem *Neural Interaction Lab* von Professor Todd Coleman an der Universität von Kalifornien in San Diego.

Morgens kann ich gleich mein Blut abnehmen. Das ist natürlich der Kernbereich meiner inneren Werte, und die muss ich kennen, wenn ich den aktuellen Ansprüchen genügen möchte. Flori nutzt dafür die Tests eines kleinen, sympathischen Berliner Start-ups namens Lykon; dorthin gehen die Röhrchen mit dem roten Saft, den ich mir selbst abgezapft habe, und nach kurzer Zeit schicken sie den inneren Qualitätsnachweis in 16 Disziplinen. Vitamin-D-Spiegel, Cholesterinwert, solche Sachen. Florian findet das super: »Den Bericht bekommt man online zur Verfügung gestellt, inklusive Ernährungs- und Handlungsempfehlungen. Auf Basis dieses Feedbacks kann man seine Ernährung optimieren.«

Ich darf jetzt nicht mehr einfach essen, worauf ich Lust habe. Ich muss sehen, dass das Essen zu meinen Genen passt. Dafür gibt es den *Nutrition Sensor* von der Firma DNANutriControl. Ich muss jetzt machen, was die mir sagt. Aber glücklicherweise haben sie auch gleich »individuelle Mikronährstoffe« parat in ihrem Shop, und zwar »nach den Genen«. Immerhin 18 gibt es zur Auswahl. Vitamine zum Beispiel.

Das ist ein bisschen mickrig, aber gut, ich kann verfolgen, wie es in mir drin weitergeht, in meinem Darm, live übers Handy, mit einer App, ebenfalls aus dem Labor in San Diego.

Wenn es mal schnell gehen muss, kann ich natürlich auch meinen *CardioChek® Plus Analyzer* nehmen, der etwa so groß ist wie ein Smartphone, auch so ähnlich aussieht, und mir in 90 Sekunden sagt, wie es aktuell mit meinen Cholesterinwerten aussieht.

Wenn ich jetzt als mangelhaft eingestuft werde, dann muss ich, klar, was tun.

Wie ich innerlich aussehen soll, welche Normwerte da gelten, das haben sich nicht Florian und seine Start-ups in Berlin ausgedacht. Das sind ganz andere Kaliber, ganz andere Autoritäten. Das ist schließlich auch eine Machtfrage: Wer ist imstande, den Menschen auf der ganzen Welt vorzugeben, welchen Normen sie zu gehorchen haben und wie sie innerlich beschaffen sein sollen?

Beim Cholesterin war das zum Beispiel ein Mann namens Ancel Keys, genannt »Mr. Cholesterin«, den das amerikanische *Time*-Magazin sogar einmal auf den Titel hob. Keys war Professor an der Universität in Minnesota und leitete eine legendäre Untersuchung, die zur Grundlage werden sollte für die weltweite Angst vor dem Cholesterin: die sogenannte Sieben-Länder-Studie, die weltweit erste Erhebung über den Zusammenhang zwischen Ernährung, Lebensstil und Krankheiten wie Herzleiden und Schlaganfall.

Mit dieser Untersuchung wurde jener Ancel Keys berühmt, und mittlerweile muss man leider sagen: auch berüchtigt. Er hatte mit seinem Team 22 Länder untersucht und die, die ihm nicht in den Kram passten, einfach weggelassen: »Er schloss Daten aus 16 Ländern aus, die nicht zu seiner Hypothese passten«, so eine Überprüfung der Keys-Theorie aus dem Jahr 2014 im Wissenschaftsmagazin *Open Heart.* Dank diverser Tricks und Kniffe hatte Keys immerhin bei sechs Ländern seine Hypothese bestätigt gefunden. Plus eines, bei dem sie nicht zutraf, und fertig war die »Sieben-Länder-Studie«. Ergebnis: Je mehr Fett und Cholesterin, desto mehr Herzkranke. Aber halt auch nur dank dieses Tricks. Man könnte auch sagen: Datenmanipulation. »Wenn alle 22 in die Auswertung einbezogen worden wären, wäre der behauptete Zusammenhang zwischen Fett und Herzkrankheiten verschwunden«, sagt der US-Wissenschaftsjournalist Gary Taubes *(Good Calories, Bad Calories).*

Also: eine getürkte Studie. »Die Fett- und Cholesterin-Theorie ist der größte Wissenschaftsbetrug dieses Jahrhunderts« – und vielleicht sogar »aller Jahrhunderte«, meint George Mann, Medizinprofessor an der Vanderbilt-Universität im US-Bundesstaat Tennessee (siehe Hans-Ulrich Grimm: Die Kalorienlüge). Eine solche *Fake*-Studie müssten die Wissenschaftler eigentlich in der Luft zerreißen. Doch leider wurde nicht der Fakten-Fälscher in der Luft zerrissen, sondern sein Gegner. Der wichtigste Kontrahent damals, um die Mitte des vorigen Jahrhunderts, war ein britischer Ernährungsprofessor am Londoner Queen Elizabeth College: John Yudkin. Er sah nicht das Fett als Ursache zahlreicher Krankheiten, sondern: den Zucker. Damit hatte er vollkommen recht, wie wir heute wissen. Doch diese Erkenntnis berührte mächtige Interessen, der Zuckerindustrie zum Beispiel. Sie wollte deshalb nicht einfach abwarten, wie der Kampf ausging. Sie mischte sich aktiv ein. Aber natürlich nicht offen, sonst wäre die Schlacht womöglich anders ausgegangen.

Wer da von welchen Mächten dirigiert wurde, das zeigt sich erst jetzt, Jahrzehnte später. Dank der Wissenschaftler, die sich durch Archive gegraben, Korrespondenz ausgewertet und ihre Ergebnisse dann veröffentlicht haben, unter anderem im Fachmagazin *JAMA Internal Medicine*, im Jahre 2016. Titel: »Die Zuckerindustrie und die Forschung zu koronaren Herzkrankheiten: Eine historische Analyse interner Industriedokumente« *(Sugar Industry and Coronary Heart Disease Research. A Historical Analysis of Internal Industry Documents)*.

Die Arbeit der *JAMA*-Forscher sorgte für weltweite Schlagzeilen; »Wie die Zuckerindustrie die Schuld aufs Fett schob« titelte zum Beispiel die *New York Times (How the Sugar Industry Shifted Blame to Fat)*. »Die internen Dokumente der Zuckerindustrie«, so das Blatt, »legen nahe, dass fünf Jahrzehnte Forschung über die Rolle von Ernährung und Herzkrankheiten, darunter viele der heutigen Ernährungsempfehlungen, stark von der Zuckerindustrie geprägt worden sein könnten.«

Schon im Jahre 1954 hatte der Boss der Zucker-Lobby die Richtung vorgegeben: »Steigern Sie den Marktanteil von Zucker, indem Sie die Amerikaner dazu bringen, sich fettarm zu ernähren«, so fassten die *JAMA*-Forscher die Strategie zusammen.

Die amerikanische Zucker-Forschungsstiftung *(Sugar Research Foundation)* begann, die »Forschungsentwicklung auf diesem Feld sorgfältig zu beobachten«. Denn im Juli 1965 waren mehrere wissenschaftliche Studien und Zeitungsartikel erschienen, die auf die Rolle des Zuckers bei Herzkrankheiten hinwiesen: Er sei die Hauptursache für die Verstopfungen der Blutadern (Atherosklerose) und für den Anstieg bei Blutfetten wie Cholesterin und den sogenannten Triglyceriden. Das ist die Faktenlage. So formulierten das die Forscher in den 1960er-Jahren. Und das ist auch vollkommen korrekt, wie mittlerweile klar ist.

Doch aus Sicht der Zuckerindustrie waren das natürlich geschäftsschädigende Erkenntnisse. Was dann folgte, war ein schönes Lehrbeispiel für die Fügsamkeit und Biegsamkeit von Wissenschaft im Dienst von Interessengruppen.

Die Zucker-Lobby schritt zur Tat. Erste Maßnahme: das Geheimprojekt 226. Das wurde am 13. Juli 1965 vom Exekutivausschuss der Lobbyvereinigung genehmigt, inklusive Sponsoringrahmen: Zunächst sollte es 1500 Dollar geben, was heute 11 300 Dollar entspricht. Dafür sollten zwei Wissenschaftler der berühmten Universität in Harvard einen wissenschaftlichen Artikel abliefern. Und der fiel dann offenbar ganz im Sinne der Auftraggeber aus: Es gebe »keinen Zweifel«, dass die »einzige Ernährungs-Intervention«, die es gäbe, um Herzkrankheiten zu verhindern, darin bestand, das »Cholesterin in der Ernährung zu reduzieren«. So kam die Furcht vor dem Cholesterin in die Welt, vor dem Fett, und der Zucker war als Verdächtiger erst mal raus.

Super: Ein eindrucksvoller Sieg für die Zucker-Lobby, die sich renommierte Wissenschaftler aus einer renommierten Universität gekauft hatte, und die lieferten wie bestellt, in einem renommierten Wissenschafts-Journal, dem *New England Journal of Medicine (NEJM)* vom 27. Juli 1967 (Titel: *Dietary Fats, Carbohydrates and Atherosclerotic Vascular Disease*).

Das ist natürlich bitter, wenn ich mein Leben verlängern möchte, wenn ich mich selbst optimieren möchte und meine inneren Werte an die gültigen Normen anpassen, wenn diese Normen aus einem Kampf hervorgegangen sind, den leider erst mal die Falschen gewonnen haben, und die Tatsachen leider ins Gegenteil verdreht wurden. Ich zähle brav mit all den tollen Apps die Nährwerte in meinem Essen, folge ihnen brav, und damit leider den Interessen der Lobby statt denen meines Körpers.

Und so geht es nicht nur beim Cholesterin, dem fettarmen Essen, so ist das auch bei anderen Empfehlungen. Denn natürlich wissen alle Branchen-Lobbyisten, was es für ihre Bilanzen bedeutet, wenn die Leute mehr von ihren Produkten essen und weniger von den anderen. Oder umgekehrt.

Sie engagieren sich daher auch sehr intensiv, wenn es um Ernährungsempfehlungen geht. In den USA zum Beispiel sind die Verbindungen traditionell sehr eng zwischen den interessierten Industrien, den Ernährungsberatern und der zuständigen Akademie für Ernährung und Diätetik (*Academy of Nutrition and Dietetics*, früher: *American Dietetic Association, kurz ADA).*

An den Merkblättern über die gesunde Ernährung *(Nutrition Facts)* dürfen denn auch gern die interessierten Firmen mitwirken, gegen eine kleine Gebühr von 20 000 Dollar. So lernen die Verbraucher die wesentlichen Fakten über, sagen wir, Kaugummi, dank freundlicher Unterstützung vom Wrigley Institute.

Auch wenn es um die Richtlinien zur gesunden Ernährung geht, machen die Firmen ihren Einfluss geltend. Viele Mitglieder des zuständigen Komitees, dem *US Dietary Guidelines Advisory Committee,* haben finanzielle Verbindungen zu Firmen wie McDonald's, Coca-Cola und vielen anderen.

»Sind Amerikas Ernährungs-Professionals in der Tasche von Big Food?«, fragte 2013 die US-Verbraucherschutzanwältin

Michele Simon in einer Broschüre über die *Academy of Nutrition and Dietetics.*

In Europa ist das nicht viel anders, etwa in Deutschland. So hat der Verband der Ernährungsberaterinnen (VDOe) eigens ein »Netzwerk Wirtschaft« ins Leben gerufen mit dem Ziel, zu einem »stärkeren Miteinander zwischen Ernährungsberatung und Ernährungswirtschaft zu kommen«. In dem Verband, der eigentlich die Ernährungsberaterinnen vertritt, gibt es merkwürdigerweise auch »korporative Mitglieder«: Zu denen gehört unter anderem der Sojamilch-Konzern Alpro, auch der Tiefkühl-Lieferdienst Bofrost, der Fruchtzwerge-Konzern Danone, die Dr. Rainer Wild-Stiftung aus dem Hause Capri-Sonne und natürlich der Nutella-Konzern Ferrero, der Abspeck-Konzern Weight Watchers und der weltgrößte Food-Riese Nestlé. Und der Brause-Konzern Coca-Cola ist Mitglied in der Deutschen Gesellschaft für Ernährung (DGE), der maßgeblichen wissenschaftlichen Fachgesellschaft, die Regierung und Medien berät und beeinflusst.

In der Europäischen Union sind die Verbindungen noch enger. Gerade bei den Fragen, die für meine inneren Werte wichtig sind, deren Optimierung und die dafür gültigen Normen. Bei den Vitaminen zum Beispiel. Als es darum ging, wie viele »Mikronährstoffe« die Menschen brauchen, also Vitamine, Mineralien, wurde dafür das EU-Projekt EURRECA gegründet: *European Micronutrient Recommendations Aligned.*

Aligned, das bedeutet so viel wie: auf Linie gebracht. Es ging also darum, dass die europäischen Empfehlungen für die sogenannten Mikronährstoffe, also etwa die Vitamine, vereinheitlicht und so »auf Linie gebracht« werden.

Klar, dass da die Vitaminindustrie gern ein Wörtchen mitreden möchte. Die Europäische Union hat auch gar nichts dagegen, weshalb bei diesem EU-Vitaminprojekt auch der Vitamin-Weltmarktführer DSM mit dabei war, und die Industrie übernahm sogar die Federführung, über eine Lobbytruppe namens ILSI *(International Life Sciences Institute)*. Sie wird getragen von Vitaminkonzernen wie DSM, BASF, Merck, aber auch Softdrinkkonzernen wie Coca-Cola, Pepsi und Red Bull und Süßwarenherstellern wie Mars sowie Food-Multis wie Danone, Nestlé, Unilever. Also: lauter sachverständige Organisationen in Sachen Vitamine.

Für die »Kommunikation«, also die angemessene Publicity, war praktischerweise auch die Industrie zuständig: der Europäische Lebensmittel-Informationsrat *(European Food Information Council)*, kurz Eufic. Klingt schwer amtlich, ist aber ebenfalls eine reine Lobby-Vereinigung. Mit dabei: wieder der Vitamin-Konzern DSM, wieder Coca-Cola und Pepsi, Mars und Ferrero, Nestlé und Unilever.

Damit sind die Interessen natürlich ein bisschen einseitig vertreten, Gärtnereien oder andere Produzenten, die bei der Versorgung der Menschen mit Mikronährstoffen beteiligt sind, müssen leider draußen bleiben, wenn es in der Europäischen Union um die offiziellen Vitaminempfehlungen geht.

Auch als es darum ging, wie die Menschen zu einem besseren Ernährungsverhalten zu »erziehen« sind, waren sie nicht dabei. Aber, wie eigentlich immer, die Industrie-Lobby. Bei dem Projekt namens FLABEL, bei dem es um die Rolle von Packungsetiketten für eine »bessere Erziehung« zur Gesundheit ging. *(Food Labelling to Advance Better Education for Life)*. Und bei EATWELL, Thema: Empfehlungen zur gesunden Ernährung *(Interventions to Promote Healthy Eating Habits: Evaluations and Recommendation)*. Auch bei EURODIET über die Frage, welche Rolle die Ernährung bei einem gesunden Lebensstil spielt *(Nutrition & Diet for Healthy Lifestyles in Europe)*.

Also: Eigentlich bei allen Themen, die für mich wichtig sind, wenn ich meinen Körper optimieren will, sind die Konzerne dabei, wenn die EU die Maßstäbe festlegt. Und klar, auch wenn es um die Frage des gesunden Alterns geht, wie bei einem Projekt namens DO-HEALTH, der größten Altersstudie Europas zum

Thema »gesund älter werden«. Und beim EU-Netzwerk mit dem Projektkürzel FP7-613977-ODIN. Ausführlicher Titel: »Nahrungsbasierte Lösungen für optimale Vitamin-D-Versorgung und Gesundheit über das ganze Leben«.

Die massive Präsenz zeigt natürlich Wirkung. Bei den Vitaminen überhaupt und gerade beim Vitamin D. Die Medien setzen sich sehr dafür ein, der *Stern* etwa klagt: »Bis zu 80 Prozent aller Deutschen leiden im Winterhalbjahr unter Vitamin-D-Mangel.«

Vitamin D gehört zu den Lieblingsvitaminen der Optimierer. Auch der Biohacker. Das Merkwürdige ist nur: Niemand weiß eigentlich genau, wie viel ich von diesem Vitamin brauche. Das jedenfalls gesteht das staatliche deutsche Bundesinstitut für Risikobewertung (BfR): Leider könne man »beim Menschen keine exakten Angaben zum Bedarf machen«.

Gerade bei Vitamin D ist die Diskrepanz zwischen wissenschaftlich nachgewiesenen Fakten und Werbegetrommel eklatant. So herrschen bei diesem Vitamin, ausweislich der Analyse der staatlichen Risikowächter vom BfR in Berlin, offenbar erstaunliche »Wissenslücken«. Wenn ich zum Beispiel ein Schlückchen Vitamin D aus der Biohacker-Pulle nehme, dann geht mir das keineswegs direkt ins Blut: »Die Nahrungsaufnahme an Vitamin D«, so das Institut, »korreliert nur schwach« mit der Konzentration im Blut. Vielleicht steckt es der Körper auch gleich in den Speicher, über den, nebenbei, auch praktisch nichts bekannt ist. Dabei seien gerade diesbezüglich Informationen wichtig, »um den Bedarf an Vitamin D in Abwesenheit von Sonnenlicht, vor allem in den Wintermonaten in allen Altersgruppen besser beurteilen zu können«. Vielleicht kommt man damit womöglich lässig über den Winter, sonst wären ja Norweger, Finnen und Schweden längst weithin ausgestorben, wenn dort im Winterhalbjahr monatelang stockfinstere Nacht herrscht.

Obwohl es also keine seriösen Erkenntnisse über den Bedarf an Vitamin D gibt, arbeitet die Lobby energisch an einer Steigerung der Normwerte. Irgendwelche rationalen Gründe gibt es da nicht. Daten oder Fakten: Fehlanzeige. Stattdessen: nichts als »Schätzungen« oder »Empfehlungen«, die beispielsweise bei einem »Runden Tisch« verabschiedet werden. Mit exakter Wissenschaft hat das rein gar nichts zu tun. Die Medien verbreiten trotzdem die Mär vom Mangel. Der österreichische *Standard* zum Beispiel riet: »Die meisten Menschen sollten Vitamin-D-Präparate einnehmen.« Das Blatt hatte mit einem Mann namens Michael Holick gesprochen und dessen Ansichten einfach übernommen.

Holick ist Direktor der Klinik für Knochenerkrankungen sowie des Forschungszentrums für Heliotherapie, Licht- und Hautforschung im amerikanischen Boston. Und er hat eine ganze Schar von Sponsoren aus dem einschlägigen Milieu: Merck, Novartis, Procter & Gamble, Amgen sowie Quest Diagnostics.

So ist das eigentlich immer: Die Professoren, die lauthals Alarm schlagen, sind mit der Vitaminindustrie eng verbunden.

Ein ganz besonders treuer Unterstützer ist seit Langem ein Professor namens Hans Konrad Biesalski von der Universität in Stuttgart-Hohenheim. Immer wieder organisierte er an seiner Uni Vitamin-Veranstaltungen, sogenannte Konsensusgespräche, die gegen Geld zu buchen waren, zeitweilig über eine Firma seiner Frau (siehe Hans-Ulrich Grimm: Die Ernährungslüge). Biesalski war stilbildend, ist aber irgendwann altershalber ausgeschieden. Inzwischen sind die Verbindungen zwischen Uni und Industrie noch enger geworden. So sitzt jetzt ein Mann der Vitaminindustrie ganz direkt auf einem Lehrstuhl: der Vitaminforscher Peter Weber. Er ist »außerplanmäßiger Professor« am Institut für Biologische Chemie und Ernährungswissenschaft der Uni und wird praktischerweise gleich vom Vitamin-Weltmarktführer DSM bezahlt, bei dem er parallel tätig ist. Auch seine Mailadresse läuft weiter über den Vitaminkonzern.

Sein Hohenheimer Professorenkollege Jan Frank ist Präsident der *Society of Nutrition and Food Science*, deren Kongresse gesponsert werden von BASF, DSM, Orthomol, Unilever. Er ist auch Vorstandsmitglied in der Gesellschaft für angewandte Vitaminforschung, einer Lobbyvereinigung der Vitaminindustrie. Weitere Vorstandsmitglieder sind Manfred Eggersdorfer (DSM), Ute Obermüller-Jevic (BASF), Thomas Schettler (Pfizer). Und auch Orthomol ist dabei, die Firma mit den blauen Vitaminpaketen, die viele aus der Apotheke kennen: dank Thora Hartmann-Schneiders, die als Schatzmeisterin des Lobbyvereins firmiert.

Dabei ist es mit diesem Vitamin D eigentlich ganz einfach: Der Körper bildet es von selbst mithilfe der Sonne. Zehn bis 15 Minuten am Tag reichen schon, selbst wenn nur Gesicht, Unterarme und Hände besonnt werden.

Doch die Sonne hat es heute natürlich schwer: Sie hat ja keine Lobby. Im Gegenteil: Es gibt sogar eine mächtige Anti-Sonnen-Lobby. Die baut sich manchmal direkt in der Fußgängerzone auf. Etwa im rheinischen Euskirchen. Da hat sich der örtliche Hautarzt Dr. Manfred Wittenhorst postiert, samt seinen Helferinnen. Hautärzte wie er engagieren sich bekanntlich sehr in Sachen Hautkrebs. Und deswegen haben sie bei der Aktion nicht nur Broschüren und Flyer verteilt, sondern auch »Probeangebote diverser Lichtschutzanbieter«, wie wir dank eines begeisterten Artikels im Fachorgan *Der Deutsche Dermatologe* wissen, der im Übrigen auch über eine Aktion der Hautärztin Dr. Marion Krakor in Leipzig berichtete, die unter dem Motto lief: »Hautcheck ist sexy«. Sie hatte vom Judosportklub »gut trainierte junge Männer« *(Der Deutsche Dermatologe)* geholt, für ein Kalenderfoto-Shooting. Auch hier gab es freundliche Unterstützer wie den Nivea-Konzern Beiersdorf, der auch den Eucerin-Sonnenschutz produziert.

Dabei handelt es sich nicht um eine totale Sonnenfeindlichkeit, sondern nur um eine partielle, teilte die Europäische Hautkrebsstiftung (ESCF) mit: Es gehe »nicht darum, die Sonne komplett zu meiden«, sondern darum, Kindern einen gesunden »Umgang mit der Sonne« beizubringen.

Die Europäische Hautkrebsstiftung ist natürlich auch eng eingebunden in das internationale Netzwerk im Kampf gegen den Hautkrebs, etwa der in New York ansässigen Skin Cancer Foundation, bei der es glücklicherweise auch nicht am Geld fehlt dank eines zahlungskräftigen Wirtschaftsrates, in dem namhafte Kosmetikhersteller und Sonnencreme-Firmen sitzen: Avon, Banana Boat, Bayer, Elizabeth Arden, Clarins, Hawaiian Tropic, Procter & Gamble, Shiseido, Novartis, Lancôme und Eucerin.

Die Stiftung ist sehr stolz darauf, das Bewusstsein über die Gefährlichkeit des Hautkrebses und die Bedeutung von Sonnenschutz weltweit in den Köpfen der Menschen verankert zu haben. Für die Selbstoptimierer gibt es sogar ungezählte Apps, die mich aus der Sonne schicken oder zum Nachschmieren animieren, wenn sie es für richtig halten.

Und klar, das weiß jeder: Hautkrebs ist schlimm.

Fast noch schlimmer allerdings ist, die Sonne zu meiden, sagen Forscher aus Schweden. 2016 veröffentlichten sie ihre Langzeitstudie mit 29518 Schwedinnen, die über 20 Jahre immer wieder untersucht und dafür in drei Gruppen eingeteilt wurden: Die einen sonnten sich nie, die zweiten moderat und die dritten oft. Ergebnis: Je mehr sie die Sonne genossen, desto länger lebten die Frauen. Die, die sich »moderat« sonnten, hatten immer noch ein um 40 Prozent höheres Sterberisiko wie die aus der Top-Sonnenanbeter-Gruppe.

Frauen, die die Sonne meiden, hätten »ein gut doppelt so hohes Risiko, an Herz- und Kreislauferkrankungen zu sterben«, so der Studienleiter, Oberarzt Pelle Lindqvist vom renommierten Karolinska-Institut in Stockholm. Ebenso groß sei das Risiko für Diabetes Typ 2 und sogar für Multiple Sklerose.

Besonders interessant: Sonnen-Abstinenzler verkürzen ihr Leben genauso wie Nikotin-Abhängige. Das Meiden der Sonne »erhöht das Sterberisiko im gleichen Maße wie das Rauchen«. Frauen, die rauchten und sich sonnten, waren Herz-Kreislauf-mäßig genauso dran wie ihre Geschlechtsgenossinnen, die nicht rauchten und sich nicht sonnten, so die im *Journal of Internal Medicine* veröffentlichte Studie.

Der Hautkrebs ist häufig gar nicht die Folge von Sonnenanbeterei – sondern von Vitaminpillen. »Vitamintabletten: Doping für den Hautkrebs«, meldeten die Medien, nachdem Martin Bergö vom Sahlgrenska Krebszentrum in Göteborg herausgefunden hatte, dass durch Vitaminpillen bei schwarzem Hautkrebs (malignes Melanom) die Krebszellen sich doppelt so schnell ausbreiten. Bergö rät daher von Sonnenschutzmitteln ab, die Substanzen wie Betacarotin oder Vitamin E enthalten: Die könnten »potenziell bösartige Melanomzellen genauso beeinflussen« wie »Antioxidantien in Nahrungsergänzungsmitteln«, jene Vitamine also, die ja bekanntlich die freien Radikale eliminieren und damit die Anti-Krebs-Kämpfer des Körpers ausschalten – und so freie Bahn schaffen fürs Melanom.

Auch bei einer französischen Studie des Ernährungsprofessors Serge Hercberg von der Medizinischen Universität von Paris aus dem Jahr 2007 hatten jene Frauen mehr Hautkrebs, die Vitaminpillen mit Vitamin C, E und Betacarotin genommen hatten. Und wenn die Pillen abgesetzt wurden, sank auch das Hautkrebsrisiko wieder.

Wer länger und besser leben möchte, genießt mithin einfach die Sonne und geht in den Schatten, bevor die Haut sich rötet. Und lässt vor allem die Finger von all den Apps, die das Sonnenbad, das Eincremen und womöglich noch die Vitamineinnahme regulieren wollen.

Oder am besten gleich von allen anderen einschlägigen Apps. Denn mittlerweile werden diese ihrerseits zum Gesundheitsproblem. Der ständige Zwang zur Selbstbeobachtung geht vielen auf die Nerven, macht manche ganz verrückt – und sogar definitiv krank.

Die 30-jährige Kaila Prins zum Beispiel, über die der Online-Dienst *prevention.com* berichtete. Sie war eigentlich eine perfekte Selbstoptimiererin. Die junge Frau aus dem kalifornischen

San José, eine knappe Autostunde südwestlich von San Francisco, hatte über Jahre hinweg ihr *Tracking* perfektioniert, Kalorien gezählt, auch ihre Schritte und diverse andere Daten.

Gesünder wurde sie dabei nicht, aber einsamer: »Ich habe keine Freunde gefunden, bin aus meinem Graduiertenprogramm an der Columbia University ausgestiegen und wurde zum absoluten Schrecken für alle, die versuchten, meinen Zeitplan zu durchbrechen«, sagt sie. Fast wollte sie schon freiwillig aus dem Leben scheiden, versank »in suizidale Depression«.

Die Wende brachte schließlich eine Knöchelverletzung beim Laufen aufgrund der täglichen Vier-Meilen-*Challenge* fürs Tracking. Nachdem sie sich von ihrem Job beurlaubt und zwei Operationen hinter sich hatte, trennte sie sich langsam von ihren Schritt- und Kalorienzählern sowie den Tracking-Apps. Die waren, so ihre Selbsterkenntnis, für sie die Auslöser für ihre »Übungssucht« und »Essstörung«.

Noch gefährlicher können persönliche Gentests werden. Denn sie wirken gewissermaßen wie Prophezeiungen durch Hellseher und Scharlatane, können Menschen in Verzweiflung stürzen, zu chirurgischen Maßnahmen greifen lassen, die womöglich völlig unnötig sind: Selbstverstümmelung aus Angst vor einer Katastrophe, die vielleicht gar nie eintritt.

Die amerikanische Regierung hat daher reagiert gegenüber einer Pionierfirma auf diesem Gebiet, und zwar einer besonders mächtigen und erfolgreichen. Und so bekam eine gewisse Ann Wojcicki Post von der amerikanischen Regierung, der Lebensmittel- und Arzneibehörde FDA. Eine öffentliche Abmahnung, für alle im Internet einzusehen.

Überschrift: »WARNING LETTER«. Ein »Warnbrief«.

Nov 22, 2013
Ann Wojcicki
CEO
23andMe, Inc.

1390 Shoreline Way
Mountain View, CA 94043

Document Number: GEN1300666
Re: Personal Genome Service (PGS)

»Sehr geehrte Frau Wojcicki«, schrieb die oberste amerikanische Lebensmittel- und Arzneibehörde und erhob schwere Vorwürfe gegen die Frau, die mit ihrer Firma 23andMe Gentests verkauft. So würde sie das »23andMe Saliva Collection Kit und den Personal Genome Service (PGS) ohne Marktzulassung oder Genehmigung« vermarkten. Die Behörde sei »besorgt um die öffentliche Gesundheit«. Denn: Fehlerhafte Gentests könnten schlimmstenfalls tödlich enden, »wenn Menschen falsche Informationen über tatsächliche oder vermeintliche Krankheitsrisiken« von 23andMe erhalten würden.

»Besonders beunruhigend« sei, dass Kunden von 23andMe etwa Informationen darüber erhielten, »ob ihr Erbgut Mutationen in den BRCA-Genen enthält«. Diese können Brust- und Eierstockkrebs begünstigen.

Ann Wojcicki ist die Ehefrau des Google-Gründers Sergej Brin. Ihre Firma bietet Diagnose-Kits an, anfangs für 999 Dollar, später nur noch für 125 Dollar, und alles ganz einfach übers Internet. Bis die Regierung dazwischenging.

Schließlich konnte 23andMe ihr Business doch fortsetzen. 2017 bekamen sie von der FDA die Zulassung für Genrisiko-Tests etwa zu Alzheimer und Parkinson, 2018 für zwei Gene namens BRCA1 und BRCA2.

Die BRCA-Gene waren für die US-Schauspielerin Angelina Jolie der Auslöser, sich die Brüste amputieren zu lassen, um nicht krank zu werden – wegen einer Mutation im »Brustkrebsgen« BRCA1. Davon soll es Hunderte geben. Sie können zu Brustkrebs führen – müssen aber nicht. Und: Bis zu 95 Prozent aller Brustkrebsopfer kriegen die Krankheit, ganz ohne die einschlägigen Gene zu besitzen. Und manche haben einschlägige Gene – bleiben aber von der Krankheit verschont.

Natürlich spielen die Gene auch bei der Ernährung eine ganz besondere Rolle. Schließlich sind die Menschen verschieden, die einen sind rothaarig, die anderen blond, die einen blass, die anderen farbig. Vielleicht anfällig für Krankheiten, die durch bestimmte Lebensmittel gefördert – oder gebremst – werden können. Logisch also, dass die unterschiedlichen Menschen ganz unterschiedliche Nahrungsmittel brauchen.

Nur: Wie das funktioniert, haben die Wissenschaftler leider überhaupt nicht durchschaut. Deshalb war ein diesbezügliches Projekt der Europäischen Union ein Flop. Food4Me hieß es.

Auch die Münchner Professorin Hannelore Daniel war dabei, in der internationalen Expertengruppe, die »das aktuelle Wissen über personalisierte Ernährung sichten und die Anwendung einer individualisierten Ernährungsempfehlung erkunden« sollte.

Geleitet wurde das Food4Me-Konsortium von Professor Mike Gibney vom University College Dublin, es bestand aus 25 Partnern aus zwölf europäischen Ländern. Natürlich waren auch wieder Firmen dabei wie DSM und Philips, der Elektrokonzern. Und Eufic, jene PR-Firma, in der sich diverse Firmen zusammengeschlossen haben. Es ging schließlich bei dem EU-Projekt explizit auch um »Geschäftsmodelle«.

Schade nur: Die Ergebnisse waren enttäuschend. Das räumte sogar Professorin Daniel ein, im Deutschlandfunk: »Wir wussten, das wird nicht wirklich einen großen Effekt haben – aber das, was rausgekommen ist, hat mich dann doch ein bisschen mehr enttäuscht, weil es weniger war als das Wenige, was ich erwartet hatte.«

Es ist ja, jenseits von geschäftlichen Hoffnungen, auch ziemlich naiv zu erwarten, es ließen sich irgendwelche detaillierten Vorgaben entwickeln, für sechs Milliarden unterschiedliche Menschen auf diesem Globus, die jeweils aus Tausenden von Genen bestehen, und unzähligen unterschiedlichen Lebensmitteln, die es in den unterschiedlichen Regionen gibt. Aber gut, wenn die Europäische Union mit Millionen wedelt, will keiner die Scheine schnöde ablehnen. Auch wenn jeder, der sich nur halbwegs auskennt, weiß, dass das Projektthema ziemlicher Blödsinn ist.

Interessanterweise sind die wichtigsten Experten der Welt eher zurückhaltend und lieber vorsichtig, wenn es um solche Verheißungen geht, um die neuesten Methoden der Industrie zur Optimierung des eigenen Leibes, um die Versprechungen, um Produkte und Pillen.

Aubrey de Grey zum Beispiel, der Brite aus Cambridge mit dem Guru-Bart, der so beeindruckend klug ist.

Natürlich hat auch er sich einem Qualitäts-Check unterzogen, sagt er beim Gespräch in einer kurzen Pause beim Lebensverlängerer-Festival in San Diego. Und sich gefreut. »Ich hab Glück mit meinen Genen, bin biologisch viel jünger, als ich wirklich bin.«

Das haben Sie gemessen?
Aubrey de Grey: »Ja klar. Mehrere Male. Mit High-End-Methoden, 150 verschiedenen Blutwerten, physiologischen Tests. Das bedeutet, ich muss da sehr vorsichtig sein, wenn ich irgendwas mache. Ich sollte zum Beispiel daran denken, dass wir die Biologie noch nicht sehr gut verstehen. Wenn etwas nicht kaputt ist, sollten wir nicht versuchen, es zu renovieren.«
Nehmen Sie irgendwelche Pillen?
Aubrey de Grey: (schüttelt den Kopf)
Infusionen? Frisches Blut?
Aubrey de Grey: »Nein, nichts.«
Gentherapie?
Aubrey de Grey: »Noch nicht.«
Vitamine?
Aubrey de Grey: »Nein.«
Mediterrane Ernährung?

Aubrey de Grey: »Manchmal.«
Denken Sie viel darüber nach?
Aubrey de Grey: »Nein, ich esse einfach abwechslungsreich. Manchmal esse ich Fisch, Obst, Gemüse, unterschiedliche Arten von Fleisch. Eine verantwortungsbewusste, ausgewogene Ernährung. Ich sorge einfach dafür, dass ich meinen Körper nicht immer mit den gleichen Sachen füttere.«
Und warum nehmen Sie nicht all die Produkte, die hier angeboten werden?
Aubrey de Grey: »Weil das, was ich mache, funktioniert. Wenn es einem ungewöhnlich gut geht für sein Alter, dann bedeutet das, man sollte Dinge einfach so lassen. Solange nichts falsch läuft.«

Aubrey hat es erkannt. Niemand weiß besser, was gut für ihn ist, als mein Körper selbst. Er kennt meine Gene und meine aktuelle Bedürfnislage. Es ist schließlich ein Unterschied, ob ich gerade einen Marathon laufe oder faul am Strand liege. Mein Körper hat ein ausgeklügeltes System, um genau das zu kriegen, was er braucht, um seine Systeme zu versorgen, auch um das zu bekämpfen, was er nicht möchte. Krankheit. Und: Alter.

Der menschliche Körper besteht schließlich nach Schätzungen von Wissenschaftlern aus zwei Millionen verschiedenen Substanzen. Allein 1500 Gene sind an meinem Alterungsprozess beteiligt. Schon in meinem Blut gibt es Hunderttausende von Substanzen, und nur ein paar Tausend davon sind überhaupt bekannt.

Also: Was da gerade nötig ist, kann nur mein Körper selbst wissen. Daher mag ich völlig andere Sachen als andere Leute. Und: Ich reagiere völlig anders darauf. Bei manchen Leuten steigt zum Beispiel der Blutzuckerspiegel schneller, wenn sie Weißbrot gegessen haben, bei anderen aber bei Vollkornbrot. Das haben Ernährungswissenschaftler des israelischen Weizmann-Instituts bei Tel Aviv herausgefunden: »Verschiedene

Menschen reagieren unterschiedlich auf ein und dasselbe Lebensmittel«, schrieben sie im Fachmagazin *Cell Metabolism*.

Manche mögen Bitteres, viele hingegen nicht – all das hat natürlich individuelle genetische Hintergründe.

Der Körper hat da ein super Leitsystem entwickelt. Es beruht auf einem sympathischen Prinzip: Lust. Der Darm, das »zweite Gehirn« (siehe Kapitel 11) analysiert, meldet an das erste Gehirn, an die älteste und erfahrenste Zone dort, den sogenannten Hypothalamus, und der übersetzt den stofflichen Bedarf: in Lust, in Appetit, auf etwas ganz Bestimmtes.

Das kann natürlich nur funktionieren, wenn der Körper nicht gestört wird bei seinem Wahlvorgang. Also: Alles, was den Geschmack manipuliert, gehört erst mal auf den Index. Aromen, Geschmacksverstärker, auch Zucker und Süßstoffe aller Art.

Und dann muss natürlich echtes Essen her. Ganz gleich, ob mediterran oder mexikanisch oder brasilianisch, ob chinesisch oder nordisch. Hauptsache: *»real food«* echtes Essen. »Das echte Essen ist am wichtigsten«, sagen die Leute von *»Old Ways«*, einer Vereinigung von Genießern und kosmopolitischen Kulinarikern aus Amerika. Sie plädieren für eine ganz neue Ernährungsweise, die eigentlich uralt ist: die traditionelle Ernährung *(Traditional Diet)*. Sie ist angepasst an meine Gene, meine Bedürfnisse, auch ans Klima in meiner Gegend. Es macht ja einen Unterschied, ob es das halbe Jahr finster und kalt ist, wie in Skandinavien, oder das ganze Jahr heiß und sonnig, wie in Afrika. Da muss der Körper sich natürlich ganz anders versorgen. Die traditionelle Kost enthält all die Nährstoffe, die in der Fabriknahrung fehlt – und sie sind sogar an die genetischen Bedürfnisse der Menschen in dieser Region angepasst. Und das Beste: Was so gesund ist, schmeckt auch super. »Traditionelle Diäten«, sagen die Leute von *Oldways,* »sind ein köstlicher Fahrplan für eine gesunde Ernährung.«

Die Leute von Slow Food, einer anderen kulinarischen Weltverbesserungsorganisation, sehen das sogar als »Entkolonisierung der Ernährung«, als Statement gegen die globale Gleichmacherei, einen genussvollen Weg zu Souveränität und zur wahren kulinarischen Selbstbestimmung, ohne Bevormundung und Diktate.

Und selbstverständlich ohne Apps, die den eigenen Körper fremden Vorgaben unterwerfen und ihn um 21.30 Uhr ins Bett schicken. »Wie armselig das ist!« So kommentierte ein Leserbriefschreiber der *Süddeutschen Zeitung* nach dem plakatgroßen Artikel über den Selbstoptimierer Florian, der sich folgsam fügte, obwohl bei lebensbejahenden Zeitgenossen da ganz anderes ansteht: »Für gewöhnlich macht man zu dieser Zeit noch mindestens eine Flasche Wein auf.«

Das ist auch gesünder, wie die Anhänger der mediterranen Ernährung wissen, die sogar als »Goldstandard« gilt, wie es in der Medizin heißt.

Sie sorgt interessanterweise auch dafür, dass mein Körper seine inneren Verhältnisse stets ordentlich und sauber hält. Der Körper funktioniert ja auf wundersame Weise selbstregulierend – wenn man ihn lässt. Er kümmert sich sogar darum, dass der Müll rausgetragen wird. Er hat dafür Programme und spezialisierte Kräfte. Selbst an schwer zugänglichen Stellen wischen sie durch. In den Kanälen zum Beispiel, in den Blutadern.

Der Körper hält sogar das Herz sauber und sorgt dafür, dass es weiter schlägt, so wie bei jener eleganten älteren Dame, die die Ärzte schon nach Hause geschickt hatten, im Rollstuhl. Ohne Hoffnung.

Kurz darauf war sie wieder putzmunter.

8. Schön im Takt

Intelligente Pumpe: Was das Herz so stark und sensibel macht

Wunder am Amazonas: Warum sind die Herzen der Menschen dort so rein? / Mitten ins Herz: Was die Lebensmittel haltbar macht, verkürzt unser eigenes Leben / Was Zucker mit Cholesterin zu tun hat / Tod auf der Tanzfläche: Red Bull verleiht Flüüügel – für den sofortigen Abflug / Tolle Rohrreinigung: wie mein Körper seine Adern selbst sauber halten kann

Auf den ersten Blick haben sie nicht viel gemeinsam, die Indianer vom Amazonas und die alte Dame aus Amerika. Nur in Herzensangelegenheiten, wenn man so will, finden sich auffällige Übereinstimmungen.

Die Indianer vom Amazonas sind weltberühmt geworden, weil ihre Herzen so sauber sind, so rein. Das haben Wissenschaftler festgestellt, sie haben ihre Entdeckung publiziert, und die Fachwelt staunte und wunderte sich. »Der Befund ist spektakulär«, diagnostizierte schon der Herzprofessor Thomas F. Lüscher in der Zürcher *Weltwoche:* »Das Naturvolk der Tsimane hat viel gesündere Herzen als wir.«

Dabei leben sie fernab der Zivilisation und komfortabler medizinischer Versorgung. Ihre Herzen zeugen von fast wundersamen Selbstheilungskräften des Körpers. Und das verbindet sie mit der alten Dame aus Amerika, die sie natürlich gar nicht kennen. Denn die Tsimane leben im Urwald, am Oberlauf des Amazonas, ein paar Hundert Kilometer östlich des Titicacasees. Im Westen des Kontinents, 2000 Kilometer von der Mündung.

Ein Volk von 16000 Menschen; sie führen ein sehr ursprüngliches Leben, in kleinen Gemeinschaften, einfachen Hütten, sie tragen bescheidene Kleidung, bunte Hemden und Blusen, Hosen, Röcke, Hüte oder auch Basecaps gegen die Sonne.

Irgendwann kam dann eine kleine Truppe vorbei vom »Projektteam für Gesundheit und Lebensgeschichte der Tsimane« (*Tsimane Health and Life History Projektteam,* kurz *THLHP*) aus bolivianischen und US-amerikanischen Kollegen, die mit Forschungseinrichtungen rund um den Globus zusammenarbeiten und dort regelmäßig zu Besuch sind.

Mitten im Urwald absolvierten die Forscher ein anspruchsvolles Untersuchungsprogramm mit ihren 705 Versuchspersonen zwischen 40 und 94 Jahren. Sie machten im »German Busch Hospital« der einige Autostunden entfernten 100000-Einwohner-Departmenthauptstadt Trinidad jeweils ein Elektrokardiogramm (EKG). Sie steckten sie, wie sie später akkurat vermerkten, in einen Computertomografen vom Typ *GE Brightspeed* der Firma General Electric aus Milwaukee im US-Bundesstaat Wisconsin. Sie nahmen natürlich Blutproben und verglichen sie mit den Daten einer Vergleichsgruppe von 6814 Teilnehmern unterschiedlicher Herkunft aus der *Multi-Ethnic Study of Atherosclerosis (MESA).*

Es ging um die Ablagerungen in den Adern: die sogenannte Atherosklerose, die den Blutfluss erschweren, den Druck erhöhen und das Herz ins Stolpern bringen kann.

Und die Überraschung war: Die Menschen, die mitten im Urwald lebten, hatten »die niedrigste Anzahl an Koronararterienerkrankungen«, die bisher jemals weltweit in einer Bevölkerungsgruppe gemessen wurde. So das Ergebnis der Untersuchung, die 2017 im angesehenen britischen Medizinjournal *The Lancet* veröffentlicht wurde. 85 Prozent der Stammesangehörigen hatten überhaupt keine Zeichen von Verkalkung. Die Arterien eines 80-jährigen Tsimane ähnelten denen eines amerikanischen Mittfünfzigers.

Bei der alten Dame aus Amerika waren die Adern und auch das Herz in einem landestypischen Zustand: beklagenswert. Sie war schon sehr schwach, saß im Rollstuhl. Doch das sollte sich ändern. Denn selbst in einem solchen Stadium sind die körpereigenen Reinigungstrupps noch zu aktivieren, die auch bei den Tsimane offenbar pausenlos die Adern und inneren Kanäle durchputzen.

»Ihr Körper will gesund sein«, sagt der amerikanische Arzt und Autor Michael Greger *(How Not To Die)*. Die alte Dame mit dem maladen Herzen war seine Großmutter, und für ihn zeigt ihre Geschichte, welch erstaunliche Selbstreinigungskräfte der Körper hat.

Und das ist auch nötig, um das Herz in Schwung zu halten. Es ist ja nicht nur das Organ mit der größten mythischen Bedeutung. Es ist auch eine Kraftmaschine von bewundernswerter Ausdauer, es schlägt unablässig, jahrelang, jahrzehntelang, ohne jede Pause. 80 000-mal am Tag, über zwei Milliarden Mal in 70 Jahren.

Das Herz ist eines der größten Wunderwerke der Natur. Das Herz ist das Erste, was beim Menschen, schon im Mutterleib, gebaut wird, und das Letzte, was am Ende den Betrieb einstellt. Es ist sozusagen werksseitig auf Langlebigkeit ausgelegt, stark, zuverlässig, sogar selbstbewusst und dabei äußerst sensibel.

Es ist ein Organ, das offenbar um seine Bedeutung weiß – und sich daher auch selbst aktiv um sich kümmert. Das Herz hat tatsächlich so etwas wie Selbstbewusstsein, wie Wahrnehmung. Das Herz kann seine Angelegenheiten regeln.

Und deshalb hat der Körper eigentlich auch alle Mittel an Bord, um diesen Zustand zu erhalten. Das Herz funktionsfähig zu erhalten und auch zu verteidigen gegen jene Bedrohung, die allein in Deutschland jedes Jahr Hunderttausenden von Menschen den Tod bringt. Gegen Angriffe von jenen Aggressoren, die Michael Greger »Terroristen« nennt, die aber keine Bomben legen, sondern »Fett-Depots in die Arterien«, die sogenannten atherosklerotischen Plaques mit ihren tödlichen Folgen. Die verengen die Adern, behindern den Blutfluss. Das wiederum belastet das Herz, führt zu Schmerzen, Druckgefühlen, bekannt als Angina, wie bei seiner Oma.

Die Angreifer könnten gestoppt werden, sagt Greger, aber »nicht in einem Labor«, sondern »in unseren Supermärkten, Küchen, und Esszimmern«. Als Waffe diene »eine einfache Gabel«.

So konnte auch seine Großmutter gerettet werden aus der Gewalt jener »Terroristen«, die sich in ihrem Körper eingenistet hatten.

Frances Greger, so hieß seine Großmutter, saß schon im Rollstuhl. Die Ärzte hatten ihr nur noch ein paar Wochen gegeben, sie zum Sterben nach Hause geschickt. Da sah sie nun im Fernsehen einen Bericht über eine Klinik mit neuen Behandlungsmethoden, fuhr sofort dorthin – und wurde nach ein paar Wochen als geheilt entlassen. Den Rollstuhl brauchte sie natürlich auch nicht mehr.

Eine rührende Geschichte, fast ein bisschen zu schön, um wahr zu sein. Doch sie wurde ausführlich dokumentiert, von ihrer Klinik, einschließlich Fotos, die eine elegante alte Dame zeigen, mit Halskette, Perlenohrschmuck und einem verschmitzten Zug um den Mund.

Sie litt unter anderem an Durchblutungsstörungen am Herzen und war, nachdem sie zu Hause in North Miami in Florida diesen Fernsehbericht gesehen hatte, sofort aufgebrochen zur Klinik von Dr. Nathan Pritikin in Santa Barbara, am anderen Ende des Landes, zwischen San Francisco und Los Angeles. Nach drei Wochen konnte sie nicht nur aus ihrem Rollstuhl aufstehen, sondern sogar 15 Kilometer am Tag gehen.

Für ihren Enkel Michael war das damals die Hauptsache. »Als Kind war das für mich alles, was zählte. Ich konnte wieder mit meiner Oma spielen.« Was es war, das seine Großmutter geheilt hatte, interessierte ihn erst später. Was es möglich machte, dass sie, trotz eines »Todesurteils« von den Ärzten mit 65 Jahren, noch weitere 31 Jahre leben konnte, bis sie schließlich 96-jährig starb.

Es hat mit den wundersamen Fähigkeiten des Herzens zu tun: Mittlerweile gilt es als wissenschaftlich erwiesen, dass selbst schwerste Verschmutzungen im Kanalsystem des Körpers wieder entfernt werden können. Das funktioniert natürlich nur, wenn nicht ständig neuer Schmutz und Unrat dazukommen.

Und da schwimmt heute vieles mit im Blut, was zur ernsthaften Bedrohung der Kanäle werden kann. Das Blut muss ja alles aufnehmen, was irgendwo im Körper gebraucht wird, und transportiert gleichermaßen Nährstoffe wie Schadstoffe, auch Botenstoffe und Befehle und Anordnungen.

Die moderne Nahrung aus dem Supermarkt aber, aus Kantine, Tankstelle, Restaurant enthält oft Stoffe, mit denen ein bolivianischer Urwaldbewohner natürlich niemals in Kontakt kommt. So kann es passieren, dass sich die Adern binnen weniger Stunden versteifen – wenn der Mensch Fast Food zu sich genommen hat.

Das hatte der amerikanische Medizinprofessor Robert Alan Vogel von der Universität von Maryland in Baltimore schon in seiner klassischen Studie aus dem Jahre 1997 nachgewiesen, veröffentlicht im *American Journal of Cardiology*. Sein Beispiel: eine Art Hamburger *(McMuffin)* mit Eiern und Würstchen.

Woran das liegt, dass da gleich die Blutadern versteifen? Und dann verstopfen?

Vielleicht an den Zutaten. Schon dem simplen Salz. Das ist zwar wichtig für Herz, Knochen und Muskeln, es reguliert den Wasserhaushalt, sorgt für die Versorgung mit Nährstoffen, wirkt mit bei der Signalübertragung. Zu wenig Salz erhöht das Risiko für Herzkrankheiten, wie die britische Medizinzeitschrift *Lancet* im August 2018 berichtete.

»Her mit dem Salzstreuer«, rief da gleich die *Süddeutsche Zeitung*.

Vielleicht ein bisschen zu voreilig, denn, so stand es ebenfalls in dem *Lancet*-Artikel: Zu viel ist natürlich auch nicht gut, »eine starke Assoziation wurde mit Schlaganfall in China beobachtet«.

Zu viel davon schlägt aufs Herz.

Wer täglich mehr als 13,7 Gramm Salz zu sich nimmt, ist doppelt so anfällig für eine Herzkrankheit wie Menschen, die weniger als 6,8 Gramm pro Tag konsumieren. Das zeigte im Jahr zuvor eine finnische Langzeitstudie mit 4630 Teilnehmern. Das Fazit von Pekka Jousilahti, dem zuständigen Forschungsprofessor *(Tutkimusprofessori)* am Nationalen Institut für Gesundheit und Wohlfahrt in Helsinki: »Das Herz mag kein Salz!«

Um genau zu sein: Das Herz mag keine Überdosis Salz.

Was die finnischen Wissenschaftler aber wunderte: Das Salz schadet dem Herzen jedoch auch auf andere Weise.

Das fand eine internationale Gruppe von Forschern der Berliner Charité und anderen Einrichtungen um Katrina J. Binger heraus. Zu viel Salz stört das Immunsystem, berichteten sie etwa 2015 im *Journal of Clinical Investigation* (siehe Kapitel 11). Es aktiviert sogenannte Th17-Zellen, die den eigenen Körper angreifen, bremst aber andererseits die Fresszellen (Makrophagen), die sozusagen zur Müllabfuhr des Körpers gehören. Wenn aber der Müll nicht wegkommt, lagert er sich überall an – und verstopft irgendwann die Blutbahnen und das Herz.

Aber noch was ist drin in den modernen Nahrungsmitteln, was das Herz gefährden kann. Jene Zusatzstoffe, die laut *Deutschem Ärzteblatt* als »Signalmoleküle des Alterns« gelten und unter anderem das Herz gefährden. Sie stecken nicht nur in diversen Produkten von McDonald's, sondern auch in ganz normaler Wurst, sogar schon in der Kindermilch aus dem Drogeriemarkt und in unglaublich vielen Supermarktprodukten: die sogenannten Phosphate.

Schon »hochnormale«, also im oberen Bereich des Üblichen liegende Phosphatkonzentrationen könnten selbst bei gesunden jungen Männern zu Herzschäden führen und das Leben verkürzen, warnte das *Deutsche Ärzteblatt.* Der Grund, so eine US-Regierungsstudie unter der Leitung des Nierenspezialisten Professor Robert N. Foley von der Universität Minnesota in Minneapolis: Phosphat fördert die Verkalkung (für Kenner: weil es auf den berühmten Fibroblasten-Wachstumsfaktor-23 wirkt, kurz FGF23).

»Phosphat: das neue Cholesterin?« So fragten schon britische Herzforscher. Phosphate kommen auch in echter, natürlicher Nahrung vor. Aber: Jene aus Zusatzstoffen haben, wie japanische Forscher 2018 feststellten, »einen stärkeren Einfluss« auf die Blutadern, lassen sie eher verkalken. Die Phosphorsäure, zum Beispiel in Coca-Cola. Das Kultgetränk ist gleich in mehrfacher Hinsicht eine Herausforderung für unsere Herzen. Zum Beispiel, weil es so süß ist.

Der Zucker ist wahrscheinlich die wichtigste, aber lange übersehene Bedrohung fürs Herz – durch eine wahre Kaskade von Folgen, die er im Körper hervorruft. So kann er die Blutfettwerte des Körpers verändern, die sogenannten Triglyceride, die als Risikofaktor für Herzkrankheiten gelten. Selbst das berühmte Cholesterin, das als der ultimative Bösewicht fürs Herz gilt – in Wahrheit ist es oft nur verwandelter Zucker, wie Jean A. Welsh, Medizinprofessorin an der Emory University in Atlanta, mit ihren Kollegen herausfand, in einem Artikel, der 2010 im *Journal of the American Medical Association (JAMA)* erschienen ist.

Und klar: »Je höher die Aufnahme von zugesetztem Zucker, desto höher das Risiko« für Herzkrankheiten, so kalifornische Wissenschaftler 2015 im *American Journal of Clinical Nutrition,* in einem Artikel über Softdrinks und Herzkrankheiten bei jungen Erwachsenen.

Coca-Cola ist auch eine ergiebige Quelle für jene Stoffe, die die Adern versteifen lassen: die sogenannten *Advanced Glycation End Products (AGEs).* Wenn aber die Blutadern ganz kross und verkrustet sind, und sogar das Herz selbst, dann steigt das Risiko für Bluthochdruck und auch für Notfälle im Herzen selbst.

Die AGEs sind, das zeigt eine »zunehmende Zahl an Beweisen«, ein »kardiometabolischer Risikofaktor«, ein Risiko für Herz und Stoffwechsel, konstatierten mexikanische Wissenschaftler im August 2017 in den *Current Diabetes Reports.*

Die AGEs fördern nicht nur die Ablagerungen in den Blutbahnen (die sogenannte Atherosklerose) und die Versteifung der Röhren, sondern legen auch die Kraftwerke in den Zellen lahm, die sogenannten Mitochondrien, die natürlich besonders im Herzen wichtig sind, wo pausenlos gepumpt wird. Das hat eine Untersuchung eines französisch-chinesischen Forscherteams gezeigt (*Glycation: From Inflammation to aging*), die im August 2017 in der Zeitschrift *Free Radical Biology and Medicine* erschienen ist.

Künstliche Süßstoffe, ob rein chemisch hergestellt oder mit Rohstoffen aus der Natur, sind leider keine Alternative und auch nicht besser fürs Herz: Auch durch Aspartam, Sucralose oder Stevia entsteht ein »erhöhtes Risiko« für Bluthochdruck, Schlaganfall und Herzkrankheiten. Das teilte Meghan B. Azad, Professorin an der Universität im kanadischen Manitoba, 2017 im *Canadian Medical Association Journal (CMAJ)* mit. Sie hatte mit ihrer Forschergruppe Studien mit Hunderttausenden von Testpersonen ausgewertet. Ähnliches hatte die *Northern Manhattan Studie* ergeben, bei der es um Schlaganfälle im New Yorker Stadtbezirk Nord Manhattan und ihre Ursachen ging.

Süßstoffe können sogar die Levels der Blutfette erhöhen, jener Triglyceride, und so das Risiko fürs Herz. Das hatte eine weitere Studie ergeben, die im August 2018 im *Journal of the American College of Nutrition* erschienen ist.

Besonders eng wird es fürs Herz, wenn dann auch noch Koffein dazukommt und laute Musik und Aufregung oder Anstrengung, nachts, im Klub, beim Feiern. So wie damals, in jener Disco in Stockholm, in die John Andersson gegangen war, mit seiner Freundin Therese, 31. Und die dann auf der

Tanzfläche starb. »Sie fiel einfach neben mir tot um«, sagte John laut Londoner *Times.*

Was war geschehen? Therese hatte zwei Dosen Red Bull mit Wodka getrunken.

Und sie war nicht die Einzige, der es so ging. In Schweden wurden damals drei solch mysteriöse Todesfälle in Zusammenhang mit dem Energydrink Red Bull untersucht, berichtete die Zeitung.

Das Berliner Bundesinstitut für Risikobewertung (BfR), die höchste staatliche Stelle in Deutschland, wenn es um Gefahren von Nahrungsmitteln geht, hat eine lange Liste von Todesfällen im Zusammenhang mit sogenannten Energydrinks veröffentlicht. Etwa den »Fall eines 23-Jährigen aus Griechenland«, der »im Zusammenhang mit Energydrink-Konsum« Fußball spielte und einen Herzinfarkt erlitt. Oder den »Fall eines 18-Jährigen« aus der Stadt Limerick im Südwesten Irlands, der während eines Basketballturniers »bis zu drei Dosen eines Energydrinks getrunken« hatte »und plötzlich, vermutlich infolge einer Herzrhythmusstörung, verstarb«. Und viele andere solcher Fälle (siehe Hans-Ulrich Grimm: Garantiert gesundheitsgefährdend).

In den USA sind schon Gerichtsverfahren anhängig, gegen die Energydrink-Firma Monster Beverage Corp., weil Teenager gestorben sind, wie Alex Morris, ein 19-Jähriger aus Oakland bei San Francisco.

Seine Mutter Paula verklagte die Firma, weil ihr Alex einen Herzstillstand erlitten hatte, in den frühen Morgenstunden des 1. Juli 2012. Er wurde ins Krankenhaus gebracht, wo aber nur noch sein Tod festgestellt werden konnte. Sein Herz war ohnehin vorgeschädigt, deshalb wäre es umso wichtiger gewesen, über die Gefahren durch Energydrinks aufgeklärt zu werden. Doch die Monster-Firma habe es »versäumt, auf die Nebenwirkungen hinzuweisen: wie erhöhtes Risiko für Schlaganfall, Blutgerinnsel, Herzinfarkt und Herzrhythmusstörungen«.

Das ist natürlich nicht nur bei Monster so, das ist auch bei den Energydrinks von Red Bull und anderen Herstellern so. Bisher beteuern sie immer wieder, dass ein direkter Zusammenhang mit den Todesfällen nie nachgewiesen wurde. Auch die Behörden wie das deutsche BfR legen Wert auf eine solche Feststellung.

Für Fachleute hingegen ist völlig klar, dass Red Bull und Monster und ähnliches Gebräu durchaus eine Gefahr fürs Herz darstellen können.

So meint der Kardiologe Scott Willoughby vom Herzforschungszentrum im Royal Adelaide Hospital im Süden Australiens, Energydrinks könnten lebensgefährlich sein auch für Menschen, die unter Stress stehen oder hohen Blutdruck haben. Herzforscher Willoughby fürchtet, dass eine Kombination mit solchen anderen Risikofaktoren »potenziell tödlich« sein könnte. Schon eine Dose Red Bull ohne Zucker könnte das Risiko eines Herzanfalls erhöhen.

Der Zucker im Energydrink kann die Probleme noch verschärfen: Er kann, vor allem im Zusammenwirken mit dem Koffein, die Flüssigkeitsaufnahme im Körper blockieren, damit das Blut verdicken und somit Herz-Kreislauf-Probleme verursachen.

Tröstlich ist: Wenn wir aufhören, so etwas in uns hineinzukippen, dann kann sich das Herz regenerieren. Sogar, wenn es überall in den Adern und im Herzen selbst schon Ablagerungen gibt.

Das Herz hat offenbar erstaunliche Selbstbehauptungskräfte, und die Fähigkeit, sich selbst zu organisieren. »Das Herz«, sagte René Prêtre, Schweizer Herzchirurg und Kinderarzt, »hat fast eine eigene Persönlichkeit. Wenn man es anfasst, tut es plötzlich einen Schlag mehr – tack … tacktack. Als wolle es sagen: »Lass mich in Ruhe, ich habe zu tun.«

Es regelt seine Aktivitäten offenbar selbst, unter Berücksichtigung der Umgebung. Es kann so auf die Verhältnisse reagieren, auf Einflüsse von außen oder auch vom Körper selbst. Es analysiert die Blutmenge, den Gehalt an Nährstoffen, auch sogenannte Elektrolyte wie Kalium und Natrium, berücksichtigt die Aktivität von Hormonen, Botenstoffen, die Körpertemperatur, den Säurewert, Sauerstoffgehalt. Das Herz weiß auch um seine Bedeutung und seine Gefährdung. Es kümmert sich selbst darum, dass es stets richtig funktioniert, kann sich helfen, sogar den Dreck wieder loswerden, der seine Arbeit gefährdet.

Man muss ihm nur die Chance geben, sollte es nicht überfordern und ihm auch nicht ins Handwerk pfuschen. Das kann sogar erst recht gefährlich werden. Wenn die Hilfsaktion zum Beispiel auf einem fatalen Irrtum beruht – und so dem Herzen letztlich schadet.

Wie bei dem armen Klaus Friedrich, der sich zeitlebens um sein Herz gesorgt hat, sein Cholesterin streng kontrolliert hat, sogar eine vermeintliche Herzschutzmargarine Becel *pro.activ* aufs Brot gestrichen – bis er auf dem OP-Tisch lag und die Herzklappe entfernt werden musste und sich herausstellte, dass sich dort ausgerechnet die Wirkstoffe aus der Margarine angesammelt hatten: die sogenannten Phytosterine.

Das ist auch den Behörden bekannt, sie warnen vor solchen Produkten. »Menschen mit normalen Cholesterinwerten sollten auf den Verzehr von Lebensmitteln mit zugesetzten Pflanzensterinen verzichten«, proklamierte das Bundesinstitut für Risikobewertung (BfR), die oberste deutsche Behörde in Sachen Lebensmittel und Gesundheit – und zwar schon im Jahr 2008.

Leider weiß das praktisch niemand. Und die Werbung ging natürlich weiter.

Und der Hersteller darf sogar behaupten, es gebe »keine Hinweise« auf Nebenwirkungen.

Das ist jetzt, sagen wir mal, im Lichte der wissenschaftlichen Erkenntnisse nicht die ganze Wahrheit. Aber die Wahrheit zählt auch nicht viel, wenn es um Werbung geht. So hat es jedenfalls das Oberlandesgericht Hamburg 2015 beschlossen: »Die angegriffene Äußerung« sei »keine Tatsachenbehauptung, sondern eine Meinungsäußerung«. Und da sei es egal, ob »wahr oder unwahr« (Hanseatisches Oberlandesgericht Hamburg 7. Zivilsenat, Urteil vom 01.09.2015, 7 U 7/13).

Und so geht der Verkauf weiter, bei der Margarine Marke Becel *pro.activ* und auch ihrer Schwestermarke Flora *pro.activ,* in Deutschland, Österreich, auch in Polen und vielen anderen Ländern, wie in Holland und Belgien, Frankreich und Spanien, Dänemark und Finnland, in den USA *(»Promise«)* und in Kanada, sogar in Brasilien und in Australien. Und das Geschäft läuft nicht nur bei Becel und Flora. Auch beim Vitamin- und Zusatzstoffkonzern DSM zum Beispiel. Auch DSM darf werben für diese umstrittenen Inhaltsstoffe, von denen Wissenschaftler und Behörden genau wissen, dass sie die Blutadern verstopfen und das Herz lahmlegen können: »Phytosterine«. Auch DSM behauptet kühn, sie »könnten das Risiko für Herzkrankheiten verringern«.

Die Firma aus Holland ist auch der Weltmarktführer bei Vitaminen. Und weil so ein Vitamin-Weltmarktführer ja eine große Produktpalette für Pillen und Pulver im Angebot hat und weil das Herz natürlich ein super Sympathieträger ist und ein tolles Zielorgan, bringt sie jetzt auch ihre Vitamine in Stellung und hat sogar ein klangvolles Programm aufgelegt: »Strategische Ernährung für Herzgesundheit«.

»Strategische Ernährung«, das klingt schon mal toll. Obwohl da ja, wie wir seit Klaus Friedrich und der Sache mit seiner Herzklappe wissen, höchste Wachsamkeit und angemessenes Misstrauen geboten ist.

Doch jetzt wird sogar das simple Vitamin C vom Hersteller als Herzschützer geadelt, dank seiner »vorteilhaften Effekte« auf die Elastizität der Adern beispielsweise. »Insgesamt ist Vitamin C eine einfache Intervention, die weitreichende Effekte für die Herzgesundheit haben kann.«

Vitamin C? Gut fürs Herz? Nun ja: Die einen sagen so, die anderen so. Die *New York Times* sagte zum Beispiel, das war schon 1998: »Zu viel Vitamin C zu nehmen kann gefährlich sein.« Denn das vermeintlich harmlose Allerweltsvitamin könne zu »Schäden im Herzen« führen.

Das hatte Victor Herbert, Medizinprofessor an der New Yorker Mount Sinai School of Medicine, herausgefunden. »Das Vitamin C in den Supplementen« mobilisiere eine harmlose Eisenvariante, die im Körper gespeichert ist, und verwandle es in eine gefährliche Variante, die »dann zu Schäden führen« könne. Und das schon bei einem halben Gramm täglich.

Die *Aktiv Vitamin C1 1000 Depot Tabletten* von der Marke Doppelherz liefern doppelt so viel – und mithin doppelt so viel Gefahr fürs Herz. (Der Tagesbedarf soll übrigens bei etwa 100 Milligramm liegen.)

Besonders umstritten ist auch Kalzium. Denn Kalk mag ja gut sein für die Knochen. Doch ein verknöchertes Herz ist auch wieder nicht so erstrebenswert.

Bei der Firma Hohes C haben sie davon wohl noch nie gehört. Offenbar völlig arglos preisen sie ihr vermeintliches Gesundheitsprodukt an, Orangensaft Marke Hohes C, in der Version »100% Saft plus Calcium«. Da ist sogar noch Phosphat drin, das die Verkalkung zusätzlich fördert. Sicher ist sicher.

Seltsame Rezepte.

Im Drogeriemarkt und in der Apotheke und im Internet gibt es haufenweise solche Sachen. *Calcium-Sandoz® Sun* etwa, 20 Brausetabletten für 4,85 Euro. Oder *Calcium PLUS Vitamin C Kautabletten* von Hansal. Oder *Calcium PLUS Vitamin C Pulver*.

Klingt ja wirklich sehr gesund. Jedenfalls für alle, die die wissenschaftliche Datenlage nicht kennen.

Auch »Kalzium-Supplemente können Ihr Herz schädigen«, titelte *ScienceDaily*. Wissenschaftler von der Johns-Hopkins-Universität in Baltimore und anderen Forschungsstätten hatten im Jahr 2016 nachgewiesen, dass solche Pillen das Risiko dafür signifikant erhöhen. Die Zehn-Jahres-Langzeitstudie mit 2742

Frauen und Männern über 45 Jahre hatte ergeben: Wer Kalzium aus Pillen schluckt, leidet eher an Verkalkung – und wer es aus echter Nahrung zu sich nimmt, schützt sich davor.

»Es gibt ganz offensichtlich Unterschiede darin, wie unser Körper Kalzium aus Ergänzungsmitteln oder aus der Nahrung aufnimmt und verarbeitet«, konstatierte Co-Autor John Anderson von der Uni North Carolina.

Das Interessante: Die genau gleiche Menge Kalzium aus echter Nahrung ist gut – und aus Pillen schädlich.

Wer täglich 1400 Milligramm Kalzium Pillen aufgenommen hatte, hatte 22 Prozent mehr Ablagerungen in den Adern – bei der exakt identischen Menge aus echter Nahrung hingegen 27 Prozent weniger.

Und: Die Leute, die Kalziumpillen bekommen, sterben oft sogar früher. Denn solche Ablagerungen seien ein »verlässlicher Biomarker« für Herzkrankheiten und vorzeitiges Ableben.

Man findet allerdings auch Studien, die das anders sehen: »Es gibt keinen eindeutigen Zusammenhang zwischen Kalziumpräparaten und dem Risiko eines Herzinfarkts oder Schlaganfalls«, sagt die Harvard-Professorin JoAnn Manson. An den Konsequenzen ändert das für sie allerdings nichts: Auch sie plädiert für Kalzium aus echten Lebensmitteln: Die hätten auch noch »weitere Vorteile«, zusätzliche Nährstoffe zum Beispiel.

Nicht nur die Phytosterine aus der vermeintlichen Herzschutzmargarine, nicht nur Vitamin C und Kalzium, auch andere Extra-Supplemente können zum Risiko für das wundersame Pumporgan werden, das sich eigentlich sehr gut selbst helfen kann, und doch völlig hilflos ist, wenn ihm andere helfen wollen – mit untauglichen Mitteln.

Manchmal kommt auch einiges zusammen. Und manchmal scheint auch eine gewisse Überlastung im Spiel. Doch mitunter steckt auch noch mehr dahinter. Was es da im Einzelnen ist, wenn junge, fitte Menschen sozusagen aus heiterem Himmel sterben, das ist nicht in jedem Fall zu klären.

Der Berliner Moderator Sebastian »Basty« Radtke vom Privatradio Kiss FM zum Beispiel starb bei offenem Mikrofon während seiner Livesendung. Unmittelbar bevor er *on air* ging, hatte er noch über Herzschmerzen geklagt. Und kürzlich war er noch einen Halbmarathon gelaufen.

Es erwischt Radrennfahrer wie den Belgier Daan Myngheer, der mit 22 Jahren bei einem Rennen plötzlich an einem Herzstillstand gestorben ist. Oder Fußballspieler, wie den italienischen Nationalspieler Davide Astori, der eines Morgens im März 2018 tot im Bett lag. Seinen Landsmann Piermario Morosini und den Ungarn Miklós Fehér traf der Exitus sogar auf dem Platz, im Jahre 2012 bzw. 2004.

Ein plötzlicher Herztod bei Sportlern scheint erschreckend häufig vorzukommen. Weltweit betrifft er jedes Jahr bis zu 1,5 Millionen Menschen, fast ausschließlich Männer, vor allem Hobbysportler. Das hat Professor Tim Meyer errechnet, Ärztlicher Direktor und Leiter des Instituts für Sport- und Präventivmedizin an der Universität Saarbrücken, der auch die deutsche Fußballnationalmannschaft der Männer betreut.

Ist Sport doch Mord? Ein bisschen schon, räumt Professor Meyer ein. Immerhin ist während der Sportstunden das Risiko doppelt so hoch. Aber: »Das Risiko für einen plötzlichen Herztod« sei beim Sport nur »vorübergehend leicht erhöht«.

Wer aber die morgendliche Joggingrunde erst mal überlebt hat, hat gute Chancen, länger auf Erden zu verweilen als die anderen, die weiter im Bett geschnarcht haben: weil, sagt Professor Meyer, »regelmäßig Sporttreibende, sogar Leistungssportler, im Durchschnitt länger leben als Nichtsportler«.

Und viele der vorzeitig Verblichenen hatten schon was am Herzen. Gerade bei »jungen Menschen unter 35 Jahren« träten »Herzmuskelentzündungen häufiger« auf, als zu erwarten ist. Sogar »eine Verkalkung der Herzkranzgefäße« fände sich »in erwähnenswerter Häufigkeit«.

Junge Menschen, sogar Sportler, müssten eigentlich besonders gesund sein. In Wahrheit sind sie aber überraschend häufig herzkrank.

Warum?

Es könnte natürlich am Fast Food liegen, an Softdrinks, an den Zusatzstoffen, den Gerontotoxinen. Es könnte aber auch an vermeintlich besonders gesunden Produkten liegen, für die gerade Sportler eine besondere Vorliebe haben, weil sie besonders stark machen sollen. Dabei ist leider oft das Gegenteil der Fall.

Es ist ja auch höchst seltsam, wenn so ein Kerl wie Ben Pearson umfällt, gerade 20 Jahre alt, ein Riesen-Athlet, an die zwei Meter groß, 120 Kilo schwer, Juniorverteidiger beim Hockeyklub *Norwich Merchants* aus Cambridge im kanadischen Bundesstaat Ontario. Er starb dann kurz nach Mitternacht, zwischen Freitag und Samstag. Ben hatte sich ein paar Wochen zuvor irgendwie schlecht gefühlt.

Vielleicht hing es damit zusammen, dass Ben seine Performance mit Proteinsupplementen aus Shakes und Riegeln verbessern wollte.

Protein: Das ist ja der neue Trend. Und Proteine, das sind nicht nur Steaks. Oder Quark und Milch und die sogenannte Ketogene Diät, mit wenig Kohlenhydraten und viel Eiweiß. Proteine, das sind auch jene Präparate, die sich vor allem Fitnessjünger und Bodybuilder reinhauen, und auch Biohacker, die ihren Körper und ihr Leben optimieren wollen.

Das Internet ist voll mit Protein-Reklame. »Darum ist Protein so wichtig zum Abnehmen«, wirbt zum Beispiel *bunte.de*. Nachteile? Nö: »Wissenschaftlich sind negative Effekte von zu viel Eiweiß nicht bekannt.«

Das ist natürlich Quark.

Gerade fürs Herz scheint so etwas nicht gerade ideal.

Das hatte schon der badische Ur-Naturköstler Johann Georg Schnitzer (»Schnitzer-Kost«) vermutet. Die Ursache für den »Sekundentod von Hochleistungssportlern« sei »wahrscheinlich der Eiweißüberschuss in der Sportlerkost«, vor allem die »Proteindrinks«, die sie oft schlucken.

Von der sogenannten Qualitätspresse wurde er verspottet.

Mittlerweile ist klar: So ganz daneben lag er nicht.

»Können Sie zu viel Protein kriegen?«, so fragte 2016 die *New York Times*. »Es gibt viele Athleten, die zu viel Protein essen, um Muskelmasse aufzubauen«, sagte die amerikanische Ernährungsspezialistin Heidi Skolnick, die Footballklubs wie die *New York Giants* und die Basketballer von den *New York Knicks* berät sowie die *School of American Ballet*: »Was sie dabei übersehen, ist, dass es eine Grenze dafür gibt, wie viel ihr Körper auf einmal aufnehmen und nutzen kann.«

»Proteine und ihre Aminosäuren regulieren die beiden wichtigsten Prozesse des Alterns«, sagt Professor Valter Longo von der Universität von Kalifornien in Los Angeles. Durch die »Hochregulierung« dieser Stoffwechselwege scheint der Verzehr des vermeintlich kräftigenden Proteins eher Krankheit zu fördern und einen frühen Tod.

Auch Evolutionsmediziner warnen vor der »dunklen Seite« der Extra-Proteine aus dem Beutel. Ungesund seien die, unnatürlich, machten Pickel. Das *Deutsche Ärzteblatt* sieht noch schlimmere Gefahren und warnt jetzt auch vor zu viel Eiweiß. Zum Beispiel Carnitin. Eine Studie hatte ausgerechnet dieses verantwortlich gemacht für die »Bildung von atherosklerotischen Plaques« und eine erhöhte »Rate von Herzerkrankungen«.

L-Carnitin, das ist das tolle Zeug, das es beim Drogeriemarkt dm gibt, bei Rossmann, bei Biohacker-Händlern.

Und das soll jetzt das Herz krank machen?

Offenbar nicht nur Carnitin. Womöglich auch das beliebte Whey-Protein. Zu Deutsch: Molkenprotein. Vor allem dieses steht in der Kritik. Der Mensch sei darauf von der Evolution nicht vorbereitet. Ein völlig neues Produkt in der menschlichen Nahrungskette, früher nur als Viehfutter gebräuchlich: Eigentlich ein Erzeugnis der Müllverwertung. Molke entsteht bei der

Käseherstellung, wobei der Eiweißgehalt durch technische Tricks auf 80 Prozent gesteigert wird.

Es soll beim Muskelaufbau helfen. Und ist nicht ganz billig: Ein Sack *GOLD STANDARD 100% WHEY PROTEIN,* Geschmacksrichtung Banane, kostet zum Beispiel 49,90 Euro für 2270 Gramm.

Eigentlich wieder ein super Geschäftsmodell. Aus Müll Geld machen. Andererseits kein Wunder, dass der menschliche Darm damit nichts anfangen kann.

So enthält 100 Gramm Rumpsteak beispielsweise 2,4 Gramm Leucin, eine sogenannte essenzielle Aminosäure, die der Körper also nicht selbst herstellen kann, sondern aufnehmen muss. Bei Whey-Protein hingegen sind es stolze 14 Gramm.

Und was macht dieses Leucin?

Es legt den Turbo ein. Es drückt aufs Gaspedal. Bei dem berühmten zentralen Regler namens TOR. Der ist für die Verarbeitung der Nahrung zuständig, öffnet Schleusen, gibt Befehle, leitet automatische Reaktionsabläufe ein.

Lebensverlängernd wirkt, was am TOR bremst. Protein aber gibt Gas. Und kann so das Leben verkürzen.

Das viele Protein kann dazu führen, dass die Adern verstopfen, weil sie dafür sorgen, dass die Müllabfuhr im Körper nicht mehr so recht funktioniert, die sogenannte Autophagie. Das haben unter anderem Wissenschaftler um Christiane Ott und Tilman Grune vom Deutschen Institut für Ernährungsforschung (DIfE) in Potsdam gezeigt.

Normalerweise werden die Abfälle ordentlich in Mülltüten verpackt und vor die Tür gestellt. Wenn aber ständig neuer Nachschub eintrifft, gerät das in den Hintergrund. Die »größere Aktivität des Signalmoleküls mTOR« führt zu einer »Beeinträchtigung des Verpackungsvorgangs«, sagt Grune, wissenschaftlicher Vorstand des Instituts: »Dieser molekulare Abfall belastet die Zellen.« Was dann unter anderem »Herz-Kreislauf-Erkrankungen begünstigt«.

Ben Pearson, der kanadische Juniorverteidiger, war dabei noch ganz speziell empfindlich: Er hatte eine seltene genetische Störung, die ihm erschwerte, das Protein abzubauen. Aber auch kerngesunde Sportler können sich überfordern. Oder Biohacker, die dann plötzlich ganz anders gehackt werden als gedacht.

Wenn sie zum Beispiel auf die hippe ketogene Ernährung umstellen, also: keine Kohlenhydrate wie Brot, Spaghetti, Reis, viel Fleisch und Fett. In manchen medizinischen Fällen scheint das ganz hilfreich. Bei Autismus zum Beispiel (siehe Hans-Ulrich Grimm: Die Ernährungslüge). Oder bei Krebs (siehe Hans-Ulrich Grimm: Garantiert gesundheitsgefährdend).

Bei gesunden Menschen kann dadurch allerdings das Herzrisiko steigen. Das jedenfalls kam bei einer Studie mit schwedischen Frauen heraus. Wer sich Low-Carb ernährt, also mit wenig Kohlenhydraten und viel Protein, muss mit einem »erhöhten Risiko für Herz-Kreislauf-Erkrankungen« rechnen, sagt Professorin Pagona Lagiou von der Universität Athen: »Täglich 20 Gramm Kohlenhydrate weniger und fünf Gramm Protein mehr steigern das Risiko um 5 Prozent.« Das hatte sie, zusammen mit Kollegen von renommierten Forschungseinrichtungen wie der Harvard School of Public Health und dem Stockholmer Karolinska Institutet in zwei Studien nachgewiesen, die 2007 und 2012 erschienen.

Früher gab es in solchen Fällen nur Medikamente, Bypässe, das ganze Arsenal der Medizin. Mittlerweile ist deutlich geworden: Es geht auch einfacher. Heute »wissen wir, dass unser Körper beginnen kann, sich selbst zu heilen, sobald wir mit der arterienschädlichen Ernährung aufhören, und dass sich die Arterien in vielen Fällen ganz ohne Hilfe von Medikamenten oder Operationen wieder öffnen«, sagt Michael Greger, der Enkel von Oma Frances, deren Herz sich so wundersam regeneriert hatte.

Dass so etwas möglich ist, hatte ein Pionier dieser Bewegung nachgewiesen, Dean Orish, Präsident und Gründer des gemeinnützigen Preventive Medicine Research Institute, mit den allermodernsten Methoden: Durch die richtige Ernährungs- und Lebensweise lassen sich Verstopfungen wieder rückgängig machen, Ablagerungen beseitigen, Krankheiten kurieren.

In »vielen Fällen«, sagt Greger, könnten sich sogar bereits verstopfte Arterien wieder öffnen – ganz »ohne Medikamente oder Operationen«. Wie bei seiner Oma Frances.

Kann das sein? Kann das Herz, selbst wenn es schon krank ist, wieder fit werden?

Tatsächlich: Es geht. Dafür gibt es jedenfalls diverse wissenschaftliche Hinweise.

Vitamin K zum Beispiel kann helfen. Das zeigte schon 2007 eine Untersuchung in einer Fachzeitschrift *(Blood)*. Enthalten ist es unter anderem in Rosenkohl, Spinat, Schnittlauch, Kopfsalat, Blumenkohl, Erbsen. Bei viel Vitamin K in der Nahrung waren die Ablagerungen um die Hälfte reduziert.

Dann ein Stoff namens Bromelain, der in Ananas enthalten ist. Bisher nur in der Naturheil-Szene gepriesen, haben mittlerweile diverse Studien seine Schmutzfresserkraft nachgewiesen.

Es geht auch mit Granatapfel-Saft. Und mit dem Saft der Schwarzen Johannisbeere. Das haben israelische Forscher herausgefunden. Die Putzwirkung sei den sogenannten Polyphenolen darin zu verdanken. Sie aktivieren die Makrophagen, die den Müll wegschaffen.

Also: die Bestandteile der echten Lebensmittel.

Ganz wichtig: die Fette. Die berühmten Omega-3-Fette zum Beispiel. Leute mit hohen Levels hatten weniger Ablagerungen, wie unter anderem japanische Forscher nachwiesen, 2016 im zuständigen Fachblatt *Atherosclerosis*. Solche Fette sind enthalten in Lachs, Makrele, Hering und Thunfisch, in Milch, Butter, Sahne und Käse von glücklichen, grasfressenden Kühen. Und natürlich in Leinöl. Auch Olivenöl und Rapsöl sollen die Adern elastisch halten.

Ebenfalls ein wichtiges Herzschutz-Element: Knoblauch. Der

kann Arterienverkalkung bremsen oder sogar revidieren sowie den Blutdruck senken.

Klar, dass auch die berühmte mediterrane Ernährung nachweislich das Herz schützt. Das hatte unter anderem eine große Untersuchung unter Leitung spanischer Forscher aus der sogenannten PREDIMED-Gruppe gezeigt, 2018 im *New England Journal of Medicine:* Die mediterrane Ernährung senkte schon nach 4,8 Jahren die Rate von Herz-Kreislauf-Erkrankungen um 30 Prozent.

Warum?

Sie enthält wenig von den Störern: Chemie, Zucker, die vermeintlich gesunden Extras aus den Laboren und Fabriken. Auch sonst wenig vom Bösen: kaum Wurst. Wenig rotes Fleisch. Viel Gemüse, leckere Antipasti, dann Risotto oder Pasta, damit sind die meisten schon satt, und verweigern den Fleischgang *(Secondo),* der zumeist ohnehin wenig Reiz bietet, weil es sowieso meist völlig verkochtes Schmorzeug ist *(Brasato)* oder staubtrockenes Wiener Schnitzel, genannt *Cotoletta alla Milanese.*

Und dann natürlich: der Wein. Der soll auch das Herz schützen. Ein Glas Rotwein – am besten zum Essen – reduziert angeblich die Herzinfarktquote um 25 bis 40 Prozent. Bier soll ähnlich wirksam sein. Woran es liegt, ist unbekannt. »Wir wissen nicht, worauf die Wirkung beruht«, sagt Professor Heinrich Holzgreve, Internist und Herzspezialist in München.

Es muss auch nicht Wein sein. Es geht auch mit Grüntee, wie bei den Chinesen.

Überhaupt ist die traditionelle chinesische Ernährung natürlich gleichfalls gut fürs Herz. Das zeigte eine Studie mit 8400 Erwachsenen aus der Provinz Jiangsu bei Shanghai, die 2016 im britischen Medizinerblatt *The Lancet* erschien. Das Ergebnis: Unter den verschiedenen Ernährungstypen hatten die Anhänger der chinesischen *Cuisine* ein gesünderes Herz und »ein geringeres Risiko« für die einschlägigen Erkrankungen.

Die chinesische Kost enthält, wie auch die mediterrane, genau das, was wichtig ist für die Kraftwerke in den Zellen, die Mitochondrien: viel Frisches. Neben Fisch ein bisschen Fleisch und Geflügel, auch Grünzeug, Gemüse und Obst.

Es kann auch sein, dass in der chinesischen Küche wie auch in vielen anderen kulinarischen Traditionen ein Stoff eine größere Rolle spielt, der nachweislich gesund ist und vor allerlei Krankheiten schützt, unter anderem am Herzen: der Wirkstoff aus dem Aspirin, das ja als Mittel zur Vorbeugung vor Herzkrankheiten seit Langem gerühmt wird: Salicylsäure – die jetzt sogar zum Geheimtipp der Anti-Aging-Forscher avanciert ist. Sie könne die »Langlebigkeit bei Mäusen und gesundes Altern beim Menschen erhöhen«, so die umfassende Studie im Fachmagazin *Cell* über die »Kennzeichen des Alterns« *(Hallmarks of Aging)*.

Je mehr Salicylsäure in der Nahrung, desto weniger Herzkrankheiten, so eine Studie von schottischen Forschern aus der *Natural Products Group* am Rowett Institute of Nutrition and Health, der Universität von Aberdeen: »Einige ethnische Küchen, die mit verringertem Krankheitsrisiko verbunden sind, können wesentlich mehr Salicylsäure enthalten, als aus einer westlichen Diät erhältlich ist.«

Besonders viel von diesem Aspirin-Wirkstoff haben Öko-Früchte; Tomaten zum Beispiel, wie italienische Forscher 2008 feststellten. Eine britische Studie fand in Suppen aus Öko-Gemüse fast sechsmal so viel wie in der aus normaler Supermarktware. Fazit, so das Wissenschaftsblatt *New Scientist* schon im Jahre 2002: »Bionahrung könnte Herzanfälle verringern.«

Manche versuchen es auch mit Medikamenten, die das Cholesterin senken, den sogenannten Statinen. Die können tatsächlich Ablagerungen im Herzen beseitigen. Allerdings können sie auch unerwünschte Nebenwirkungen haben. Sogar in einer Zone, in der sie einst als Hoffnungsträger galten: im Gehirn, als Mittel gegen Alzheimer. Mittlerweile sind sie leider in Verdacht geraten, eher das Gegenteil zu bewirken, dumm zu machen und vergesslich.

Also eher keine Lösung für die geistige Performance.

Dabei ist das natürlich ein ganz zentrales Thema beim langen und glücklichen Leben. Klarer denken, scharfsinnig bleiben, möglichst lange.

Manche setzen da auf die Sofort-Lösung: eine Infusion, direkt ins Blut. Vielleicht lichtet sich damit der Nebel im Hirn. Das hofft jedenfalls der junge Mann, der sich schon seit Längerem ein bisschen umwölkt fühlt. Und jetzt führt ein Schlauch direkt in seine Ader in der Armbeuge.

Fragt sich nur: Was ist es, was ihm da ins Blut geträufelt wird?

Und: Nützt das was?

9. Klar im Kopf

Wie die grauen Zellen fit bleiben

Ein junger Mann hängt am Tropf: Vertreibt das den Nebel im Kopf? / Nächstes Hacker-Ziel: Ihr Hirn / Liest Facebook bald Gedanken? / Warum Afrikaner seltener Alzheimer kriegen als Amerikaner / Cola und die heimlichen Hirnkiller in unserer Nahrung / Mit den Nerven am Ende: Vorsicht Vitamin B! / Antipasti und Paella, Heidelbeeren und Rentiersteak: was das Hirn fit hält

Er hat blonde, kurze Haare, einen muskulösen Oberkörper, er sieht eigentlich ganz gut aus, aber er wirkt ein bisschen unglücklich.

Er hängt am Tropf. Neben seinem Stuhl steht der Infusionsständer, oben ist ein transparenter Beutel befestigt mit einer grünlich gelben Flüssigkeit, die durch einen transparenten Schlauch direkt in seine Armbeuge fließt.

Emil Isacson aus dem schwedischen Örebro ist *Solutions Architect* bei einer IT-Firma, muss also Lösungen finden für seine Kunden, doch jetzt gerade ist er auf der Suche nach einer Lösung für sich selbst, für den Dunst in seinem Gehirn. Er fühlt sich immer leicht »benebelt«, sagt er, »wie in einer Wolke«.

Vielleicht war gestern Abend ein bisschen zu viel Party? Zu viel Bier, Wodka Red Bull, das führt dann leicht zu Nebel im Schädel …

Emil winkt müde ab. So was trinkt er sowieso nicht. Ihm geht es auch nicht um Party, eher um Performance. Er möchte gern leistungsfähiger sein. Sein Hirn klarer einstellen, auf schneller, fokussierter, brillanter schalten.

Deswegen ist er hierher in Schwedens Hauptstadt Stockholm gekommen, und deshalb sitzt er hier auf dem Stuhl, im »Epicenter«, wie dieser Ort heißt, wie das Zentrum beim Erdbeben, in dem der »Biohacker-Summit« stattfindet, das Gipfeltreffen der Bewegung, die sich der Selbstoptimierung verschrieben hat.

Eben waren unten im Saal die Präsentationen, mit zwei großen Screens und super Show, einer ist gleich mit dem Infusionsständer auf die Bühne gestürmt, was Emil wohl motiviert hat, sich hier oben auch dranzuhängen, in der Pause bei der begleitenden Industrieausstellung auf einer Terrasse neben der Cafeteria, überwölbt von einem gläsernen Dach, einer Open-Air-Lounge mit roten, gelben, grünen Sofas und Sesseln. Grünpflanzen, Treppen, überall Leute mit Laptops, Smartphones, in Jeans und Sneakers, bunten Shirts. Aufstrebende Firmen bieten Gentests an, Blutanalysen, Darmchecks, Vitamine und Nährstoffe aller Art, auch Geräte zur Schlafoptimierung und Laser zur Figurverschönerung, gegen Falten und Fußpilz. Direkt neben Emil liegt eine Frau flach auf dem Boden, und Lichtblitze zucken.

Emil ist 29 Jahre alt, wirkt aber jünger. Er hat ein graues T-Shirt an, BULLETPROOF steht drauf (»kugelsicher«), das ist sozusagen die Leitmarke der Biohacker, bei der es auch ums Upgrade fürs Gehirn geht.

Das wäre natürlich super, wenn wir uns einfach irgendwo anschließen könnten und das Hirn ein bisschen *upgraden*. Ein paar IQ-Punkte obendrauf, mehr Scharfsinn, wenn es geht, und vielleicht auch noch ein bisschen Schlagfertigkeit, bitte.

Das hoffen nicht nur Leute wie Emil aus Örebro. Da sind wir natürlich alle ein bisschen Emil. Wobei es in Wahrheit nicht ganz einfach ist mit bewusstseinserweiternden Maßnahmen. Irgendwann ist es so erweitert, dass ich an der Wand Farben sehe, die da gar nicht sind, und jetzt fangen sie auch noch an zu fließen …

Überhaupt wären viele schon froh, wenn es bleibt, wie es ist, und nicht irgendwann abwärtsgeht, via Alzheimer, der Krankheit, die angeblich zwangsläufig zum Begleiter wird, wenn das Leben länger währt.

Das ist natürlich Unsinn. Mein Hirn muss nicht zwingend zerbröseln, nur weil ich ein bisschen älter bin. Mein Gehirn ist ja Materie, und wenn das Material in Schuss bleibt, dann bleibt der Geist auch wach. Das Gehirn ist abhängig von der Ernährung wie kein zweites Organ. Es braucht vor allem: Energie, stolze 25 Watt, so viel wie eine kleine Glühbirne. Schon eine einzige Mahlzeit kann über die Leistungsfähigkeit entscheiden.

Darauf kommt es an: dass das Hirn gut genährt wird. Dass die grauen Zellen das bekommen, was sie brauchen, für ihre Performance. Wenn sie das aber nicht kriegen, womöglich gestört werden oder gar zerstört durch irgendwelche Hacker, dann kann das ganz schnell abwärtsgehen.

Und interessanterweise kann es sogar in einer modernen Weltgegend wie zum Beispiel in Amerika schneller abwärtsgehen als in Afrika. Warum das denn?

Weil es nicht nur ums Alter geht, sondern sehr darauf ankommt, wie ich lebe, und vor allem, was ich zu mir nehme. Das ist die Erkenntnis aus einem jahrzehntelangen Forschungsprojekt des US-Wissenschaftlers Hugh Hendrie von der Indiana University School of Medicine.

Für die Studie, die das *Journal of the American Medical Association* veröffentlichte, wurden 2212 Afroamerikaner untersucht und 2494 Afrikaner, alle über 65 Jahre alt, und in drei Intervallen zwischen 1992 und 1998 intensiv auf ihre geistigen Fähigkeiten getestet. Genetisch waren beide Gruppen ähnlich, sie müssten von der Veranlagung her also ein ähnliches Alzheimer-Risiko haben. Doch weit gefehlt: Bei den Afrikanern entwickelten nur 1,15 Prozent eine solche Demenz, bei den Amerikanern waren es mit 2,5 Prozent mehr als doppelt so viele.

Der Grund?

Die Lebensumstände. Die Afrikaner stammten aus Ibadan, einer Stadt im Süden Nigerias; zumeist arme Händler, die auf

Märkten ihre Waren verkauften. Die Afroamerikaner stammten aus Indianapolis und pflegten den typischen amerikanischen Lebensstil. Das war nach Ansicht von Forscher Hendrie auch der Grund für die überraschenden Ergebnisse. Denn vor allem die Ernährung spielt eine ganz zentrale Rolle für die Performance unserer grauen Zellen.

Jetzt hoffen allerdings viele, es auch auf andere Art richten zu können. Jetzt gibt es womöglich ganz neue Optionen. Das Gehirn ist ja nichts anderes als ein Computer. Das glauben vor allem solche, die mit Hightech zu tun haben, und hoffen damit auf die Rettung vor dem Vergessen, wie in dem Roman *Altered Carbon* des britischen Autors Richard Morgan, in dem sich niemand mehr vor Verlusten im Hirnkastl fürchten muss, denn, so heißt es beruhigend: »Mach dir keine Sorgen, Junge, sie speichern alles.« Das Hirn sehen sie gewissermaßen als Festplatte, den Körper als Behälter, der einfach ausgewechselt werden kann, der ganze Hirn-Inhalt wird überspielt …

Davon träumen sie nicht nur, daran arbeiten sie schon, bei Firmen wie Facebook zum Beispiel.

Vorsprung durch Technik: Das ist natürlich die naheliegendste Lösung im technikverliebten Silicon Valley, dem Zukunftslabor des Planeten, wo sich das Weltverbesserungs-Pathos ganz zwanglos paart mit dem Geschäftsinteresse. Facebook-Chef Mark Zuckerberg zum Beispiel will ja alle Krankheiten abschaffen, auch Alzheimer, die Hirnschwundkrankheit. Vielleicht könnten da die Techniken helfen, an denen Facebook gerade arbeitet, in diesem geheimnisumwitterten Building 8.

Building 8? Der Wachmann schüttelt den Kopf. Die Gebäude sind hier durchnummeriert, vorn an der Einfahrt die berühmte weiße Wand mit dem Facebook-Daumen und der passenden Adresse: »1 Hacker Way«, Menlo Park.

Das Firmengelände wirkt überraschend militärisch, als ob Kasernengebäude nachträglich bunt angestrichen wurden; ganz hinten sieht es ein bisschen nach *Boot Camp* aus, in langen Reihen machen sie Liegestütze. *»Ten! Nine! Eight!«* Die Kommandos des Trainers kommen aus dem Lautsprecher: *»Go! Go!«* Und Musik dazu. Vielleicht hundert junge Menschen zwischen 20 und 30 machen ihre Übungen auf dem grünen Plastikrasen. Liegestütze. Runter mit der Brust, bis knapp vor dem Boden. Und wieder hoch. Daneben die Firmenparkplätze.

Und Building 8?

Building 8 soll die Forschungszentrale von Facebook sein. Dort sollen sie an »Facebooks geheimer Innovationswaffe« arbeiten, wie das Onlinemagazin *Futurism* immerhin weiß.

Und was wollen sie mit dieser Waffe? In unser Gehirn eindringen, natürlich. Glaubt jedenfalls der deutsche News-Dienst aus der Digitalwelt, *Heise Online:* »Liest Facebook bald Gedanken?«

So gehört zum Team von Building 8 ein Neurowissenschaftler, der früher an der Johns-Hopkins-Universität war in Baltimore und sogar schon einen Prothesenarm entwickelt hat, der sich mit Hirnströmen lenken lässt. *Augmented Reality* heißt so etwas, verbesserte Wirklichkeit: Hardware, die helfen kann, Unvermögen auszugleichen, früher hätte man vielleicht Prothesen gesagt, Hirn-Prothesen, wie ein Holzbein, nur halt intelligenter.

Und dieser Wissenschaftler führt nun das Gehirn-Scanning-Projekt im Building 8.

Wenn Facebook weiß, was ich will, insgeheim will, dann wäre das natürlich ein großer Fortschritt für die Firma. Und wer weiß, vielleicht sogar für mich.

Wenn ich nicht immer nur mühsam tippen muss und Siri von Apple nicht mehr so schwer von Begriff wäre wie jetzt, sondern so klug, dass sie oder Alexa von Amazon mir die Wünsche nicht nur von den Augen ablesen kann, sondern direkt aus meinem Gehirn, also aus der Zentrale, dort, wo meine Wünsche entstehen.

Oder wenn mir, na, der Dings, gerade lag's mir noch auf der Zunge, also irgendwas nicht mehr einfallen will, da würde mir Siri oder Alexa vielleicht beispringen, und es würde nicht so auffallen, dass sich bei mir der Alzheimer schon eingenistet hat.

Eine »Zusatz-Intelligenz«, so nennt es Daniel Sonntag vom Deutschen Forschungsinstitut für Künstliche Intelligenz mit Hauptquartier in Kaiserslautern. »Kognit« hieß so ein Digi-Companion, ein kleiner Robo, der einen begleitet und weiß, wie die Leute heißen, die man so trifft. Auch wenn ich sie nicht mehr erkenne.

Doch es geht weiter. Der intelligente Helfer muss ja nicht nebenherrollen, er kann auch direkt am Schädel sitzen. Oder sogar drin, im Hirn.

Der Ingenieur und Stanford-Absolvent Brett Wingeier hat mit seiner Firma Halo Neuroscience, ansässig in San Francisco, schon einen Kopfhörer entwickelt, der jene Bereiche im Gehirn stimuliert, das Bewegungen steuert, das motorische Zentrum. Ideal für Sportler, die sich auf Erfolg und Medaillen programmieren lassen wollen. So kann das Training von Athleten optimiert werden. Basketballprofis und die US-Skispringermannschaft machen das schon. »Die Athleten tragen es während der Trainingssessions, und sie bestätigen uns, noch konzentrierter üben zu können.« So jedenfalls berichtete die *Frankfurter Allgemeine Quarterly*.

Und auch die Militärs. Es ist ja nur ein kleiner Schritt vom Biathlon zum Pentagon. Von dort bekommt der Neurowissenschaftler Vince Clark von der Universität von New Mexico sein Geld. Fürs Training von Scharfschützen und Piloten (»Wir haben dank der Armee freie Hand«). Er schließt ein paar Elektroden an und stimuliert so die grauen Zellen. »Die Aufmerksamkeit lässt sich steigern, das Arbeitsgedächtnis erweitert sich«, sogar die »Lernkompetenz«.

Großartig! Oder gruselig?

Ein paar gezielte Stromstöße, und schon fließen sogar süß die Träume: Die Frankfurter Schlafforscherin Ursula Voss hat bei Testpersonen sogenannte Klarträume erzeugt, ganz einfach mit leichten Stromstößen im Frequenzbereich von 25 bis 40 Hertz. Im hoch angesehenen Fachmagazin *Nature Neuroscience* hat sie berichtet über die »Induktion des Selbstbewusstseins im Traum durch frontale Schwachstromstimulation«.

Das ist natürlich ein bisschen unheimlich, wenn jemand von außen Träume beeinflusst.

Ein Albtraum.

»Nächstes Hacker-Ziel: Ihr Hirn«, unkte schon *Heise Online*.

»Das Gehirn kann gehackt werden«, warnt Tamara Bonaci, promovierte Elektroingenieurin an der Universität von Washington.

Das ist natürlich ein bisschen Grusel-Science-Fiction. Zum Fürchten. Für *Nerds*. Für Computergläubige.

Jedoch: Bisher sind sie noch nicht so sehr weit gekommen. »Ein paar Tausend Nervenzellen anzapfen«, sagt John-Dylan Haynes vom Berliner *Bernstein Center for Computational Neuroscience,* »bei kleinen Tieren zum Beispiel, das schaffen wir vielleicht noch.«

Aber beim Menschen?

Es mag zwar nicht besonders schwerwiegend sein, was die meisten Menschen so an Gedanken bewegen. Aber rein von der Masse her ist es viel. Das Gehirn enthält 86 Milliarden Nervenzellen, die jeweils bis zu 1000 Signale pro Sekunde senden. Um die nach außen zu transportieren, wäre ein modernes Glasfaserkabel nötig, das ein Terabit pro Sekunde übertragen könnte. Ein Terabit, das sind eine Billion Bit.

In Zahlen: 1 000 000 000 000 Bit.

Und was schaffen sie heute?

100 Bit.

Also: Das kann noch ein bisschen dauern, bis sie meine klugen Gedanken gehackt und runtergeladen haben.

Außerdem wissen sie gar nicht, was in meinem Kopf so vorgeht. Auch die Hightech-Avantgarde arbeitet immer noch mit vergleichsweise plumpen Methoden, wie etwa dem sogenannten Elektro-Enzephalogramm (EEG), jener Ansammlung von Zacken, die von Hirnaktivitäten zeugen – allerdings bislang etwas unspezifisch: Selbst bei meinen wildesten Gedanken zeigt das EEG nur: Zacken. Und auch die funktionelle Kernspintomografie (fMRT), jene beeindruckende Technik, mit der die bunten Bildchen erzeugt werden, die Gehirnaktivitäten anzeigen, kann über Inhalte wenig vermelden: Da leuchtet was, wenn ich an »Fahrrad« denke, und was anderes, wenn ich an »Auto« denke. Dabei denke ich noch an ganz andere Sachen. Was ich wirklich denke, das leuchtet da nicht auf.

Also: Es wird nicht so leicht, das Hirn anzuzapfen. »Eine solche Technologie existiert heute nicht«, räumt auch Building-8-Chefin Regine Dugan ein: »Wir werden sie erfinden müssen.«

Vielleicht wäre chemische Aufrüstung einstweilen die Alternative? Brain-Booster. Pillen. Infusionen. Das ist es ja, worauf Emil aus Örebro hofft, der das T-Shirt trägt mit der Aufschrift: BULLETPROOF. Unverwundbar. »Bulletproof«, das ist die Erfolgsmarke des *Biohacker*-Gurus Dave Asprey. Der hat ja auch ein Buch geschrieben: »Hirn-Tuning. Die Bulletproof-Methode für höhere geistige Leistungsfähigkeit, besseren Schlaf und mehr Energie.«

Dave Asprey aus dem Silicon Valley: eine der Lichtgestalten im *Biohacker*-Business, der Mann mit der rot getönten Brille, die künstliches Licht abwehren soll, der mal ganz unten war, einer dieser übergewichtigen Nerds aus dem Valley, der sich von Job zu Job hangelte und der sich dann selbst umprogrammiert hat und 50 Kilo Ballast abgeworfen und neue Energie gewonnen.

So geht jedenfalls die Legende. Es war auf dem Dach der Welt, im Himalaja, wo ihm nach einer anstrengenden Klettertour Einheimische ihren Stärkungssaft reichten: Tee mit Yakbutter.

Dave hat ein bisschen experimentiert, nahm statt Tee dann Kaffee, plus Butter, vom Weiderind natürlich, und dazu noch ein sogenanntes MCT-Öl mit speziellen Fettsäuren, die sonst nur in Butter, Palm- und Kokosöl vorkommen (*Medium Chain Triglyceride*: mittelkettige Triglyceride).

Der Geschmack ist offenbar gewöhnungsbedürftig (»zaubert

in den wenigsten Fällen ein zustimmendes Lächeln auf die Lippen«, so der deutsche *Biohacker* und Händler Max Gotzler von der Firma Flowgrade).

Aber so ein butterverstärkter Kaffee allein bringt das Hirn natürlich auch nicht auf Hochtouren. Hacker Dave greift daher auch noch zu härteren Drogen.

Er setzt auf Nootropika: Die brauchst du, sagt er, »um dein wahres Gehirn aufzuschließen«. Das Wort *noos* (νόος) ist altgriechisch und bedeutet Verstand, und *tropos* (τρόπος) heißt Wendung. Also: Verstandwender.

In Deutschland setzen sie dabei eher auf harmlose Methoden: Das meistverschriebene Nootropikum hier ist ein Wirkstoff, der aus einem Baum stammt, den sogar schon der größte Dichterfürst des Landes besungen hat:

Dieses Baumes Blatt, der von Osten
meinem Garten anvertraut,
gibt geheimen Sinn zu kosten,
wie's den Wissenden erbaut.

Ginkgo biloba, so heißt der Baum, und auch die Pillen heißen so, die als Hirn-Booster verkauft werden. Nach allem, was bekannt ist, hat Johann Wolfgang von Goethe von dieses Baumes Wirkstoffen für die Wissenden nicht gekostet – und wenn, dann hätte es ihn wohl auch nicht wirklich weitergebracht. Denn streng wissenschaftlich betrachtet, ist es jetzt nicht ganz so knallhart bewiesen, ob des Baumes Blatt den Verstand wirklich wendet.

Für einen echten *Biohacker* wie Dave Asprey ist das sowieso eher Kindergartenniveau. Er hat ein ganzes Sortiment an Substanzen in Gebrauch. Ursprünglich waren es mal 13, mittlerweile hat er reduziert auf neun. Das im Silicon Valley sehr beliebte LSD zum Beispiel will er jetzt nicht mehr so uneingeschränkt empfehlen. Doch diverse Supplemente hat er auch stets bei sich, von Vitamin K2 bis Glutathion. Damit ist er sogar unter seinen Jüngern, jedenfalls den nüchterneren unter ihnen, ein bisschen umstritten.

So schrieb »Isaac« verwundert an die *Biohacker*-Gemeinde:

»Hallo zusammen,

wie kommt es, dass so viele Leute Fan von Asprey sind? Ich habe nichts gegen ihn, aber man kann nicht sagen, dass er gesund lebt! In folgendem Video exponiert er sich als Tablettenschluckender »limitless« Biohacker. Ich dachte immer, auf dieser Seite geht es um den Bio-Hack im Sinne von Bio!?!?!

Bitte um eure Meinung.«

Da muss selbst der deutsche Oberhacker Maximilian Gotzler einräumen, dass Dave Asprey »manchmal auch mit fragwürdigen Methoden« operiert; Gotzler sagt: »Über acht Jahre jeden Tag Modafinil zu nehmen, halte ich auch für ziemlich risikobehaftet.«

Modafinil: Das Medikament wird vom Arzt sonst gegen Narkolepsie verschrieben, eine Krankheit, die sich in anfallartigen Schlafattacken äußert. Die Bundeswehr soll es bei Kampfeinsätzen in Afghanistan benutzt haben. Das Mittel gilt auch sonst als sehr angesagt.

Allerdings kann es auch zu Nebenwirkungen kommen. Darunter, so der Hersteller im Beipackzettel zu *MODAFINIL Neuraxpharm 100 mg Tabletten:*

- Migräne
- Schwindel
- Schlafstörungen
- Schlaflosigkeit
- Schläfrigkeit
- Gedächtnislücken
- Missempfindungen
- Erregung
- Nervosität
- erhöhter Muskeltonus (Spannungszustand des Muskels)
- übermäßige Bewegungsaktivität
- Zittern
- Koordinationsstörung

– Bewegungsstörungen
– Sprachstörungen
– Persönlichkeitsveränderungen
– Delirium (Verwirrtheit)
– Depressionen
– Angstzustände
– aggressives Verhalten
– sonderbare (paradoxe) Reaktionen, wie: Selbstmordgedanken

Von so etwas lassen sich die ganz harten *Biohacker* natürlich nicht schrecken. Manche schwören sogar auf eine Substanz namens Methamphetamin (N-methyl-alpha-Methylphenethylamin), im Volksmund: Crystal Meth, die »Teufelsdroge«, die »Menschen in Zombies verwandelt« *(Stern)*.

Die *Biohacker* stört das offenbar nicht weiter. Denn sie haben offenbar ihr Gegengift gefunden. »Thursdarp« etwa schreibt auf Daves Seiten: »Ich finde, dass es sowohl meine Konzentration als auch meine Energielevels erhöht, wenn ich Pfeifen voller Crystal Meth rauche, wenn ich sie neben Bulletproof Coffee konsumiere. Ich denke, es hat mit der Butter im Kaffee zu tun.« Vielleicht haben die Pfeifchen auch schon seinen Verstand zu weit gewendet.

Das Hirn hacken: Das scheint ein riskantes Projekt, bei dem die Frage sich aufdrängt, ob es hinterher wirklich besser wird. Bei Ritalin beispielsweise, dem Zappelphilipp-Medikament, das jetzt viele als *Brain-Booster* nehmen – ohne Rücksicht auf Nebenwirkungen und das Risiko für Spätschäden, »das Studenten eingehen, wenn sie Ritalin für einen schnellen Studienschub verwenden«, wie Panayotis (Peter) Thanos von der Universität von Buffalo sagt, der die Auswirkungen von Ritalin aufs Gehirn in einer 2017 erschienenen Studie erforscht hatte. So werden Ritalin-User leichter drogenabhängig, wodurch das Gehirn natürlich auch nicht unbedingt klarer und fokussierter wird.

Vielleicht wäre es zunächst mal ganz hilfreich, bevor es ans *Boosten* geht, ans Verstärken, die grauen Zellen zu schützen, so gut es geht, vor den *Hackern* etwa, die jetzt schon unterwegs sind, zumeist völlig unbemerkt, und die Performance stören.

Zum Beispiel der wichtigste Treibstoff fürs Gehirn: Zucker. Genauer: Glukose. Glukose ist der Stoff, der eigentlich für steten Energiefluss sorgen soll. Wenn der Treibstoff fehlt, läuft da nicht viel. Logisch. Schon eine sogenannte Low-Carb-Diät, also mit wenig Nudeln, Reis, Kartoffeln, aus denen der Gehirn-Treibstoff gewonnen werden kann, kann vergesslich machen und die Konzentrationsfähigkeit beeinträchtigen, wie bei einer Studie der amerikanischen Tufts University schon 2008 herauskam.

Es ist wie beim Auto: Wenn der Treibstoff fehlt, bleibt der Wagen stehen. Klar. Wenn ich allerdings volltanke und dann noch einen Kanister mit Sprit durchs Fenster kippe, dann bringt das nicht mehr Performance, sondern eher eine Explosion. Und das Auto bleibt gleich ganz stehen.

Und weil das Hirn vom Treibstoff Glukose heute bei den meisten Leuten zu viel kriegt, wird das zum Problem. Das Hirn bleibt sozusagen stehen. Wer seine Hirnleistung verbessern will, tut daher gut daran, die Zufuhr des Treibstoffs Zucker zu begrenzen. Denn eine Überdosis davon hat tatsächlich dramatische Folgen. Sie schwächt nicht nur die Konzentrationsfähigkeit. Sie kann auch die Speicherfähigkeit beeinträchtigen. Und sogar die Hardware zerstören.

Menschen, bei denen viel Zucker im Blut schwimmt, haben häufiger Gedächtnisprobleme. Das hatten Wissenschaftler von der Charité in Berlin herausgefunden, mit Professorin Agnes Flöel an der Spitze, Oberärztin an der dortigen Klinik für Neurologie. Sie hatten ihre 141 gesunden Testpersonen, durchschnittlich 63 Jahre alt, diverse Gedächtnistests machen lassen, die verschiedenen Hirnregionen und ihren Zuckerspiegel im Blut vermessen.

Und tatsächlich: Zu viel Treibstoff hinterließ Spuren. Spuren des Vergessens und sogar der Zerstörung. Wenn die Versuchspersonen nur ein bisschen mehr Zucker im Blut hatten, konnten sie sich zwei Wörter weniger merken von jenen 15, die sie für 30 Minuten im Kopf behalten sollten. Und nicht nur das: Die anschließende Vermessung mit dem Kernspintomografen ergab, dass die Teilnehmer mit dem hohen Zuckerspiegel einen kleineren Hippocampus hatten, also jene Gehirnregion geschrumpft war, die wie ein Seepferdchen aussieht, das sogenannte limbische System, das für Gedächtnisleistungen wichtig ist.

So weit die Hardware-Seite: Der Zucker wirkt als Hirnzerstörer. Dass die Dauerversüßung des Lebens das Demenzrisiko erhöht, ist angesichts dessen kein Wunder.

»Höhere durchschnittliche Glukosespiegel« seien mit einem »erhöhten Demenzrisiko verbunden«, notierte eine Gruppe amerikanischer Forscher um den Internisten Paul K. Crane 2013 von der University of Washington im *New England Journal of Medicine*.

Warum? Vielleicht, weil die Hirnzellen durch den Zucker-Dauerbeschuss keinen Treibstoff mehr annehmen möchten (Insulinresistenz). Aus diesen Gründen haben manche Forscher die Alzheimerkrankheit schon als »Zuckerkrankheit des Gehirns« bezeichnet, oder »Typ-3-Diabetes«.

Vielleicht auch, weil die Signalübertragung durch die Verzuckerung gestört wird. Die »exzessive Zuckeraufnahme« könnte auch Veränderungen bei der Übertragung des Botenstoffes Dopamin bewirken, meinen Wissenschaftler der Universität Colorado im amerikanischen Denver. Dopamin: Das ist jener Stoff, der bei der Suchtentstehung eine Rolle spielt, auch bei der Zitterlähmung Parkinson – und bei ADHS.

Und schließlich, weil der Zucker das macht, was manche Hacker auch draußen in der Welt tun: Er greift die Kraftwerke an.

Wenn ein Kraftwerk gehackt wird, kommt es zu Stromausfall. Ganz ähnlich ist es im Gehirn. Die Kraftwerke dort heißen, wie überall im Körper: Mitochondrien. Im Hirn sind sie natürlich besonders wichtig. Wenn die Mitochondrien nicht mehr funktionieren, dann ist das wie Stromausfall im Hirn. »Die ganze

Kraftwerksfunktion geht in die Knie«, sagt Professor Chris Meisinger von der Uni Freiburg.

Dadurch wird eine ganze Kettenreaktion ausgelöst, die dazu führt, dass sogar Hirnzellen eliminiert werden. Das kann manchmal ganz vernünftig sein, wenn sie leistungsmäßig schwächeln und deshalb ausgeschaltet werden müssen. Den Knopf dafür drücken die Mitochondrien. Wenn diese aber ihrerseits geschwächt sind, durch zu viel Zucker, und sei es nur um 15 Prozent, dann sind sie in ihrer Urteilskraft eingeschränkt und drücken den Knopf auch ohne Grund und lassen Hirnzellen unnötigerweise absterben.

Der womöglich wichtigste Effekt des Zuckers aber ist auch hier: die innere Verkrustung durch die sogenannten Gerontotoxine. Denn der Zucker führt bekanntlich zur verstärkten Bildung jener Bräunungselemente, die auch beim Brathähnchen und beim Anbraten von Schnitzel entstehen: die *Advanced Glycation End Products* (AGEs). Krosse Kruste schmeckt natürlich super, stört aber den Fluss der Gedanken im Hirn. Mittlerweile haben mehrere Studien gezeigt, dass es da möglicherweise einen Zusammenhang gibt mit der geistigen Verkrustung. So wurden in den Gehirnen von Alzheimerkranken erhöhte Level von AGEs gefunden.

»AGE-reiche Nahrungsmittel zu meiden bietet womöglich eine neue Strategie, um die Alzheimer-Epidemie zu bekämpfen«, meint daher der US-Mediziner Michael Greger *(How Not To Die)*.

AGE-reiche Nahrungsmittel: Das sind nicht nur die industriell verarbeiteten Fast-Food-Produkte, die Klassiker Pommes, Hamburger, Chicken McNuggets, Coca-Cola. Dazu gehört auch vermeintlich Gesundes, wie etwa die sogenannten Smoothies sowie Apfelsaft und Orangensaft. Oder die beliebten Früchteriegel, die auch so gesund wirken.

Denn: Der Fruchtzucker darin fördert die Produktion von AGEs. Und das könnte erklären, was mittlerweile einige Studien gezeigt haben: dass Fruktose die geistige Leistungsfähigkeit beeinträchtigt.

Ratten, die Wasser mit Fruktose getrunken hatten, brauchten trotz eines speziellen Trainings doppelt so lange, um aus einem Labyrinth zu entkommen, wie ihre ebenfalls trainierten Artgenossen, die Wasser pur trinken durften. Das haben Wissenschaftler um die Professorin Xia Yang von der University of California in Los Angeles im Fachmagazin *EBioMedicine* nachgewiesen. Der Fruchtzucker veränderte sogar das Erbgut im Gehirn, allein im Hippocampus, der ja an Lernen und am Gedächtnis beteiligt ist, waren mehr als 200 Gene verändert, und im sogenannten Hypothalamus, dem »Gehirn des Gehirns«, dem ältesten und wichtigsten Teil, sogar mehr als 700 Gene.

Auch hier sind die Süßstoffe nicht besser, allen voran das umstrittene Aspartam, unter anderem in *Cola light* und *Coke Zero* enthalten. Das Monatsmagazin *Scientific American* rechnete vor, dass selbst der Genuss »nahezu normaler Mengen« an Aspartam die Gehirnchemie beeinträchtigen kann. Dem Neuropsychologen Paul Spiers vom Beth Israel Hospital in Boston im US-Staat Massachusetts war aufgefallen, dass Versuchspersonen mit hohem, aber gesetzlich zulässigem Aspartamverbrauch bei Standardtests »höherer Gehirnfunktionen« schlechter abschnitten als Kontrollkandidaten.

Verantwortlich für viele Aspartam-Effekte ist ein darin enthaltener Stoff namens Aspartat. Der behindert den Eintritt von Glukose ins Gehirn – und damit den wichtigsten Energieträger für die Hirntätigkeit.

Aspartat ist ein Neurotransmitter, also ein Hirn-Botenstoff wie das chemisch verwandte Glutamat, und wirkt wie Glutamat ab einer bestimmten Dosis »neurotoxisch«, als Gift für Hirnzellen. Es unterbricht »die Energieproduktion im Gehirn«, wie ägyptische Forscher 2017 feststellten. Deshalb gilt es wie Glutamat als Risikofaktor für Krankheiten wie Parkinson, Multiple Sklerose, auch Depressionen und epileptische Anfälle.

Glutamat ist ein in Fachkreisen prominenter Hirnschädling, seit ein US-Wissenschaftler namens John Olney 1969 erstmals nachgewiesen hat, dass der Geschmacksverstärker sogenannte Läsionen, also Schädigungen im Hirn, hervorrufen kann. Es sorgt auch dafür, dass Aluminium die Blut-Hirn-Schranke leichter durchquert – und damit die Anfälligkeit für die Alzheimerkrankheit steigt. Auch der Süßstoff Aspartam kann diesen Transport-Service übernehmen. Und vor allem ein allgegenwärtiger Stoff namens Zitronensäure.

Zitronensäure klingt sympathisch und natürlich, wird aber heutzutage industriell hergestellt, mithilfe eines Schimmelpilzes namens *Aspergillus niger*. Dadurch hat sich das Risiko vervielfacht, das Alzheimer-Risiko ins Gehirn zu transportieren.

Zitronensäure ist im Supermarkt allgegenwärtig, es steckt in Rama über Fanta bis hin zu Haribo-Gummibärchen.

Und die Zitronensäure führt dazu, dass das Leichtmetall Aluminium, sozusagen huckepack, ins Gehirn transportiert werden kann – ein klassischer Verdächtiger in Sachen Alzheimer, aber auch bei Hyperaktivität und Lernstörungen. Und Aluminium ist, wie Zitronensäure, in moderner Nahrung ebenfalls allgegenwärtig, in Lebensmittel-Zusatzstoffen etwa (siehe Hans-Ulrich Grimm: Chemie im Essen). Beim Grillen im Garten mit Alufolie und auch in der Kantine, wenn das Essen »in Aluminiumschalen warm gehalten« wird, sagt Professor Dr. Dr. Andreas Hensel, Präsident des Bundesinstituts für Risikobewertung (BfR). Sogar in Apfelsaft: Wenn er in Aluminiumtanks gelagert worden ist, könne, so das BfR, die unschädliche Aufnahmemenge »um ein Vielfaches überschritten werden«.

Auch Fast Food kann auf die grauen Zellen schlagen: Wer viel Fleisch isst, Wurst und Fritten, riskiert seine geistige Leistungsfähigkeit (Mio Ozawa, University College London, 2017). Und wer Tofu mag, ebenfalls (Lon R. White, Pacific Health Institute, Hawaii, 1999; Eef Hogervorst, Loughborough University, London, 2008).

Der hiesige Mensch ist offenbar, dank seiner modernen Ernährung, von Feinden des Gehirns nur so umzingelt. Kein Wunder, dass die Leute in Afrika viel seltener von Alzheimer betroffen sind.

Und, besonders tragisch: Auch das, worauf Emil aus Örebro hofft, ist womöglich Gift für die grauen Zellen. Er hängt ja am Tropf, weil er einen Mangel verspürt und den sogar hat messen lassen: B-Vitamine, sagt er, hätten ihm gefehlt. Emil sitzt auf seinem Stuhl am Stand der Firma Beauty Drop aus Stockholm und hofft auf Klärung in seinem umnebelten Hirn. Die Firma Beauty Drop preist solche Sachen an. Beauty Drop, das ist eigentlich ein *Skönhetssalong*, wie das hier in Stockholm heißt.

Die Firma wirbt mit absolut coolen, modelschönen Girls, die lässig auf der weißen Couch sitzen, den Infusionsbeutel am Ständer neben sich, und muskelstarken Kerlen ohne T-Shirt, die genauso wie Emil am Tropf hängen. Und auf einem Info-Blatt preisen sie die Wirkstoffe: Vitamine B1, B2, B3, B5, B6, B7, B12.

Vitamine sind superbeliebt und die B-Vitamine ganz besonders als Booster für die grauen Zellen. »Sei fokussiert mit Vitamin B5 und unterstütze deine Denk- und Reaktionsfähigkeit, wenn du es gerade am nötigsten hast«, wirbt zum Beispiel die Firma Braineffect für ihr Produkt *Focus* (»Für dein Denkvermögen«), mit Vitamin B5, die Monatsration für 23,90 Euro.

Bei Life Extension gibt es einen B-Komplex im Plastikfläschchen *(Bio-Active Complete B-Complex)*, der »die kognitive Gesundheit unterstützen« soll. Sogar bei Starbucks gibt es sie, im *Innocent Super Smoothie Activate Mandarine Karotte, Ingwer & Leinsamen*. Mit Vitamin B1, B2, B3, B6.

Was es da natürlich nicht gibt, sind Hinweise zu Risiken und Nebenwirkungen.

Tatsächlich spielen die B-Vitamine eine wichtige Rolle für Gehirn und Nerven, bei der Signalübertragung, der Verarbeitung von Reizen. Nur: Wenn wir da jetzt eingreifen und das irgendwie verstärken, dann können natürlich auch Reize und Signale auftauchen, die eher nicht so attraktiv sind.

Das Jucken zum Beispiel. Darüber berichten viele Konsumenten aus der B-Szene.

»Unerträgliches Jucken durch Vitamin-B-Tabletten.« Darüber klagte Helga, 62, auf einer Internetseite namens *krank.de*. »Seit zwei Wochen habe ich nun ein wahnsinniges Jucken, das mich besonders nachts verrückt macht.« Ursache, so glaubt sie: ein »hoch dosiertes Vitamin-B-Präparat«, das ihr merkwürdigerweise der Zahnarzt »aufgeschrieben« hatte.

Sie ist offenbar nicht die Einzige. Auf Internetseiten treffen sich Opfer und präsentieren eine ganze Palette von unerwünschten Erscheinungen.

»ninamagic« zum Beispiel spürt immer was in den Zehen, wenn sie ihren Vitamincocktail Marke Centrum schluckt, schrieb sie bei *MedHelp*.

»boots625« hat immer innerhalb einer Stunde »einen heißen Fuß mit tauben Zehen«.

Und »chimey« schreibt, unter der Überschrift »B6 Toxizität«: Es gehe da nicht nur um »kribbelnde Hände und Füße« und solche Sachen: »Es kann viel mehr sein.« Und warnte: »Vorsicht mit Vitamin B6.«

Schon 2008 hatte der Neurologe Kevin R. Scott, heute an der University of Colorado in Colorado Springs, mit seinen damaligen Kollegen von der Penn State University 26 Patienten mit erhöhten B6-Werten im Blut untersucht, von denen 20 die Pillen täglich nahmen. 21 Patienten (80,8 Prozent) berichteten über »sensorische Beschwerden«. Die häufigsten Symptome: Taubheit, Gefühllosigkeit in den Gliedmaßen (96 Prozent), Kribbeln (57,7 Prozent), brennende Schmerzen (49,9 Prozent), Gleichgewichtsstörungen (30,7 Prozent) und Schwäche (7,8 Prozent).

Die 27-jährigen Christiana empfand sich plötzlich als »körperlose Frau«, wie der britische Neurologe Oliver Sacks berichtete: Christiana war eine kräftige, selbstbewusste Frau, die Hockey spielte und gern ritt. Sie kam ins Krankenhaus, um sich die Gallenblase entfernen zu lassen. Kurz vor der Operation zeigte sie seltsame Symptome: »Christiana konnte sich nur sehr unsicher auf den Beinen halten, vollführte ungelenke, rudernde Bewegungen, ließ immer wieder Gegenstände fallen.« Ihr Hirn hatte offenbar die Kontrolle über den Körper verloren: »Sie konnte nur stehen, wenn sie dabei auf ihre Füße sah. Ihre Hände ›machten sich selbstständig‹, und sie konnte nur etwas festhalten, wenn sie es im Auge behielt. Wenn sie etwas in die Hand nehmen oder etwas in den Mund stecken wollte, griff sie daneben, schoss über ihr Ziel hinaus, als sei sie nicht in der Lage, ihre Bewegungen zu steuern und zu koordinieren. Zudem konnte sie kaum aufrecht sitzen – ihr Körper ›gab nach‹. Ihr Gesicht war seltsam ausdruckslos und schlaff, ihr Unterkiefer hing herab, und sogar ihre Stimmlage hatte sich verändert.«

»Es ist irgendetwas Furchtbares passiert«, sagte Christiana. »Ich fühle mich wie verhext – als wäre ich körperlos.«

Fortan musste sie jede Bewegung bewusst überwachen. Sogar ihren Gesichtsausdruck musste sie bewusst steuern, da ihr die Eigenwahrnehmung der Gesichtsmuskeln fehlte. Und wenn sie »beim Essen sprach oder sich in Gedanken mit anderen Dingen beschäftigte, umklammerte sie Messer und Gabel mit aller Gewalt, sodass dabei Blut aus ihren Fingerspitzen wich; sie konnte ihren Griff jedoch nicht lockern, denn dann bestand die Gefahr, dass sie das Besteck fallen ließ«.

Die Krankheit mit Namen »Neuropathie« war bisher selten. Jetzt aber gebe es »überall zahlreiche Patienten mit schweren sensorischen Neuropathien«. Manche hätten »ungeheure Mengen Vitamin B6« geschluckt – und ihr Zustand bessere sich, immerhin, sobald sie aufhörten, sich damit »zu vergiften«, sagte Sacks, der berühmt war für seine lebensnahen Schilderungen aus der Welt der neuronalen Abweichungen (und 2015 gestorben ist).

Es scheint sich bei dieser Form allerdings nicht um Befindlichkeitsstörungen übersensibler Nutzer zu handeln, sondern um –

offenbar überraschend weitverbreitete – Nebenwirkungen solcher Vitamine.

Das müssen sogar Hersteller einräumen: Vitamin B6 könne zu Neuropathie führen, warnt der Waschzettel eines Vitamin-B-Präparates des deutschen Pharmaproduzenten Stada.

Zur »Vorsicht« bei Vitamin-B-Produkten raten mittlerweile sogar Behörden wie das Bayerische Landesamt für Gesundheit und Lebensmittelsicherheit (LGL). Denn »es drohen«, laut LGL, bei Aufnahme von hoch dosierten Produkten »Lähmungserscheinungen, Taubheit oder Reflexausfälle«.

Amerikanischen Regierungsexperten gelten sie schon als »Umweltgifte«, wie manche Pestizide und andere Chemikalien. Im Jahre 2014 untersuchte eine Gruppe von staatlichen US-Toxikologen um Deepa B. Rao vom Nationalen Toxikologie Programm am *National Institute of Environmental Health Sciences* im Research Triangle Park in North Carolina diese Stoffe und ihre Wirkmechanismen. Fazit: Hohe Vitamin-B6-Konzentrationen könnten »eine direkte toxische Wirkung« auf bestimmte Hirnzellen haben (die »Neuronen der peripheren sensorischen Ganglien«).

Und nicht nur bei Vitamin B6 ist mit solchen Negativeffekten zu rechnen. Eine Überdosis könne auch bei Vitamin A und D zu einer »Vergiftung« führen und »die neurochemischen Prozesse im Gehirn stören«, warnt der Harvard-Hirnforscher John Ratey. Zusätzlich sei die rechte Dosierung schwierig: »Angesichts des Überangebots an Vitaminpräparaten in der westlichen Gesellschaft besteht die Gefahr, zu hohe Vitamindosen einzunehmen«, sagt Ratey. Bei »Orthomol *Mental*« zum Beispiel sind sie in Mengen enthalten, die bis zu 714 Prozent des offiziellen Tagesbedarfes entsprechen. Also: eine Überdosis ab Werk.

Und der arme Emil, der sich so voller Hoffnung an der Infusion hängt, und Tropfen um Tropfen in seine Blutbahnen träufeln lässt?

Er hat eigentlich noch Glück gehabt. Da gibt's Entwarnung,

nach einem näheren Blick auf den Beutel mit dem grünlich-gelben Inhalt: »Baxter Ringer Acetat Lösung«. Etwas, das Ärzte geben, wenn ein Patient dehydriert ist, zur »Flüssigkeits- und Elektrolytsubstitution«. Eine Kochsalzlösung. Davon seien normalerweise »keine Nebenwirkungen« zu erwarten, schreibt der Hersteller im Beipackzettel.

Die erwarteten Wirkungen allerdings auch nicht.

Armer Emil.

Ganz anders macht es Teemu. Er gehört zu den Gurus hier in Stockholm im Epicenter. Teemu Arina, der bekannteste *Biohacker* Skandinaviens. Der Mann, der selbst ein bisschen wirkt wie aus einem Science-Fiction-Film. Ultrablonde Haare, akkurat gekämmt und gescheitelt, gekleidet ganz in Schwarz, unterm Sakko eine dezent glänzende Weste:

Teemu steht gerade an seinem Stand, wo es sein »Biohacker-Handbuch« zu kaufen gibt und Packungen mit getrockneten pulverisierten Pilzen. *»Mushroom Coffee«* zum Beispiel, der auch an die *Biohacker*-Gemeinde hier ausgeschenkt wird. An den anderen Ständen gibt es Gentests, Darmanalysen, Blutuntersuchungen und viele Tüten und Packungen und Gläser mit ultragesunden Sachen, Pillen, Pulver. Und die Beutel für die Infusionen.

Wie steht er dazu, als prominenter *Biohacker?*

Teemu Arina: »Ich habe Gentests machen lassen. Ich habe die Darmbakterien analysieren lassen. Ich habe das Blut untersuchen lassen …«

Wie viele Daten haben Sie da jetzt? 500, 1000? Eine Million?

Teemu Arina: »Ich weiß die exakte Zahl nicht. Ich habe jetzt so um die 120 Biomarker. Leber, Herz. Blutwerte.«

Sie wissen also alles über Ihre genetischen Risiken, beispielsweise für Demenz.

Teemu Arina: »Ich weiß, wo ich ein erhöhtes Risiko habe. Oder ein geringeres Risiko.«

Und, nehmen Sie deshalb jetzt Supplemente, diese ganzen Pillen hier?
Teemu Arina: »Ich nehme Supplemente nur, wenn es Sinn macht. Ich nehme also keine Multivitamine, wie das viele machen. Ich nehme Vitamin D, weil ich von einem genetischen Risiko weiß. Weil meine Vitamin-D-Level niedriger sind als bei der allgemeinen Bevölkerung, nehme ich da eine erhöhte Dosis im Winter.«
Nur im Winter?
Teemu Arina: »Im Sommer scheint die Sonne, warum sollte ich da Vitamin D nehmen?«
Pflegen Sie eine bestimmte Diät, Paläo, wie in der Steinzeit, oder Keto, mehr Fett, weniger Kohlenhydrate?
Teemu Arina: »Ich habe da eher so eine Mischung aus allem, so nach der Art der Vorfahren, zum Beispiel Milch und Fleisch von grasgefütterten Rindern.«

Und was ist sein privater Geheimtipp?

»Heidelbeeren natürlich«, sagt er da, ohne zu zögern. Dazu gibt es Berge von Studien. Die Beeren sollen wichtige Waffen sein im Kampf gegen Alzheimer, gegen Herzkrankheiten, für bessere Beweglichkeit und ganz allgemein das Leben verlängern. Das läge an den Inhaltsstoffen, etwa den sogenannten Anthocyanen, die für die Farbe sorgen und die zu den Polyphenolen gehören. Und: Sie gedeihen auch hoch im Norden.

Das einzige Obst, das da wächst, oder?
Teemu Arina: »Waldgemüse auch noch. Rüben, alles, was aus der Region kommt. Wenn ich mir anschaue, was es in der Gegend gibt, aus der meine Vorfahren kommen, der nördlichen Hemisphäre, dann gab es da nicht so viel Obst. Deshalb esse ich nicht so viel Obst. Dafür habe ich mehr Beeren, die überall wachsen, und ich esse viele wilde Kräuter, auch Brennnesseln und Löwenzahn, das wächst ja überall.«

Das ist es, was dem Hirn am besten zu helfen scheint. Die traditionelle Kost der Vorfahren. Wie bei Biohacker Teemu. Die *Nordic Diet,* die Nahrung aus den skandinavischen Ländern, soll sogar noch besser für die grauen Zellen sein als das, was die Leute am Mittelmeer traditionell zu sich nehmen – jedenfalls für die Schweden, wie das eine *Nutrients*-Studie von 2018 gezeigt hat.

Und dass die mediterrane Ernährung viele Vorteile fürs Gehirn hat, zeigen mittlerweile Berge von Studien. Sie kann sogar das altersbedingte Schrumpfen des Gehirns bremsen, wie eine Studie an Schotten ergeben hatte, die von der zeitgenössischen fettigen Kost auf Früchte, Getreide, Bohnen und anderes Gemüse umgestiegen waren, zudem bei Fleisch und Geflügel sparten. »Wenn wir älter werden, verkleinert sich die Gehirnmasse«, sagt Michelle Luciano, die Erstautorin der Studie, die 2017 im Fachmagazin *Neurology* erschienen ist. Und die Mittelmeer-Diät hält dagegen, sie sei »günstig für die Hirngesundheit«.

Für die geistige Performance der Menschen im Norden aber ist die örtliche Kost besser, wie jene Studie von 2018 im Fachmagazin *Nutrients* gezeigt hat von einer Gruppe von Wissenschaftlern am berühmten Karolinska-Institut in Stockholm, die allerdings nicht unter Lokalpatriotismus-Verdacht stehen, denn sie heißen: Wie-Li Xu, Behnaz Shakersain und Debora Rizzuto.

Das internationale Team hatte 2223 demenzfreie Schweden über 60 untersucht – und auf verschiedene Ernährungsstile gesetzt. Darunter auch die mediterrane Ernährung und die Ostsee-Ernährung *(Baltic Sea Diet)*. Zumindest bei diesen schwedischen Testpersonen hat offenbar die Schweden-Diät hirnmäßig am besten angeschlagen, die sie »nordische kluge Ernährung« nannten *(Nordic Prudent Diet)*.

Dazu zählten: Äpfel und Birnen, Nudeln und Reis, zudem »Nicht-Wurzelgemüse«, auch Geflügel und Fisch. Außerdem pflanzliche Öle mit viel Omega-3-Fetten, Tee und Wasser. Auch Sachen, die die alten Wikinger noch nicht kannten, Pfirsiche zum Beispiel. Und Wein, das obligatorische Anti-Aging-Getränk.

Der Wein ist übrigens das einzige identifizierbare Einzellebensmittel, das einen messbaren Einfluss auf die geistige Performance im fortgeschrittenen Lebensalter hat – und das auch nur bei Männern, wie deutsche und schweizerische Wissenschaftler im Juni 2018 ebenfalls in *Nutrients* verkündet haben (bei Frauen soll Rotwein eher gegenteilige Wirkungen haben). Und natürlich: Zu viel Alkohol ist immer schädlich. Umstritten ist allerdings, wo die gesunde Dosis aufhört.

Schokolade soll ebenfalls die geistige Fitness erhalten, wie die Zeitschrift *Appetite* 2016 enthüllte. Denn sie enthält, wie Wein und Olivenöl, Polyphenole, die sollen die Aktivität der Mitochondrien verbessern, der Kraftwerke, die natürlich im energiezehrenden Gehirn wichtig sind. Und auch dafür sorgen, dass die Müllabfuhr kommt, und so Verschmutzung und Vergiftung im Gehirn bremsen.

Das Beste an der natürlichen, traditionellen Ernährungsweise ist, dass kein Mensch über Mitochondrien und Müllabfuhr nachdenken muss, sondern einfach die Gerichte genießen kann, Antipasti, Paella oder Wok-Gemüse, auch mal ein Rentiersteak, einen Grüntee oder ein Glas Wein dazu, einen Espresso hinterher und eine Schoko-Mousse.

Und all das macht aber nicht nur klug oder erhält wenigstens die geistige Leistungsfähigkeit. Sie macht auch schön, die gute Ernährung – im Rahmen des Möglichen. Und bremst die Spuren des Alterns, die Falten zum Beispiel.

Und deswegen pilgern jetzt viele nach Berlin, zu dem Mann, der nicht nur ein Gerät erfunden hat, das unter die Haut blicken kann, sondern auch gleich erkennt, ob ich auf Fast Food stehe oder eher auf Frisches.

10. Schönheit von innen

Was wirklich hilft im Kampf gegen die Falten

Der Mann mit dem Röntgenblick: Warum macht Fast Food Falten? / Außen hui und innen pfui: Spritze und Skalpell halten den Verfall nicht auf / Die Beulenpest an Beinen und Po: Ist gegen Cellulite vielleicht doch ein Kraut gewachsen? / Drama auf der Waage: Was haben denn meine Vitaminpillen damit zu tun? / Echtes Essen macht schön

Eigentlich ist Berlin ja nicht gerade die Welthauptstadt der Schönheit. Und er ist auch kein Anti-Aging-Doc mit Spritze und Skalpell. Er ist eigentlich gar kein Arzt, auch wenn er einen weißen Kittel trägt, Professor ist und sich um die Frage kümmert, was wichtig ist im Kampf gegen die Falten, für jugendlich glatten Teint.

Und deswegen ist er weltweit gefragt, pilgern Reporter und Fernsehteams, Wissenschaftler und Ernährungsfachleute zu ihm, berichten Internetseiten über ihn und seinen »Star-Trek-Scanner«, dieses Gerät, das tatsächlich ein bisschen wie *Science-Fiction* wirkt, weil es einem quasi unter die Haut blickt und dann Punkte vergibt, von 1 bis 10. Je höher, desto besser.

Was die Welt so fasziniert, ist die Hoffnung, dass wir den Falten und all den anderen sichtbaren Zeichen des Alters nicht einfach tatenlos zusehen müssen, wie sie sich da ausbreiten, sondern dass wir auch eingreifen können und selbst was tun.

Einmal kam ein Fernsehteam und mit ihm Susanne, die hatte »sehr hohe Werte«, wie der Professor lobte, um dann gleich seherisch zu diagnostizieren: »Ich gehe davon aus, Sie essen sehr viel Obst und Gemüse, sind Nichtraucherin, trinken wenig

Alkohol und, was man auch deutlich sieht, Sie hatten wenig Stress in den letzten Tagen.«

Susanne konnte nur bestätigen, »dass das alles stimmt«.

»Wahre Schönheit kommt von innen« – das ist sein Thema. Darum geht es hier auf der 5. Etage der Berliner Charité, dem berühmten Krankenhaus und Forschungsinstitut. Um das, was schön macht, was jung hält.

Strahlend weiße Gänge. Ein kleines Büro. Auf seinem weißen Kittel, gestickt über der Brusttasche, sein Name: Lademann. Professor Dr. Dr. Jürgen Lademann. »Die beste Anti-Aging-Strategie«, sagt er, »ist eine gute Ernährung, viel Obst und Gemüse.« Fast Food hingegen mache die Haut faltig und fahl.

Lademann hat Physik studiert an der Moskauer Lomonossow-Universität. Das Gerät, das er mit seinen Mitarbeitern erfunden hat, ist ein sogenanntes Ramanspektrometer. Es misst den Gehalt von Betacarotin und Lykopin in der Haut. Diese Antioxidantien sollen dafür sorgen, dass die Haut glatt bleibt und jugendlich. Und wer viel davon isst, hat höhere Werte – und schöneren Teint.

Woher kriegen? Sie kommen in Karotten vor, in Tomaten, Kürbissen, Grünkohl, Spinat und vielen anderen Gemüsen, auch in Obst, wie Wassermelonen, Kakis, Papayas, Mangos, Pfirsichen, sogar in Grünzeug, das am Wegesrand wächst, in Löwenzahn und Sauerampfer. Es stellt also kein großes Problem dar, die Zutaten zu finden, mit denen man sich schön essen kann.

Es geht natürlich auch anders. Man kann auch ein bisschen spachteln, spritzen, glatt ziehen, künstlich aufbauen, ein bisschen Chirurgie, ein bisschen Fassadenkosmetik, Tünche drüber, fertig.

Nur: Das hilft ja nichts. Das Ziel heißt schließlich: länger leben und dabei gut aussehen. Fassadenkosmetik, das bedeutet: Außen hui, und drinnen geht der Verfall weiter.

Ganz anders, wenn die Schönheit tatsächlich von innen kommt. Wenn der Körper selbst dazu gebracht wird, dass er die

Haut möglichst lange glatt hält, die Haare in ihrer Fassung und womöglich sogar noch in ihrer Farbe.

Das sieht dann ganz anders aus. Innen wie außen.

Wenn am Haus die Fassade rissig wird, weil die Mauer dahinter bröckelt, dann hilft es auch nicht wirklich, wenn da der Maler kommt und spachtelt, und morgen sind die Risse wieder da.

Denn die äußere Erscheinung ist in Wahrheit nichts bloß Äußerliches, sondern der Ausdruck eines inneren Zustands. Und wenn der innere Zustand tipptopp ist, dann sieht es auch außen okay aus.

»Was sagt Ihr Aussehen über Ihre Gesundheit aus?« So fragt die Nobelpreisträgerin Elizabeth Blackburn. Und wehrt sich dagegen, die Sorge um die Optik als bloße Orientierung an Äußerlichkeiten herabzuwürdigen. Denn womöglich »spiegelt sichtbare Alterung die innere Gesundheit wider«. Tatsächlich hätten Menschen, die älter aussehen, in der Regel auch kürzere Telomere – und altern mithin schneller.

Die Sorge fürs schönere, jugendlichere Aussehen kommt auch dem Körper insgesamt zugute. Und wenn er außen wie innen in guter Verfassung ist, kann er lässig in die Verlängerung gehen.

Wer jung aussieht, ist auch innen jung, sagt Professor Lademann. Denn seine Junghalte-Strategie mittels Antioxidantien gehe schließlich von innen nach außen:

»Wenn die Antioxidantien durch eine gesunde Ernährung im Organismus gespeichert werden, also durch Essen von Obst und Gemüse, dann geht es ja erst mal über den Ernährungstrakt. Es geht ins Blut, es geht in die Zellen, es kommt auf die Haut. Die Haut ist sozusagen das letzte Element dieses Prozesses, und das, was wir an positiven Effekten auf der Haut nachweisen können, das haben wir natürlich auch im Organismus selbst. Also einen Schutz der Organe.«

Klar, auch der Stress spielt eine Rolle. Manche ergrauen ja praktisch über Nacht. Oder die Psyche: Wenn ich meine Stirn immer in Sorgenfalten lege, dann gräbt sich das natürlich ein. Und die Gene: Wenn meine Mutter schon früh graue Haare hatte und mein Vater eine Glatze, dann geht meine Prognose natürlich auch in diese Richtung.

Aber, und das ist das Neue und Erfreuliche: Wir sind keine Marionetten der Gene. Wir können da selbst eingreifen. Nicht einmal die grauen Haare folgen einem eingebauten Plan, der den Zeitpunkt des Auftritts festlegt. Graue Haare können früher oder später kommen. Und der Zeitpunkt, ab dem sie auftreten, hängt auch von der Nahrung ab. Denn die Haare sind ja nichts Massives, wie Draht oder Spaghetti. Haare sind eher wie Röhren, wie Makkaroni oder ein Kabel, mit einer äußeren Hülle (Cuticula) und einem Innenraum (Cortex), in den sozusagen die Farbe reinkommt – wenn genügend da ist.

Und die Haare sitzen gewissermaßen in einer Halterung, und selbst daran kann man schrauben. Wenn die Haare plötzlich ausfallen, weil die Halterung nachgibt.

Blöde nur, wenn ich jetzt an den falschen Schrauben drehe.

Manches, was die Schönheit bewahren soll und volles Haar, bewirkt tatsächlich leider das Gegenteil. Oder führt geradewegs ins Verhängnis, in die Katastrophe. Wie bei Kevin zum Beispiel, dem früh schon die Haare ausfielen.

Eigentlich gibt es ja wirklich Schlimmeres auf der Welt. Aber zu Hause, im Badezimmer, grenzt es schon für viele an einen Super-GAU, das größte anzunehmende Unglück, wenn morgens im Kamm oder im Waschbecken immer mehr Haare gar büschelweise landen. Und immer mehr Menschen in aller Welt greifen in ihrer Verzweiflung zu Drogen wie diesem Anti-Haarausfall-Medikament, sogar der amerikanische Präsident Donald Trump, wie sein Arzt gelegentlich ausplauderte. Bei ihm ist die Frisur ja legendär, also könnte man von einem Erfolg sprechen, und von Nebenwirkungen wurde nichts bekannt.

Bei Kevin schon.

Kevin Malley war fast 30, als es losging, als er immer mehr Haare verlor. »Ich sah jung für mein Alter aus, also wollte ich meinen Haarausfall ein wenig zurückhalten«, sagte Kevin laut *ABC News*. Er ging zum Arzt, und der verschrieb ihm ein Medikament.

Im Mai begann er, das Mittel zu nehmen, im Oktober war er völlig impotent. Sein Körper veränderte sich, sogar seine Genitalien schrumpften, und er geriet in einen mentalen Nebel, den er sich zunächst einfach nicht erklären konnte.

Sein Arzt versicherte ihm, das Drama werde aufhören, wenn er die Pille nicht mehr nehme. Doch das war leider ein Irrtum. »Ich habe immer darauf gewartet, dass die Nebenwirkungen verschwinden, aber das sind sie nicht, sie sind nur noch schlimmer geworden«, sagte Kevin.

Der Name des Medikaments: Propecia. Der Wirkstoff heißt Finasterid. Und wer damit seine Haare in der Fassung halten möchte, dreht sozusagen an einer Schraube, die auch noch mit anderen Körpergegenden verbunden ist.

Das Mittel, das Kevin genommen hat, ist seit 1992 zugelassen und mittlerweile das meistverkaufte der Welt gegen den Haarausfall. Ursprünglich vom Drogenriesen Merck zur Behandlung von vergrößerter Prostata entwickelt (Markenname: Proscar), stellte sich heraus, dass es auch gegen Haarausfall helfen kann, und es wurde auch für diesen Zweck zugelassen (Markenname: Propecia). Bei bis zu 90 Prozent der Männer soll es wirken – oft allerdings nicht nur an der Haarwurzel, sondern auch tiefer. Denn der Haarausfall ist hormonell bedingt, und das Mittel wirkt auf die Hormone.

Die Haare fallen aus ihrer Halterung, den sogenannten Follikeln, weil diese im Laufe des Lebens empfindlicher werden gegenüber dem männlichen Geschlechtshormon DHT (Dihydrotestosteron, oder ausführlicher: 5α-Dihydrotestosteron) und die Haare dann einfach loslassen. Kevins Medikament blockiert die

Umwandlung des einfachen Testosterons in das potentere DHT. Und das fehlt dann natürlich bei anderen Aufgaben. Finasterid-Konsumenten verzeichnen hier ein spürbares Minus.

Frisur: hält.

Manneskraft: Totalausfall.

Und Kevin ist nicht allein: Forscher der George Washington University in der US-Hauptstadt hatten 54 Propecia-Opfer befragt. Ergebnis: Bei 96 Prozent der Männer dauerten die sexuellen Probleme sogar noch länger als ein Jahr, nachdem sie das Mittel abgesetzt hatten. Mittlerweile haben diverse Studien die Ergebnisse bestätigt und sogar ein erhöhtes Risiko für Depressionen, ja sogar Suizid gefunden.

Auch beim zuständigen deutschen Bundesinstitut für Arzneimittel und Medizinprodukte (BfArM) sind einschlägige Fälle gemeldet. Auf Geheiß der Behörde mussten die Hersteller daher die Ärzte ausdrücklich auf diese Gefahren aufmerksam machen.

Unter dem Datum vom 5. Juli 2018 ging die »Wichtige Arzneimittelinformation« an die Ärzte, ein sogenannter Rote-Hand-Brief, auf dem oben rechts eine knallrote Warn-Hand prangte.

»Sehr geehrte Frau Doktor, sehr geehrter Herr Doktor«, so begann die Mitteilung, in der die Mediziner gebeten wurden, ihre Patienten über die aktuelle Risikoeinschätzung aufzuklären. Etwa in Sachen »sexuelle Dysfunktion« (»einschließlich erektiler Dysfunktion, Ejakulationsstörung und verminderter Libido«), die »auch nach Absetzen der Therapie länger als zehn Jahre fortbestehen« könne. Oder auch zum Thema »Stimmungsänderungen« (»einschließlich depressiver Verstimmung, Depression und Suizidgedanken«). Patienten, die mit dem Mittel behandelt werden, sollten »hinsichtlich psychiatrischer Symptome überwacht werden«. Zudem werde »›Angst‹ als neue Nebenwirkung« in die Liste auf dem Beipackzettel aufgenommen.

Der ist ohnehin schon reichlich beängstigend. So warnt etwa ein Beipackzettel zu *Propecia 1 mg Filmtabletten:* Möglich sei, neben den sexuellen Schwundsymptomen und Unfruchtbarkeit, sogar »Brustkrebs bei Männern«. Die Ärzte sollten daher ihre Patienten »anweisen«, alle Brustveränderungen, die sie feststellen, »unverzüglich« mitzuteilen, insbesondere Knoten, Schmerzen, auch Vergrößerung (»Gynäkomastie«) oder »Ausfluss an der Brustwarze«.

Also: eine Kettenreaktion mit unabsehbaren Folgen, und das nur, um das Haar festzuhalten.

Dabei gibt es auch naturnahe Methoden, völlig ohne Risiken, die genauso gut wirken wie die Drogen aus den Pharmafabriken. Rosmarinöl zum Beispiel. Das soll, nach einer 2015 in der zuständigen Fachzeitschrift *Skinmed* publizierten Studie, genauso gut helfen wie ein – ebenfalls umstrittenes – Medikament namens Minodixil: Nach sechs Monaten Anwendung waren die Haare tatsächlich wieder gewachsen, es gab einen »signifikanten Anstieg« – und zwar bei Rosmarin wie bei dem Medikament. Den Minodixil-Konsumenten allerdings juckte öfter der »Skalp«, wie es in der Studie heißt, also die Kopfhaut.

Traditionalisten greifen auch gern zur Zwiebel, sowohl gegen den Ausfall der Haare als auch gegen deren Ergrauen. Manche berufen sich dabei sogar auf einen britischen Arzt und Botaniker namens John Gerard (1545–1612): »Der Saft von Zwiebeln, der auf einen kahlen Kopf in der Sonne aufgetragen wird, bringt das Haar sehr schnell wieder zurück.«

Klingt jetzt ein bisschen altertümlich, ja abstrus. Moderne Methoden wären natürlich *cooler*. Und Ansatzpunkte gäbe es schon: So könnte das Immunsystem eine Rolle spielen, möglicherweise die freien Radikale, der oxidative Stress, der die Farbstoffproduktion stören könnte. Und natürlich auch die Gene, genauer: ein Gen mit dem Kürzel IRF4. Kalifornische Wissenschaftler und Schönheitsärzte arbeiten schon an zeitgemäßen Stammzelltherapien, sind damit aber noch nicht sehr weit gediehen. Und dann wäre da noch das Risiko der Nebenwirkungen, wie im Falle der Hormone, bei denen ein Ausfall durch einen anderen ersetzt wird.

Dann lieber die Zwiebel. Negative Effekte sind nicht zu befürchten, und ihre Fähigkeiten scheinen sich durch neueste Forschungen zu bestätigen.

Jedenfalls wenn es um die Farbe geht. Schließlich haben die Haare auch ihre Bedürfnisse. Und vielleicht kann die Zwiebel da helfen. Die Farbe muss gewissermaßen immer neu angerührt werden. Schließlich wächst das Haar ja. Und daher muss, ob blond, ob schwarz, ob braun, da sozusagen eimerweise Farbe bereitgestellt werden, genauer: das Farbpigment Melanin. Melanin ist der Farbstoff in den Haaren. Das Pigment Eumelanin ist dabei für schwarzbraun verantwortlich, Phäomelanin für blond bis rotbraun. Mit den Jahren aber lässt die Melaninproduktion leider nach, weil der Körper selbst ein Bleichmittel herstellt namens Wasserstoffperoxid (H_2O_2), das zu Berühmtheit gelangte durch die sogenannten Wasserstoffblondinen.

Dieses aber »verhindert schlussendlich die Herstellung des Farbpigments Melanin«, sagt Professor Heinz Decker vom Institut für Biophysik der Universität Mainz, der zusammen mit Dermatologen aus Bradford den Mechanismus aufgeschlüsselt und im Fachorgan *The FASEB Journal* veröffentlicht hat.

Und hier greift die Zwiebel an – bei der Wasserstoffbombe, die die Farbe aus den Haaren sprengt. Denn die Zwiebel stärkt, und zwar am besten unter Einwirkung von Sonne, ein sogenanntes Enzym namens Katalase, das wirkt wie die Axt und zerhackt das Wasserstoffperoxid einfach in seine Bestandteile Wasserstoff und Sauerstoff.

Es scheint also möglich, tatsächlich einzugreifen und die Versorgung zu verbessern. Auch bei Kindern. Wenn die schon früh ergrauen, könnte das mit Versorgungsengpässen zu tun haben. Das zeigte eine Studie, die im Januar 2013 im *International*

Journal of Trichology erschienen ist. Sie fand einen Zusammenhang zwischen Kalzium-, Eisen- und Vitamin-D3-Mangel und vorzeitigem Grauwerden. Weil Haarpigmente auf diese Nährstoffe angewiesen sind, kann ein Mangel zu solchen »Anomalien« führen, so die Autoren. Auch ein Extrakt aus der asiatischen Kudzu-Wurzel *(Pueraria lobata)* könnte das Ergrauen verhindern, berichtete die Fachzeitschrift *Annals of Dermatology Journal* im Mai 2013.

Wenn den Haaren so zu helfen ist, dann gilt das natürlich ebenso für die Haut, und nicht nur bei den Falten, sondern auch jenen Phänomenen, die für viele Frauen eine mittlere Katastrophe sind. Bei den Dellen an Beinen und Po, die auch zu emotionalen Verwerfungen führen können. Das wäre natürlich super, ein Happy End bei diesem Drama namens Cellulite.

Und da gibt es womöglich sogar mehrere Strategien, die helfen könnten.

Die britische Ernährungsspezialistin Yinka Thomas hat einen »Zwölf-Wochen-Plan« entwickelt und sorgte damit für ein gewisses mediales Aufsehen: So fragte die *Daily Mail:* »Cellulite – ist das die Heilung?«

Dabei sah es vor Kurzem noch absolut hoffnungslos aus. Offiziell gilt das, woran Millionen Frauen leiden, nicht einmal als Krankheit. Allenfalls, so meint etwa die *Süddeutsche Zeitung*, als »Scheinerkrankung«, gegen die sowieso »kein Kraut gewachsen ist«, so das Qualitätsblatt, das sich medizinisch natürlich total gut auskennt:

»Medizinisch entsteht die Cellulite durch eine strukturelle Veränderung des weiblichen Bindegewebes. Eine Schwäche der Bindegewebsfasern führt dazu, dass Unterhaut-Fettgewebe in höhere Hautschichten vordringt – die Fasern halten die Fettpartikel säulenförmig zusammen«, doziert der zuständige Medizin-Mann des Blattes: »Zusätzlich sammelt sich vermehrt Bindegewebswasser in den oberen Hautschichten an, und der Fettgewebeaufbau verändert sich.«

Vorbildlich in ihr Schicksal fügten sich, so das Bayernblatt, prominente »Orangenhautträgerinnen« wie Britney Spears, Kate Hudson, Mischa Barton und Kylie Minogue: Sie hätten inzwischen immerhin »eine positive und bejahende Grundhaltung zu ihrer ausgeprägten Cellulite entwickelt«.

Eine positive Grundhaltung zur »Beulenpest« an Beinen und Po? Yinka Thomas hatte dazu keine Lust, und sie wollte sich auch nicht damit abfinden, dass das einfach Schicksal sei, erblich bedingt: »Uns wird immer erzählt, Cellulite sei ein genetisches Problem. Aber das ist nicht wahr.« Sie hat zehn Jahre ihres Lebens damit verbracht, nach den wahren Ursachen von Cellulite zu forschen.

Denn selbstverständlich hat es Gründe, wenn sich die Haut plötzlich verformt und Unebenheiten entstehen.

Es hat schließlich auch einen Grund, wenn, sagen wir, das Kölner Stadtarchiv absackt. Oder Bahngeleise, wie auf der international bedeutenden und viel befahrenen Strecke zwischen Baden-Baden und Rastatt. Die Ursachen liegen ganz offensichtlich im Untergrund. Wenn der plötzlich porös oder ausgehöhlt wird und die Stützen fehlen, dann sackt das Material ab, und an der Oberfläche zeigen sich die mehr oder weniger katastrophalen Folgen. Im Falle der Frauen: Unebenheiten und Dellen.

Das muss natürlich nicht sein. Es ginge auch anders. Anderswo sackt das Stadtarchiv nicht ab. Und Bahnlinien bleiben unversehrt. Anderswo gibt es auch kein Cellulite-Problem, bei den Asiatinnen zum Beispiel.

Was machen die anders?

»Es ist ein Problem des Lebensstils«, sagt Yinka. Es läge an den »Giften«, in der Nahrung, in der Luft, sogar in den Cremes für die Haut. Sie hat eine Abwehrstrategie entwickelt, die zu verblüffenden Erfolgen führt.

Tatsächlich kommt es vor allem darauf an, was im Untergrund passiert. Glatte Haut ist schließlich kein Geschenk des Himmels, sondern das Ergebnis intakter Statik.

Und dabei spielt ein Stoff eine Rolle, der ein wahrer Wunderstoff ist: Kollagen. Es gehört eigentlich zu den stabilsten Materialien, die es gibt auf der Welt. Die Kollagenfasern können Gewichte bis zum Zehntausendfachen ihres Eigengewichts halten. Wenn ein 70-Kilo-Mensch also aus Kollagen bestünde, könnte er 700 Tonnen halten – und im Zirkus auftreten, als stabilster Mensch der Welt: mit den Händen an einem Trapez, und unten an den Beinen hängen – unglaublich, aber wahr – 580 Mittelklassewagen vom Typ Golf VII (Leergewicht pro Wagen: 1205 Kilogramm).

Die moderne Nahrung schafft es allerdings spielend, dieses eigentlich unkaputtbare Material zu »Brei« zu machen (Professor Lademann). Und das hat dann Folgen für die Statik der Haut.

Denn dieses Kollagen spielt eine ganz besondere Rolle in der bis zu vier Millimeter dicken Lederhaut (Dermis), dem Zentrum der dreischichtigen Konstruktion (darüber liegt die sogenannte Epidermis, darunter die Unterhaut, Subcutis). Zusammen mit einem Stoff namens Elastin bildet es ein Gerüst, das die Haut stützt und elastisch hält. Die sogenannte Hyaluronsäure dient als Füllstoff, sie ermöglicht, dass Wasser eingebunden wird.

Die Angriffe auf die Haut sind unvermeidlich: Sie entstehen durch das Licht und die Luft, ohne die der Mensch nicht leben kann. Zugleich aber entstehen dadurch die berühmten freien Radikale. Und die sind, sagt der Berliner Professor, wenn sie im Übermaß auftreten, dafür verantwortlich, dass die Haut nicht mehr schön glatt ist, sondern an einigen Stellen plötzlich absackt.

Professor Lademann: »Erhöhte Konzentrationen von freien Radikalen zerstören das Schutzgerüst unserer Haut aus Kollagen und Elastin, machen es sozusagen zu Brei. Wenn Sie aber die freien Radikale unschädlich machen, dann bleibt die Haut länger jugendlich glatt. Sie haben nicht den Kollagen-Elastin-Brei, die Falten und Furchen.«

Um die freien Radikale unschädlich zu machen, braucht es bekanntlich die sogenannten Antioxidantien aus Obst und Gemüse. Mit seinem Star-Trek-Scanner kann Lademann herausfinden, ob bei mir genug im Einsatz sind.

Ansonsten sind es natürlich die üblichen Verdächtigen, die den Teint bedrohen, zu Falten und Cellulite führen können. Salz zum Beispiel – das entzieht Flüssigkeit. Hinzu kommen die gefürchteten Transfette, jene industriell hergestellten Fette, die einst erfunden wurden, um aus (flüssigen) Ölen (feste) Margarine herstellen zu können. Diese »gehärteten Fette« finden sich in Keksen und in Industrieprodukten aller Art – und sie können Falten verursachen.

So war das jedenfalls bei den Ratten einer brasilianischen Forschergruppe um Raquel Cristine Silva Barcelos. Durch die Transfette wurden die Nager »empfindlicher« für die Attacken durch freie Radikale, sie zeigten »verminderte antioxidative Abwehr« und folglich: mehr Falten.

Auch »Fleisch, Wurst oder andere tierische Nahrungsmittel« seien »Faltenbeschleuniger«, weil sie Arachidonsäure beinhalten, sagt Michaela Axt-Gadermann, Professorin für Gesundheitsförderung an der Hochschule im fränkischen Coburg.

Weit machtvoller und folgenschwerer als bislang gedacht ist sicher der Zucker. Nicht nur bei vielen Krankheiten, die natürlich auch nicht gerade Frische und jugendliche Erscheinung fördern. Sondern vor allem, weil gerade er einen Großangriff startet auf das Stützgerüst im Untergrund meiner Haut, auf Kollagen und Elastin. Weil er auch beteiligt ist an der Entstehung der gefürchteten »Beulenpest« namens Cellulite – durch die gefürchteten »Verzuckerungsendprodukte«, die auch beim Braten entstehen, beim Wiener Schnitzel oder auch beim Hähnchen – und in meinem Körper: die *Advanced Glycation End Products* (AGEs). Je mehr Zucker ich in meinem Leib habe, desto mehr AGEs. Und desto mehr wirft die Haut Falten, bildet Dellen, wird fahl, fast wie Pergament.

Die AGEs gehören womöglich zu den »Schlüsselfiguren der Hautalterung«, so die Hautärztin Paraskevi Gkogkolou und ihr Kollege Professor Markus Böhm von der Universität Münster. Sie können auch ins Auge gehen, sind beteiligt an grauem Star und der sogenannten Altersbedingten Makuladegeneration (AMD).

Den Sonderpreis für Faltenwurf hat ganz sicher ein Produkt verdient, das gleich mehrere Elemente zur Altersbeschleunigung in sich vereinigt. Wer das auf den Index setzt, hat schon mal einen großen Schritt getan, sogar in Sachen Beulenpest: »Wenn du auf dieses Getränk verzichtest, verschwindet deine Cellulite«, verspricht die Zeitschrift *InStyle*. Und tatsächlich sprechen die Fakten dafür, den Sonderpreis als Schönheitskiller zu verleihen an: Coca-Cola. Erstens enthält es den multifunktionalen Altersbeschleuniger Zucker. Zweitens die machtvollen AGEs. Und drittens die »Signalmoleküle des Alterns«, die Phosphate. Hier in Gestalt von: Phosphorsäure. Die verwandelt jugendlich glatte Haut offenbar spielend in das durchscheinende Pergament von Senioren der hintersten Altersklasse, durch die sogenannte Hautatrophie, wie schon das *Deutsche Ärzteblatt* berichtete.

Natürlich ist es nicht ganz gerecht, hier nur Coca-Cola zu ehren. Auch Pepsi gehört natürlich in die gleiche Kategorie. Und auf die weiteren Plätze alle anderen Softdrinks bis hin zu Red Bull und Bionade. Und sogar die Säfte aus dem Supermarktregal, selbst die Smoothies, zumindest die industriell produzierten. Denn auch die vermeintlich gesunden Obst-Drinks können die Haut altern lassen, für Falten sorgen, denn sie enthalten ebenfalls, dank Fruchtzucker Fruktose und Erhitzung in der Fabrik, erhöhte AGE-Levels und verwandeln so die Haut, graben Furchen, schaffen Dellen.

Echte Äpfel, Birnen, Mangos hingegen sind natürlich schönheitsförderlich, sie enthalten die berühmten Antioxidantien und sind deshalb erste Wahl im Kampf gegen die Falten und den Erhalt der jugendfrischen Haut.

Und wie sieht es mit den ganzen »Antioxidantien« aus Apotheke und Drogeriemarkt aus? Den Vitaminen in Form von Pulver und Pillen?

Gegen Extrakte aus Obst und Gemüse hat Professor Lademann nichts einzuwenden: »Diese Produkte haben durchaus einen positiven Einfluss auf unser antioxidatives Potenzial.« Ganz anders verhält es sich, wenn »Einzelkomponenten von Antioxidantien in sehr hohen Konzentrationen enthalten« sind: »Diese Produkte sind eher schädlich, da die Antioxidantien in diesen Fällen auch eine pro-oxidative Wirkung entfalten können, also Radikale erzeugen können und somit unseren Organismus schädigen.«

Bei Pillen gibt es zu viel des Guten?
Professor Lademann: »Also, eine gesunde Ernährung, reich an Obst und Gemüse, ist überhaupt die beste Methode: Sie können hier keine Fehler machen. Sie können auch nicht zu viel an Antioxidantien essen, weil Sie haben einen Sättigungseffekt, der ist so weit weg von schädlichen Entwicklungen, das hat die Natur schon eingerichtet. Wenn Sie Pillen nehmen, kann es Ihnen passieren, dass Sie deutlich über die normale Antioxidantienkonzentration kommen, die sie eigentlich brauchen. Und diese Produkte überleben wir dann nur, weil wir gesund sind.«

So geht auch hier der Schuss nach hinten los: Diese viel beworbenen Antioxidantien aus Pulver und Pillen bewirken genau das Gegenteil dessen, was wir erhoffen. Sie wirken als Pro-Oxidantien, produzieren überhaupt erst die freien Radikale – und beschleunigen so das Altern, die Faltenbildung und sogar das Ergrauen.

Selbst das vermeintlich harmlose Allerweltsvitamin C wird zum Alters-Turbo. Es fördert die Bildung von Wasserstoffperoxid, jenem Stoff also, der die Haare grau werden lässt, weil es ein Enzym namens Tyrosinase blockiert, das für die Bildung von

Melanin verantwortlich ist – und dann sind die Farbeimer plötzlich leer, in die Haar-Röhre kommt nur noch Luft, und die Frisur erscheint als: grau.

Auch nicht gerade das, was wir uns von so einem Anti-Aging-Mittel wünschen.

Die Vitamine aus Apotheke, Drogeriemarkt und Internet können aber noch mehr. Sie können sogar dick machen. Denn sie können die Regler verstellen, die für mein Körpergewicht zuständig sind.

Vielleicht ist das der Grund, weshalb im Internet solche Klagen auftauchen, über Orthomol zum Beispiel.

So berichtet »quasiratlos«: »Ich habe seit einem Jahr das Problem, dass ich meiner Waage beim Zunehmen zusehen kann.

Nun weiß ich nicht, woran es genau liegt, vorneweg: Ich habe mein Essverhalten nicht negativ verändert …«

Vielleicht, vermutet sie, liegt es auch an Orthomol *Vital f*?

Orthomol verweist auf Anfrage auf den geringen Kaloriengehalt der Produkte: »Die zusätzliche Energiezufuhr« liege »auf einem niedrigen Niveau«. Bei Orthomol *Femin* etwa bei sechs Kalorien je Tagesportion.

Doch vielleicht kommt es darauf gar nicht an. Sondern darauf, was die Inhaltsstoffe im Körper anstellen.

Sicher ist jedenfalls: Es gibt noch mehr solche Orthomol-Moppel, die sich jedenfalls als solche fühlen.

Auch »antomama« zum Beispiel: Sie schreibt über:

»Gewichtszunahme und Orthomol *Femin*.

Bin ein sehr quirliger, mitteilungsbedürftiger Typ, der immer in Bewegung ist. Maskuline, sportliche und muskuläre Figur mit leider jetzt Speck auf den Hüften, was mich langsam verzweifeln lässt.

Ernähre mich nach Glyx und lebe wirklich gesund. Warum geht meine Waage nicht runter und wird mein Maßband nicht enger. Ich habe Orthomol *Femin* empfohlen bekommen, doch bin ich nicht der Mensch, der diese Produkte so schnell einnimmt.«

Vielleicht liegt es an einem Bestandteil, den viele für gesund halten, mit dem Orthomol sogar wirbt, denn er »trägt zur Regulierung der Hormontätigkeit bei« – und kann so offenbar auch die Regler verschieben, die für das Gewicht zuständig sind.

Manche lassen sich so etwas sogar spritzen – und legen dann gleichfalls zu.

»susanne36« zum Beispiel fragt unter der Überschrift »Gewichtszunahme durch Vitamin B12?«

»Hallo,
ich hätte gern mal gewusst, ob es hier jemanden gibt, der auch Vitamin-B12-Injektionen bekommt und seitdem an Gewicht zugelegt hat?
Bin mir nicht sicher, ob es daran liegt, aber seit Beginn der Spritzen vor ca. 8 Monaten habe ich 10 kg zugelegt. Konnte vorher ALLES essen – ohne zuzunehmen –, jetzt leider nicht mehr.
Vielleicht gibt es eine wissenschaftliche Erklärung dafür, die mir Frau Dr. kurz erläutern könnte?«

Die gibt es in der Tat, liebe Susanne.

Die B-Vitamine sind veritable Masthilfsmittel. Das wissen Bodybuilder, die das oft schlucken, damit sie schnell zunehmen. Wie das funktioniert, haben Mediziner japanischer und chinesischer Institute in einer Studie ermittelt, die 2014 erschien im Fachorgan *World Journal of Diabetes.* Titel: »Übermäßige Vitaminaufnahme: ein unerkannter Faktor für Übergewicht«.

Die Autoren weisen auch nach, auf welchen Wegen die Extraportion Vitamine die Gewichtsregulation beeinflussen kann. So fördern sie etwa die Enzyme der Fettsynthese oder führen zu Insulinresistenz, einer Vorstufe der Zuckerkrankheit Diabetes. Dadurch kann der Zucker im Blut nicht mehr angemessen in die Zellen transportiert werden, bleibt im Blut und wird vermehrt in Fett umgewandelt.

Vitamine greifen aber auch in das Gleichgewicht der Botenstoffe im Hirn ein, allen voran die Vitamine B6 und C, und können beispielsweise die Ausschüttung der Hormone für Glück und Zufriedenheit, wie Serotonin und Dopamin, verringern. Und beeinflussen damit das Gewicht über die Systeme von Belohnung und Sättigung im Gehirn.

Und bei den Orthomol-Produkten, die plötzlich zu Ausschlägen auf der Waage führten? Da steckt auch das Masthilfsmittel Vitamin B drin. Bei Orthomol *Femin* zum Beispiel das Doppelte des Tagesbedarfs bei Vitamin B6, das Dreifache bei B12. In Orthomol *Vital f* sind es bei Vitamin B2 laut Packungsbeilage 1786 Prozent, also fast das 20-Fache. Und bei B1 sogar noch mehr: stolze 2273 Prozent des offiziellen Tagesbedarfs.

Dazu kommt noch eine 14-fache Tagesdosis von Vitamin B6, das für merkwürdige nervöse Störungen sorgen kann. Und mehr als die doppelte von Vitamin B12. Plus andere Vitamine, die aus unterschiedlichen Gründen ebenfalls höchst umstritten sind: das Hochrisikovitamin A, das Lebensverkürzungsvitamin E, das Verkalkungsvitamin D, das Graue-Haare-Vitamin C. Plus weitere Zusätze, die ebenfalls als veritable Dickmacher bekannt sind (siehe Hans-Ulrich Grimm: Die Suppe lügt):

Aroma zum Beispiel. Auch diverse Zuckersorten und verwandte Stoffe wie Saccharose und Dextrose, Maltodextrin, modifizierte Stärke, Maisstärke. Und noch ein Süßungsmittel namens Saccharin-Natrium.

Das ganze Arsenal aus der Hexenküche der Chemie.

Orthomol sagt dazu: »Viele Vitamine und Mineralstoffe haben in konzentrierter Form einen bitteren oder unangenehmen Geschmack (z. B. schmeckt Eisen nach Rost). Aromen und Süßungsmittel helfen hier, unseren Produkten ein angenehmes Geschmacksprofil zu verleihen. Auch die Stabilität und Haltbarkeit spielen bei der Auswahl der Zutaten in unseren Produkten eine wichtige Rolle.«

Bei Äpfeln und Birnen, Orangen und Zitronen, Brokkoli und Karotten braucht es die ganzen chemischen Krücken natürlich nicht. Leberwurst und Leinsamen, Kürbiskerne und Pistazien, auch Eier enthalten Eisen – und schmecken trotzdem nicht nach Rost. Sie schmecken einfach von Natur aus gut. Wenn die Inhaltsstoffe allerdings einzeln verabreicht werden, oft in absurd hoher Konzentration, gerät das natürliche Gefüge durcheinander – und die Gefahr für Nebenwirkungen steigt.

Und so ähnlich ist es auch bei den anderen Produkten, die für glatte Haut und jugendliche Frische sorgen sollen.

»Kann *Biohacking* schöner machen?«, fragt Max Gotzler.

»Natürlich!«, sagt er. Er ist schließlich der deutsche Pionier im *Biohacker*-Business, Maximilian Gotzler aus Bayern, Unternehmensberater, Firmengründer (Flowgrade, Biotrakr). Und er hat da eine ganze Reihe von Produkten im Angebot.

Allerdings: Sie enthalten zumeist solche Zutaten, die den Körper in der Tat hacken können – wenn auch nicht unbedingt in die Richtung, die ich als *Biohacker* mir so wünsche in meinen Träumen von Jugend und ewig währender Schönheit.

Nicht nur Kollagen, pur, als Pulver, das »Flowgrade *Collagen Protein*«, 450 Gramm für stolze 29,50 Euro. Auch das umstrittene *Whey-Protein,* 450 Gramm für 24,90 Euro – ein teurer Altersbeschleuniger, der den Körper auf Hochtouren bringt, an der Steuerungszentrale TOR für Trubel sorgt – und für *Trouble,* denn das TOR ist bekanntlich ein »Schlüsselmodulator für das Altern«, so eine *Nature*-Studie von 2013 – »und Krankheiten, die damit verbunden sind«.

Zweifelhafte Zusätze enthalten auch Kollagendrinks wie etwa die »Elasten *Trinkampullen*« aus der Apotheke, eine Monatsration mit 28 Stück für 59,99 Euro, oder Fulminan, da gibt's 28 Trinkampullen schon für 46,09 Euro (»für sichtbar schöne Haut im Gesicht und am ganzen Körper«). Oder der Vitamin-Mineralien-Mix AM/PM beispielsweise, von der Firma Jeunesse (Jugend), zwei Fläschchen für lumpige 170,29 Euro.

Was drin ist? Neben Kollagen, Vitaminen, Mineralien sind es in Elasten und Fulminan die ganz normalen Zutaten aus der Hexenküche der Chemie – die jetzt als Altersbeschleuniger enttarnt sind. Zitronensäure etwa, über die Aluminium leichter ins Gehirn gelangt. Und Aroma, der bewährte Dickmacher. Plus: der Konservierungsstoff Natriumbenzoat, der unter anderem die Mitochondrien schwächt, die Kraftwerke der Zellen. Und Phosphate, die Signalmoleküle des Alterns, sind in Jeunesse AM/FM enthalten.

All das also, was in Wahrheit erst mal weg muss, wenn es um das schönere Altern geht. So sieht jedenfalls die Faktenlage aus, und so sehen das auch die Forscher, die sich auskennen. *Detox* heißt das in der Beauty-Fachsprache. Entgiftung.

Klar, dass auch der Anti-Cellulite-Plan der britischen Journalistin Yinka Thomas erst mal darauf zielte. Zucker, künstliche Süßstoffe, Farbstoffe, Konservierungsstoffe, die industriellen Transfette – weg damit. All das seien die Bestandteile der westlichen Ernährungsweise, jener *Western Diet,* die »für Cellulite verantwortlich ist«.

Tatsächlich war Cellulite früher kein nennenswertes Problem. Vielleicht war sie auch nur nicht so sichtbar, wegen züchtigerer Kleidung. Oder die Einstellung war eine andere, es gab kein übermäßiges Gejammere in Internet und Frauenzeitschriften.

Eine Autorin im *Scientific American* meint allerdings, dass es Cellulite tatsächlich erst gebe – in größerem Ausmaß –, seit es *Western Diet* gibt.

Frühere Fotos hätten Frauen mit »perfekten Beinen« gezeigt. Cellulite sei erst aufgetreten, als die *Western Diet* sich verbreitet habe: »Cellulite war kein Problem bis in die 1970er- und 1980er-Jahre.« Und dabei spiele, meint das Blatt, »die Ernährung eine Rolle«.

Besser essen, und weg ist die »Beulenpest«?

Sicher ist: Die natürliche Nahrung hat tatsächlich eine wundersame Wirkung, auf die Haut, auf die Haare, sogar auf die

Augen, kann das Auftreten der äußeren Zeichen des Alterns erst mal vertagen.

Iss dich jünger.

Besser essen, das kann sogar die Brille verhindern, wenigstens verzögern, und später die Eintrübung der Augen, den sogenannten grauen Star, und die Altersbedingte Makuladegeneration (AMD).

Bei vielen echten Lebensmitteln ist das sogar detalliert nachgewiesen. So wirken Tomaten offenbar wie ein Sonnenschutzmittel, ebenso Karotten, in gekochtem Zustand sogar noch eher als roh. Spaghetti bolognese zum Beispiel sorgt deshalb für Lichtschutzfaktor 4 – bei regelmäßigem Verzehr.

Ein Glas Rotwein pro Tag wirkt wie Lichtschutzfaktor 6 (wobei offen ist, ob mehr Gläser den Lichtschutzfaktor erhöhen und ob der Wein zur Bolognesesauce dann für Lichtschutzfaktor 10 sorgt). Also: Auch in Sachen schöner Altern spricht wieder vieles für die mediterrane Ernährung.

Auch Bio macht schön: So enthalten Bio-Eier mehr Carotinoid und sind mithin besser für die Haut und auch für die Augen. Auch das fand Professor Lademanns Team an der Charité heraus. Eier von Hühnern, die grünes Futter kriegen, enthalten doppelt so viel gelbe Farbstoffe wie herkömmliche Eier und können so die Haut vor Alter und vor Falten schützen.

Bio kann offenbar auch verhindern, dass das stützende Kollagen unter der Haut zu Matsch wird. So enthält die Milch von glücklich grasenden Kühen mehr von einem segensreichen Fett namens CLA (*Conjugated Linoleic Acid*: konjugierte Linolsäure). Das bremst offenbar einen Stoff, der das Kollagen zermatscht (das in Fachkreisen berühmte NF-Kappa-B). Mäuse jedenfalls, bei denen der betreffende NF-Kappa-B-Faktor abgestellt wurde, wirkten deutlich jünger.

Auf der Grundlage solcher Erkenntnisse hatte auch die Britin Yinka Thomas ihre Zwölf-Wochen-Kur gegen Cellulite konzipiert. Hintergrund war die Erkenntnis, dass Frauen in Asien praktisch keine Cellulite kennen und ihre westlichen Geschlechtsgenossinnen natürlich profitieren können, wenn sie von ihnen lernen.

Tatsächlich gilt etwa die koreanische Ernährung generell als besonders hautfreundlich. Wer sich nur zehn Wochen von koreanischer Diät ernährt, soll seine Haut messbar verbessern. So sollen Unreinheiten um 27 Prozent, die Größe der Poren (Talgdrüsen) um 25 Prozent und die Entzündungen in der Haut um 40 bis 50 Prozent zurückgehen.

Vielleicht sind die vielen Suppen in Asien ein Grund dafür, dass dort die Frauen schöne Haut und keine Cellulite haben. Sie enthalten besonders viel Kollagen. Das stützt nicht nur die Haut, sondern stärkt auch die Darmwände und spielt bei der Immunabwehr eine wichtige Rolle, die ja ebenfalls im Verdauungstrakt stationiert ist.

Vielleicht spielt es auch eine Rolle, dass die Asiatinnen keinen Salat essen. Und damit ebenfalls das Klima in jener Körperregion positiv beeinflussen, die bislang beim Anti-Aging weithin übersehen wurde.

Der Salat?

Der Salat ist ja hierzulande bei vielen Frauen das Hauptnahrungsmittel. Weil er ja so gesund sein soll und gut für die Figur.

Mittlerweile wächst allerdings die Kritik. Salat sei »überschätzt«, schrieb schon die *Washington Post.* In Wahrheit ist der Salat so gesund wie ein nasses Papiertaschentuch, wie der Nahrungs-Lästerer Udo Pollmer enthüllt hat. Das klingt provokant. Doch die Zahlen sprechen dafür. Sogar die maßgebliche wissenschaftliche Fachgesellschaft, die Deutsche Gesellschaft für Ernährung (DGE), räumt ein: »Salat ist im Vergleich zu anderen Gemüsesorten nicht sehr vitamin- und mineralstoffreich.«

Schon die als Urmutter der Ernährungsweisen verehrte Äbtissin Hildegard von Bingen (1098–1179) stellte sich gegen das kalte Grünzeug. Sie sah im Salat ein »frostiges Prinzip« am

Werk: »Unzubereitet gegessen, macht sein zu nichts tauglicher Saft das menschliche Gehirn leer und erfüllt den Magen und den Darm mit Krankheitsmaterien.«

Die Kritik am Salat ist deshalb vor allem in asiatisch inspirierten Kreisen verbreitet. »Schadet dein ›gesunder‹ Salat mehr, als er nützt?« So fragt zum Beispiel die kalifornische Biologin JoAnna Montoya, die sich auf fernöstliche Medizin spezialisiert hat und auf die Begleiterscheinungen im Verdauungstrakt verweist, Gase, Blähungen, Winde …

So ähnlich sieht das auch ein Mann namens Dr. Michael Zimmermann, Inhaber einer kleinen Klinik ganz im Südwesten von Deutschland und Vertreter einer medizinischen Sichtweise, die weltweit mehr und mehr an Bedeutung gewinnt und den Verdauungstrakt ins Zentrum der Aufmerksamkeit rückt.

Er wendet sich ebenfalls gegen den Salatwahn.

»Eine Katastrophe«, sagt Dr. Zimmermann.

Warum das denn?

Dr. Zimmermann: »Der Salat, der gärt. Und nicht nur Salat, überhaupt Rohkost. Der Mensch ist nicht gemacht für Rohkost. Das gärt im Darm, es bilden sich Gase, er wölbt sich vor und fällt nach unten, der Schwerkraft folgend. Er sollte ja oben im Zwerchfell haften.«

Und dann?

Dr. Zimmermann: »Wenn der Darm erschlafft ist und wie ein fauler Sack auf dem Beckenboden liegt, können die Venen nicht abfließen. Zwischen den Zellen sammelt sich da die gestaute Lymphe.«

Cellulite.

Dr. Zimmermann: »Das hat jede Frau.«

Außer den Asiatinnen.

Dr. Zimmermann: »Sehen Sie, weil die nichts Rohes essen. Das ist es, was wir empfehlen: Gemüse, schonend gegart, im Wok zum Beispiel. Ich ess nie was Rohes. Nie. Nur Obst ess ich.

Einen Apfel. Oder Trauben. Und auch die am liebsten in veredelter Form.«

Als Obstler.

Dr. Zimmermann: »Nein, als edlen Rotwein.«

Der Rotwein: schon wieder. Die Universalwaffe der Anti-Aging-Gurus. Besser als Salat, Rohkost und irgendwelche Körner, die für Unruhe sorgen in jener Körperregion, die vielleicht die wichtigste ist, wenn es ums fröhliche Altern geht, denn sie ist nicht nur für die Abwehr von Krankheiten zuständig, sondern auch für die Produktion der Stimmung, also für die gute Laune.

11. Mit dem größten Vergnügen

Der Bauch, das Zentralorgan fürs Anti-Aging

Über Stimmungskanonen und ein heimliches Lustzentrum / Ich und meine Mikroben: Sie nähren mich, sie schützen mich und halten mich bei Laune / Alarm im Darm: Klimawandel durch schlechtes Essen / Die alten Freunde, wo sind sie geblieben? / Wenn du sie nicht fütterst, fressen sie dich / Beeren, Joghurt, Brokkoli: was meine Mitbewohner mögen

Es sieht aus wie eine stattliche Landhausvilla oder ein kleines Ferienhotel in der Toskana, mit Kiesauffahrt, einer Frauenstatue mit Amphore am Eingang, und drinnen sitzt der Chef in seinem Büro mit massiven Holzbalken an der Decke und Blick aufs Grün im Garten. Er zeigt Bilder auf seinem Laptop und erzählt Geschichten, wie die von jener 24-Jährigen, die sich um eine Stelle als Kardiologieassistentin beworben hatte.

»Dann hab ich sie angeguckt und gesagt, junge Dame, ich kann Sie leider nicht nehmen, Sie sind viel zu krank. Sie haben es am Herzen, Sie haben Bluthochdruck, und Sie haben einen katastrophalen Darm. Ich hatte sie noch nie zuvor gesehen. Und dann sagt sie zu mir: Woher wissen Sie das? Ich hab's Ihnen extra verschwiegen, weil ich dachte, dann nehmen Sie mich bestimmt nicht. Und ich hab mit 21 Jahren einen Herzinfarkt gehabt. Sagt sie. Hat Stents, also diese Röhrchen, um Adern zu erweitern, in der Niere und im Herzen. Und ihr zweijähriger Sohn hat auch schon Stents. Haben Sie so was schon mal gehört? Sie hatte 250 zu 150 Blutdruck, da ist man normalerweise in zwei Stunden tot. Deshalb brauchte sie vier, fünf schwere Medikamen-

te am Tag, und durch diese Blutdruckmittel hat sie Wasser eingelagert, innerhalb eines Jahres von 50 Kilo auf 96 Kilo zugenommen. Dann hat sie geheult und gesagt, können Sie mich vielleicht auf Probe nehmen? Wenn ich alles mache, was Sie mir raten? In drei Monaten war der Blutdruck runter, 120 zu 80. Und sie hat keine Medikamente mehr gebraucht. Dann hat sie begonnen auszuschwemmen, das hat man von Woche zu Woche gesehen. Nach einem Jahr war sie wieder bei 50 Kilo. Dann war ihr alter Chef da, der hat sie besucht, fürsorglich; er hat sie gesehen, hat gesagt, das ist ja wahnsinnig, Herr Kollege, was haben Sie gemacht? Ich konnte ihr nicht helfen. Sie haben ihr das Leben gerettet.«

Und, was hat er gemacht?

Er hat sozusagen Wartungsarbeiten gemacht, an jenem Organ, das wohl das Zentralorgan des schönen und glücklichen Alterns ist. Es liegt normalerweise etwas fernab der Aufmerksamkeit, im Dunkeln, ist weit weniger prominent als Herz oder Hirn, obwohl es mittlerweile sogar zu einem gewissen Ruhm gelangt ist, als Organ mit Charme: der Darm.

Dr. Michael Zimmermann, blaues Hemd, randlose Brille, raspelkurzes Haar, ist Chef und Inhaber der gleichnamigen Klinik in Badenweiler, zwischen Freiburg und Basel. Sie liegt am Ortsrand, in einem kleinen Park, ganz oben am Wald. Die Patienten kommen aus der ganzen Welt, selbst aus China und Russland, Kuweit und Dubai, den USA und Kanada.

Dr. Zimmermann ist einer der führenden Vertreter der F.X.-Mayr-Medizin, benannt nach dem Wiener Arzt Franz Xaver Mayr (1875–1965), der im Verdauungstrakt ein zentrales Element der Gesundheit sah.

Das klang ein bisschen altmodisch, ja abseitig. In Wahrheit waren die Mayr-Mediziner natürlich ihrer Zeit voraus, haben Erkenntnisse vorweggenommen, die in jüngster Zeit ans Licht kommen. Und heute findet ihr Ansatz plötzlich mehr und mehr Bestätigung. Jetzt ist der Darm *en vogue*, bei Medizinerkongressen in aller Welt ist das sogenannte Mikrobiom der Hit: die riesige Menge von Mikroben, drunten im Verdauungstrakt, die mein Leben überhaupt erst möglich machen.

Dieses Mikrobiom ist, nach neuesten wissenschaftlichen Erkenntnissen von Forschergruppen aus aller Welt, tatsächlich ganz entscheidend für Gesundheit, Wohlbefinden, ja sogar die Figur. Und auch entscheidend fürs gelungene Altern, die Langlebigkeit.

Der Darm ist überraschend intelligent. Manche nennen ihn das »zweite Gehirn«. Mit Standleitung nach oben in den Kopf, in das Gehirn. Der Darm ist so etwas wie die Schaltzentrale des Körpers, zuständig für die Versorgung mit Nährstoffen, mit allem Lebensnotwendigen und schon deswegen in seiner Bedeutung kaum zu überschätzen. Aber mehr noch: Er ist auch dafür verantwortlich, dass ich gesund bleibe, zuständig für die Abwehr gegen Krankheiten, das Hauptquartier des Immunsystems. Ob die Bazillen mich killen oder die Viren mich niederstrecken in der Grippesaison oder ich ihnen lässig trotze, das hängt von der Kampfkraft der Truppe dort unten ab.

Und schließlich ist der Darm auch fürs Wohlbefinden zuständig. Denn die Gefühle kommen bekanntlich aus dem Bauch. Dort werden die Glückshormone produziert, die nötig sind für gute Stimmung. Fröhlich altern. Das ist ja das Ziel. Und tatsächlich ist dieses Mikrobiom ein aussichtsreicher »Kandidat für die Lebensverlängerung«, schrieb eine italienische Forschergruppe schon im Jahr 2011 *(Gut microbiota as a candidate for lifespan extension)*. Es scheine »möglich, das gesunde Altern und die Lebensdauer zu verlängern«, indem die Gesellschaft dort unten besonders umsorgt und umhegt wird, durch den »Wirt« (englisch: *host*), wie es in der Fachsprache heißt.

Der Wirt, das bin ich. Und die Gäste, das sind meine Freunde, die Bakterien, die da leben in meinem Bauch.

Aber wie kann ich mich da einbringen, für ein möglichst gutes Betriebsklima sorgen?

Leute wie Dr. Zimmermann setzen auf regelmäßige Reinigung.

Den Darm säubern? Echt jetzt?

»Sie putzen doch auch Ihre Zähne«, sagt Dr. Zimmermann milde lächelnd, wenn er da eine gewisse Skepsis spürt gegenüber regelmäßigen Putzarbeiten dort in den Kanälen, an den Zotten.

Nun ja, danke, vielleicht später.

Vielleicht versuchen wir erst mal, dort das Betriebsklima auf andere Weise zu fördern. Es ist natürlich nicht ganz einfach zu durchschauen, was da unten so abgeht. Und doch so leicht, Einfluss zu nehmen.

An die 100 Billionen Mitbewohner leben da in unserem Bauch, Gesamtgewicht: an die zwei Kilo. Bis zu 36 000 Arten. Die Hälfte davon kann draußen in der Welt, in der Natur oder auch einem Labor gar nicht überleben.

Und ich nicht ohne sie.

Der Darm ist das schlagkräftigste Immunorgan des Körpers. Über 70 Prozent der Abwehrkräfte sind dort stationiert. In der Darmwand sitzen Millionen Abwehrzellen des Immunsystems: Killer-Zellen, Fress-Zellen, T-Zellen, B-Zellen. Hinzu kommen kampfstarke Bakterieneinheiten, die sich untereinander Scharmützel liefern und dank ständiger Manöver bestens in Form sind.

Eine Gesellschaft mit Macht und Einfluss.

Wenn die Truppe dort unten in schlechter Verfassung ist, kann mein Leben jäh beendet werden. »Der Tod kommt aus dem Darm«, sagt der Volksmund. Manchmal kann er sehr schnell kommen. Immer wieder sterben Kinder, wenn Krankheitserreger die Übermacht gewonnen, Bakterien wie die vom berühmt-berüchtigten Stamm der EHEC *(Enterohämorrhagische Escherichia coli)*, wild gewordene Darmbakterien (siehe Hans-Ulrich Grimm: Tödliche Hamburger).

Oft geht es schleichend, schmerzlich, quälend: Bei chronisch entzündlichen Darmerkrankungen beispielsweise, wie *Morbus*

Crohn und *Colitis ulcerosa.* Oder bei Geschwüren, wie dem Darmkrebs, der jährlich allein in Deutschland 25 000 Opfer fordert; weltweit sind es 474 000.

Natürlich spielt Veranlagung eine Rolle, die Gene. Klar. Aber: Warum haben Frauen in den USA ein zehnmal so großes Risiko für Darmkrebs wie ihre Geschlechtsgenossinnen in Indien?

Weil es auch darauf ankommt, was wir unserem Bauch so zumuten. Was wir da reinkippen. Das kann die Kanäle zerstören, zerfressen, durchlöchern und die Gesellschaft dort unten komplett durcheinanderbringen.

Genau das geschieht jetzt. Es verändert sich einiges da unten. Das Klima stimmt nicht mehr. Die Aggressivität nimmt zu.

Wie bei Christian Landwehr aus Freiburg zum Beispiel. Er trägt Jogginghose und Kapuzenpulli, wirkt jetzt ganz entspannt und fröhlich. Dabei war sein Leben in letzter Zeit eigentlich gar nicht so lustig. Im Gegenteil: Er hat eine beeindruckende Leidensgeschichte hinter sich. Landwehr ist Kaufmann, Geschäftsführer in der eigenen Firma, sie machen Hausverwaltung, Hausmeisterdienste, solche Sachen.

Er hat erlebt, wie es ist, wenn die Abwehrkämpfer im Darm überreagieren. Deshalb ist er hierhergekommen, in die Klinik von Dr. Zimmermann. Bei ihm sind sie sozusagen ausgerastet. Und attackierten nicht schlimme Krankheitserreger, sondern den eigenen Körper. Dann schwillt plötzlich alles an, auch innen, die Luftröhre, die Atemwege, und das kann lebensbedrohlich werden, dann droht Erstickungsgefahr. So ist das beim sogenannten Quincke-Ödem, benannt nach dem Entdecker Heinrich Irenäus Quincke (1842–1922).

»Ich hab über zehn Jahre Quincke-Ödeme gehabt. Das fängt an der Lippe an, dann schwillt das ganze Gesicht auf, ich seh dann aus wie ein verprügelter Boxer. Ja, richtig heftig. Früher, da bin ich gejoggt, da hab ich dann einfach hier so ne Lippe bekommen, also die Oberlippe war okay, aber die Unterlippe ist richtig weit

aufgeschwollen. Die Atmung, die war dann halt natürlich schlecht. Weil, das schwillt dann halt alles an. Ich musste in der Regel einmal im Monat, das war so der Schnitt, mit dem Rettungswagen geholt werden. Oder ich musste hingebracht werden, von meiner Frau. Das ist lebensgefährlich. Einmal, in Holland, hatten die mir Atropin ins Herz gestochen, als Gegengift, weil die halt gedacht haben, der stirbt, weil er zuschwillt. Über zehn Jahre ging das so. Jeden Monat. Ein Einsatz kostet Minimum 600 Euro. Und da gewöhnt man sich auch nicht dran.«

So ein Quincke-Ödem ist eigentlich ein Indiz für die Macht der Abwehrkämpfer dort unten – die nur leider in diesem Falle den Falschen treffen, den armen Herrn Landwehr. Dabei sind solche Abwehrreaktionen ursprünglich gedacht für Angreifer wie Würmer und Parasiten, die früher überall lauerten.

Das Immunsystem hatte schließlich schon härtere Zeiten hinter sich, früher, als die Menschen noch in Höhlen wohnten, waren wir ja Attacken aller Art ausgesetzt. Auch später, in den Städten, Unrat, Fäkalien, Krankheitserreger überall. Fast alles haben die Kämpfer dort im Bauch mit Bravour bewältigt. Manchmal wurden sie ausgetrickst, aber in der Regel haben sie obsiegt. Und immer wieder dazugelernt.

Nur jetzt sind sie neben der Spur, völlig verpeilt.

Was ist passiert? Das Milieu dort unten hat sich verändert. Die gesellschaftlichen Verhältnisse sozusagen. Manche der Mitbewohner haben sich vermehrt, andere sich zurückgezogen. Weil die »Gäste« dort unten von dem leben, was der »Wirt« ihnen sozusagen vorsetzt. Weil jetzt ein ganz anderer Standard herrscht.

»Noch nie während der Evolution« habe unser Darm und sein Mikrobiom »so etwas wie den Ansturm der amerikanischen Standardernährung erlebt«, sagt Professor Emeran Mayer, ein gebürtiger Bayer, der in Los Angeles lebt und forscht. Die »amerikanische Standardernährung«, auch »westliche Ernährung genannt *(Western Diet),* die mittlerweile zum Welt-Standard geworden ist. Fast Food, Cola, Hamburger, Pommes, übermäßig viel Fleisch, viel tierisches Fett, Zucker, Chemikalien.

Diese Art von Nahrung verändert die Population dort unten so, dass die Strategien plötzlich verändert werden, die Zielerkennung nicht mehr funktioniert – und sich also die Immunkämpfer gegen den eigenen Körper richten. Das fand eine Arbeitsgruppe um Arndt Manzel von der Uni Erlangen Nürnberg heraus, zusammen mit Kollegen der Berliner Charité, von Yale und Harvard. Die Zusammensetzung der westlichen Ernährung, schrieben sie 2014 in der Zeitschrift *Current Allergy Asthma Reports,* könne das »Darmmikrobiom« manipulieren und dazu führen, dass zum Beispiel die aggressiven T-Zellen (wie etwa TH17) angefeuert werden und die mäßigenden regulierenden T-Zellen (die »Tregs«) nicht recht zum Zuge kommen. Das Immunsystem tobt, rastet aus, wie bei Herrn Landwehr, und kann sogar Autoimmunerkrankungen wie die Multiple Sklerose auslösen, Arthritis, entzündliche Darmerkrankungen, auch Typ-1-Diabetes und die Hautkrankheit Psoriasis. Klar, dass wir dann ziemlich schnell alt aussehen und uns auch so fühlen.

Die Immunkämpfer müssen sich aber nicht gleich gegen den eigenen Organismus richten. Verhängnisvoll wirkt es auch, wenn sie in einen dauerhaften Alarmzustand verfallen, weil sie die moderne Nahrung für einen Krankheitserreger halten.

»Die Inhaltsstoffe der modernen Lebensmittel können das Immunsystem aktivieren, wie ein Erreger, und eine langfristige Reaktion hervorrufen, die dann selbst wieder toxische Effekte hat«, sagt Professor Eicke Latz von der Universität Bonn, der zusammen mit Kollegen aus verschiedenen Ländern diese Effekte untersucht und darüber 2018 im berühmten Fachjournal *Cell* berichtet hat.

Der Körper betrachtet Fast Food als Krankheitserreger.
Professor Latz: »Ja, wir haben die gleichen Gen-Module aktiviert wie bei einer Virusinfektion oder einer bakteriellen Infektion.«
Der Körper reagiert auf Fast Food wie auf Aids, Pest oder Cholera?
Professor Latz: »Genau.«
Mit den gleichen Abwehrwaffen?
Professor Latz: »Es ist wahrscheinlich eine Art Missinterpretation der Gefahr, der Körper hat das gleiche Modul angeschaltet wie bei einer starken Infektion.«

Und weil aber diese Nahrung ständig kommt, löst sie gewissermaßen einen Daueralarm aus. Alarmstufe Rot. Jeden Tag. Der Körper schickt seine Truppen los, weil er einen Angriff wahrnimmt wie bei klassischen Krankheitserregern. Dabei sind es nur die neuen Nahrungsmittel, die es in der Natur nie gab und die jetzt auf unseren Körper wirken wie ein Hackerangriff, aufs Headquarter der Abwehr, auf unsere Verteidigungszentrale.

Der löst eine Abwehrreaktion aus, eine Entzündung, der Körper wirft also Brandbomben, um die Angreifer auszulöschen – doch weil das permanent geschieht, greift er sich damit letztlich selbst an. Und das hat Konsequenzen, überall im Organismus. Bei zahlreichen Krankheiten spielen solche Entzündungen eine entscheidende Rolle, wie Herzinfarkt oder Schlaganfall, auch der Zuckerkrankheit Diabetes. Und wirken so lebensverkürzend.

Das jedenfalls ist das Fazit der Bonner Universität in ihrer Mitteilung über diese Erkenntnisse von Professor Latz und seinem Team: »Fehlernährung kann also dramatische Konsequenzen haben. In den letzten Jahrhunderten ist die durchschnittliche Lebenserwartung in den westlichen Ländern stetig gestiegen. Dieser Trend wird gerade erstmalig durchbrochen: Wer heute geboren wird, wird im Schnitt vermutlich kürzer leben als seine Eltern.«

Der Tod kommt also tatsächlich aus dem Darm, und zwar umso schneller, je moderner die Nahrung ist, die dort landet: Denn plötzlich vermehren sich dort Kräfte, die für den Alarm zuständig sind und für die Dauer-Erregung.

Die vom Stamme *Bilophila* beispielsweise, das sind jene Fachkräfte der Verdauung, die für die Verarbeitung von Fleisch zuständig sind, aber auch von Milchfett, also Sahne, Butter oder Eis. Das gab es früher eher selten, heute aber reichlich. Darüber freut sich zum Beispiel die Bakterie *Bilophila wadsworthia*. Sie ist aber nicht nur für Steak zuständig, Hamburger, Schnitzel – sondern auch fürs Alarmwesen und die Abwehr. *Bilophila wadsworthia* vermehrt sich also prächtig bei täglicher Fleischflut – und produziert zugleich mehr aggressive T-1-Helferzellen. Die sind für die Brandbomben zuständig, regen diese Entzündungen an, die eigentlich zum Verteidigungskonzept des Körpers gehören, aber selbstzerstörerisch im Organismus wirken, wenn sie zum Dauerzustand werden, weil ständig Alarmstufe Rot herrscht.

Selbst vermeintlich harmlose Objekte wie das Kartoffelpüree aus dem Pulver können dazu führen, dass ganz unangenehme Mitbewohner sich vermehren. Quäl-Gäste sozusagen, aus der Familie *Desulfovibrio* zum Beispiel, einer ganz üblen Sippe, gefürchtet bei Ölbohrfirmen, weil sie die Pipelines von innen her anfressen. Im menschlichen Verdauungstrakt machen sie offenbar das Gleiche: Sie nagen die Röhre an, führen so zu Darmentzündungen *(Colitis ulcerosa)* oder durchlöchern die Darmwand *(Leaky Gut Syndrome)* mit der Folge, dass leichter Schadstoffe, Allergene, Krankheitserreger eindringen können. Die kleinen Mikrolebewesen sind auf dem Vormarsch, weil sie oft ihre Lieblingsspeise kriegen: Schwefel. Bei natürlicher Nahrung eher selten, aber sehr verbreitet bei den Produkten aus Supermarkt und Fast-Food-Läden.

Die sogenannten Sulfite, von denen *Desulfovibrio* lebt, sind unter den Kürzeln E220 bis E227 zugelassen für zahlreiche Lebensmittelgruppen, von Marmelade und Süßwaren bis zu Senf,

Wein, Trockenfrüchten, Hamburgerfleisch. Auch im Pulverpüree von Pfanni oder Maggi zum Beispiel.

Codebezeichnung: E223.

Klarname: Natriumdisulfit.

Aliasname: Natriummetabisulfit.

Seine Aufgabe: Zu verhindern, dass das Pulver braun wird.

Nebeneffekt: Der Stoff stört unsere Abwehr.

Manche würden sagen: Das hat die Evolution nicht gewollt. In der Evolution gab es auch kein Pfanni und Maggi. Im Verlauf der Evolution ging es den Menschen in erster Linie um den Nährwert, das Wohlbefinden, die Bekömmlichkeit. Jetzt kommen fremde Interessen ins Spiel. Die Interessen von Konzernen wie Pfanni und Maggi und der Supermarktketten. Jetzt müssen die Produkte möglichst billig sein und lange haltbar. Dafür wird die Nahrung fundamental verändert. Erhitzt, getrocknet, mit Chemikalien konserviert. Jetzt landet da also völlig Ungewohntes. Und da gibt es nicht nur die Lieblingsspeise vom kleinen Giftzwerg *Desulfovibrio.*

So wird die Gesellschaft dort unten ein bisschen einförmiger, und es dominieren zweifelhafte Typen wie *Ruminococcus gnavus.* Oft sind es zwar robuste, aber im Grunde harmlose, ja nützliche Wesen, wie jene aus der Familie *Verrucomicrobia,* die sonst im Erdboden tätig sind, am Grund von Gewässern, auch in Reisfeldern, wie etwa die emsige *Akkermansia muciniphila.* Aber wenn sich die Gewichte verschieben und plötzlich etwa sogenannte Proteobakterien dominieren, oft mit speziellen Fertigkeiten, wie der Schwefelfresser *Desulfovibrio,* werden sympathische Zeitgenossen verdrängt, wie die aus der Familie *Bacteroidales,* die gemeinhin für Gesundheit stehen. Und es entsteht aus einem gesunden Miteinander ein Milieu, das typisch ist für Krankheit.

Und warum? Weil es plötzlich weniger Nahrung gibt für die Guten, aber mehr für die Bösen – dank diverser Chemikalien aus der modernen Nahrung.

Die Folgen: chronisch-entzündliche Darmerkrankungen wie

Colitis ulcerosa und *Morbus Crohn*. Das sogenannte Metabolische Syndrom mit erhöhtem Risiko für Herzkrankheiten, Schlaganfall, die Zuckerkrankheit Diabetes. Und: Darmkrebs. Darauf haben Forscher 2015 in *Nature* hingewiesen, dem wichtigsten Wissenschaftsmagazin der Welt. »Der regelmäßige Verzehr« dieser Chemikalien »verschlimmerte die Tumorentwicklung«, notierten Emilie Viennois und Benoit Chassaing, zwei Forscher von der Georgia State University in Atlanta, 2017 in einem neuen Artikel zum Thema.

Um was es da ging? Um sogenannte Emulgatoren mit den Kürzeln E433 und E466. Sie werden nicht für das menschliche Wohlbefinden eingesetzt, sondern dafür, dass industrielle Produkte länger haltbar und cremig bleiben. Zugelassen sind sie für Fertigdressings zum Salat, für Mayonnaise, auch Schmelzkäse, Pasteten und Fischstäbchen. Und auch für industriell hergestellten Kuchen und Kekse, für Fertigbackmischungen, Eiscreme, Kaugummi, Süßspeisen, Süßigkeiten.

Auch andere Zusatzstoffe können den Darm belasten und angreifen. Süßstoffe etwa wie Saccharin (E954), Sucralose (E955) und Aspartam (E951). Auch Süßungsmittel wie E421 (Mannit), E966 (Lactit) und E953 (Isomalt); sie können zu Durchfällen und Blähungen führen. Guarkernmehl (E412) fördert die Aufnahme größerer Partikel durch die Darmwand. Von Sorbitanmonolaurat (E493) und Sorbitanmonoleat (E494), die dem Darm ebenfalls schaden sollen, nehmen nach dem Bericht der EU-Kommission vor allem Kinder mehr als das Sechsfache dessen zu sich, was gerade noch akzeptabel wäre (siehe Hans-Ulrich Grimm: Chemie im Essen).

Praktisch allgegenwärtig ist ein Stoff namens Carrageen (E407). Er kann unter anderem zu Darmgeschwüren führen, fürchten jedenfalls Kritiker wie die Professorin Joanne Tobacman, Krebsforscherin an der Universität von Illinois in Chicago. Er steckt in praktisch jeder Sahne (außer Bio), auch in der Sahnesoße zu den Köttbullar-Fleischbällchen von Ikea. Ebenso im

Paula Pudding Vanillegeschmack mit Schoko-Flecken von Dr. Oetker, der Gut&Günstig *Schoko Dessertcreme,* in Danones *Dany Sahne Bourbon Vanille* und in Aldis *Desira Schokolinsen & Schoko-Sahne-Pudding* und dem *Grand Dessert Grieß* von Ehrmann. Auch im *Weizenmischbrot mit Tomatenbrotaufstrich und gegarter, geräucherter Putenbrust,* das die Eurowings-Stewardess auf dem Flug nach Berlin austeilt.

Sogar das gewöhnliche Salz kann das Mikroben-Milieu stören, die Immunabwehr stören und so zu Autoimmunkrankheiten führen, bei denen die Abwehr, völlig verpeilt, den eigenen Körper angreift, wie schon 2013 ein internationales Team von Forschern aus hochrangigen Institutionen um Markus Kleinewietfeld in einer *Nature*-Studie zeigte. Zum anderen kann es aber auch die Immunkämpfer schwächen, etwa die Riesenfresszellen (Makrophagen) vom Typ M2, was unter anderem zur Verzögerung bei der Wundheilung führen kann, wie eine Gruppe von über 20 Wissenschaftlern herausfand unter Leitung der Berliner Wissenschaftlerin Katrina J. Binger, die jetzt an der Monash University in Melbourne arbeitet.

Was natürlich besonders betrüblich ist: Durch die Veränderungen in der modernen Nahrung verlieren wir auch jene Mitbewohner im Verdauungstrakt, die Wohlfühlstoffe produzieren, aus denen wir unsere gute Laune herstellen.

Die Gefühle kommen bekanntlich aus dem Bauch. Und wenn es keine guten sind, sondern schlechte, dann muss das nicht daran liegen, dass wir gerade von unserem Partner verlassen wurden oder den Job verloren haben. Es kann einfach daran liegen, dass wir nichts Gutes gegessen haben.

Je mehr industriell erzeugte Lebensmittel mit viel Zucker und schlechten Fetten die Leute zu sich nehmen, desto schlechter wird ihre Stimmung, und es gibt sogar ein »erhöhtes Risiko für Depressionen«. Das kam bei diversen Studien heraus, die Schweizer Forscher ausgewertet haben unter Leitung der Basler Klinikdirektorin Undine Lang.

Tatsächlich beeinflussen diverse Kleinstlebewesen im Darm unsere Laune, indem sie gewissermaßen körpereigene Drogen produzieren. Etwa jenes namens *Mycobacterium vaccae*. Es fördert offenbar auch den Frohsinn. Darauf war, rein zufällig, Mary O'Brien gestoßen, Krebsforscherin am Royal Marsden Hospital in London. Im Jahr 2004 berichtet sie darüber in den *Annals of Oncology*.

Sie hatte eigentlich die Hoffnung, die Mikrobe könnte das Leben von Leuten mit Lungenkrebs verlängern. Das ist leider nicht gelungen. Aber: Sie »verbesserte die Lebensqualität der Patienten erheblich«, wie Forscherin O'Brien in der Studie schrieb. Ihre Patienten fühlten sich lebendiger, waren glücklicher – und sogar klüger.

Diese Bakterien können sogar wirken »wie Antidepressiva«, fand ein paar Jahre später Christopher Lowry heraus, Neurowissenschaftler an der Universität im britischen Bristol. Er nervte seine Mäuse mit diversen Stresstests. Und diejenigen, die intravenös eine Ladung *M. vaccae* bekommen hatten, zeigten bei Schwimmübungen im Rahmen des Versuchs trotz des Performance-Drucks ein weitaus weniger »belastetes« Verhalten als ihre mikrobenlosen Mäusefreunde, schrieb er 2007 in *Neuroscience*.

Ein Schuss Bakterien als Stimmungsaufheller?

Tatsächlich können die Kleinstlebewesen die Produktion von Serotonin ankurbeln, jenem »Glückshormon«, das für die guten Gefühle verantwortlich ist, die Stimmung steigen lässt. Wenn dieser Mitbewohner fehlt, kann das also ein Grund für Depressionen sein.

Eigentlich ist *M. vaccae* allgegenwärtig. Im Garten, in der öffentlichen Grünanlage. Es lebt normalerweise im Boden; das erste ausführlich beschriebene Exemplar wurde aus einem österreichischen Kuhfladen gewonnen.

Nur in unserem Leben kommt es nicht mehr vor. Es wurde vertrieben, wie viele unserer »alten Freunde« im Verdauungstrakt und unserer Umgebung.

Mit schwerwiegenden Folgen, wie die Anhänger der »Alte-Freunde-Theorie« beklagen, die der Mikrobiologe Graham Rook vom University College London in den frühen 2000er-Jahren entwickelt hat. Womöglich, vermuten die Forscher, sind die steigenden Depressionsraten nur eine Folge der veränderten Lage im Darm, weil wir die »alten Freunde« dort ausquartiert, ausgehungert und verjagt haben. Durch das Leben in den reinen Räumen unserer sauberen Wohnungen, durch die moderne Medizin mit ihren allgegenwärtigen Antibiotika – und vor allem durch die moderne Nahrung.

Zum Verhängnis werden ihnen nicht nur Chemikalien, sondern auch eine Eigenschaft der modernen »westlichen« Nahrung, die eigentlich positiv scheint: Sie ist vollkommen *clean*. Rein. Frei von Schadstoffen und Krankheitserregern. Das muss sie auch sein, damit sie möglichst lange hält.

Nur wir halten dann leider kürzer.

Denn durch die Erhitzung verschwinden sämtliche Mikroben, darunter viele, die als Mitbewohner infrage kämen, und es verändert sich die Materie, es bilden sich unter anderem die sogenannten *Advanced Glycation End Products* (AGEs), die wiederum beeinflussen auch die Lage bei unseren Freunden im Verdauungstrakt – und zwar nachteilig.

Das haben Wissenschaftler der Universität im schwedischen Lund herausgefunden. Der Konsum von AGE-haltigen Produkten jedenfalls hatte bei den untersuchten Mäusen die Vielfalt der dort lebenden Mikroben, die gemeinhin als Qualitätsmerkmal gilt, reduziert.

Doch glücklicherweise gibt es schon eine Fülle von Geschäftsideen, wie die Verhältnisse dort wiederbelebt werden könnten.

Mit immunstärkenden Mitteln zum Beispiel. Von den Biohackern etwa: Das »Flowgrade *ImmunKraft-Paket*« (für »herkulische Abwehrkräfte«), mit einer Ampulle Vitamin D3, mit einem »Chaga-Mushroom-Elixir«, und »Essenziellen Mineralien«, die wurden sogar »speziell für uns designed«, und zwar

»um deinem Körper die nötigen Bausteine für eine hohe zelluläre Gesundheit zu liefern«. Plus E-Book, plus Video, macht 147 Euro.

Im Drogeriemarkt gibt es ganze Regale voll und in der Apotheke ebenso. Die blaue 40-Euro-Kiste zum Beispiel: Orthomol *Immun.*

Öko-Test war da nicht so begeistert. Die Zeitschrift hatte 16 solcher Produkte untersucht, mit einem »wilden Mix« aus Ingredienzien, und verteilte reihenweise die Note »ungenügend«. Kein Nachweis für die Wirkung, falsche oder irreführende Angaben der Hersteller oder sogar Überdosierungen.

Das Blatt zitierte Professor Manfred Lutz vom Institut für Immunologie und Virologie der Uni Würzburg: »Wenn ich gesund bin«, sagte Lutz, »dann ist mein Immunsystem intakt und ausgeglichen. Dann will ich eigentlich, dass es nicht reagiert.« Allein der Versuch, die Abwehrkräfte zu stimulieren, sei kontraproduktiv, rufe eine Überreaktion hervor, also eine Allergie. Oder noch schlimmer: eine Autoimmunkrankheit.

Von den rezeptfreien Mittel seien solche Reaktionen seiner Ansicht nach aber ohnehin nicht zu erwarten.

Orthomol Immun zum Beispiel, sagt Peter Sawicki, ehemaliger Chef des Instituts für Qualität und Wirtschaftlichkeit im Gesundheitswesen (IQWiG), habe weder als Einzelstoff noch als Kombination eine belegte Wirkung bei der Prävention von Erkrankungen: »Es wird nicht als Arzneimittel angeboten, sondern als Nahrungsergänzungsmittel. Das bedeutet, dass für das Produkt vor der Markteinführung weder der Nachweis einer Wirksamkeit noch einer Unbedenklichkeit erforderlich ist.«

Manche Inhaltsstoffe sind sogar eher für negative Effekte im Immun-Hauptquartier bekannt. Die Süßstoffe zum Beispiel, von denen allein vier in der blauen Kiste stecken: Acesulfam K, Natriumcyclamat, Saccharin-Natrium, Sucralose. Diverse Studien aus dem Jahr 2018 und auch schon zuvor haben eine schädliche Wirkung aufs Mikrobiom im Darm gezeigt.

Manche scheinen auch selbst zur Überreaktion zu neigen: Bei Orthomol Immun jedenfalls berichten Internetnutzer von »Nebenwirkung Aggressivität«. Der Beipackzettel erwähnt keinerlei Nebenwirkungen: Es ist ja auch kein Medikament. Vielleicht sind es auch nur Einzelfälle. Orthomol jedenfalls versichert: »Von Aggressivität haben wir in den vergangenen 25 Jahren keinerlei Kenntnis erhalten.«

Und wie sieht es mit dem Nutzen aus? Da verweist die Firma auf eine selbst gesponserte Untersuchung mit 192 »Patienten mit rezidivierenden Atemwegsinfekten«, also Schnupfen, Bronchitis, Mandelentzündungen. Bei manchen »Erkaltungsepisoden«, wie es in der Studie heißt (gemeint sind wohl: Erkältungsepisoden), seien die Symptome bei der Orthomol-Gruppe um 93,8 Prozent gesunken, bei den anderen, die nur ein vermeintliches Scheinmedikament bekommen hatten (Placebo), waren es 91,2 Prozent.

Also: Das Placebo ist fast genauso wirksam wie so ein teures blaues Orthomol-Paket aus der Apotheke. Über die Wirkung zur Vorbeugung gegen Krankheiten durch Stärkung des Immunsystems sagt die Studie leider gar nichts aus.

»Präparate zur Stärkung des Immunsystems helfen sofort«, witzelt Ferdinand Gerlach, Direktor des Instituts für Allgemeinmedizin der Goethe-Universität in Frankfurt am Main, »allerdings nur dem Hersteller und dem Apotheker.«

Doch jetzt gibt es etwas, das tatsächlich wirken soll. Ein ganz neuer Wirkstoff, gewonnen durch eine neue Form von Transplantation. Da geht es nicht um Körperteile, sondern eher um Körperinhalt. Genauer: Darminhalt. Sie heißt offiziell »Fäkale Mikrobiota-Transplantation«, wissenschaftlich korrekt: *Fecal Microbiota Transplantation,* kurz FMT. Aber alle sagen nur: *Poop Transplantation. Poop,* das bedeutet, pardon: Kacke. Scheiße.

Schon gibt es in den USA Stuhl-Banken, auf der man sich die gewünschten Freunde aussuchen kann, und spenden, für 40

Dollar pro Häufchen. Und es gibt auch schon eine *Do-It-Yourself*-Bewegung, eine Stiftung *(The Fecal Transplant Foundation)* und *OpenBiome*-Aktivistengruppen. Der Offene Kot-Code.

Aber: Der Schuss kann natürlich auch hier nach hinten losgehen. So hatte sich eine Mutter von ihrer Tochter eine Stuhl-Spende einsetzen lassen, wegen einer gefährlichen bakteriellen Infektion. Die Bakterien waren dann zwar weg – aber sie »klagte über enorme Gewichtszunahme«, sagte laut *BBC* Dr. Colleen Kelly von der Medical School der Brown University in Providence im US-Staat Rhode Island, eine Autostunde südwestlich von Boston. 16 Kilo hatte sie zugelegt. Die Mutter hatte sich gefühlt, als ob ein »Schalter« in ihrem Körper umgelegt worden sei, sagte die Ärztin.

Und womöglich werden auch noch fremde Gefühle mitgeliefert: Der Darm ist ja auch der Sitz der Emotionen – und die werden dann offenbar mit übertragen. Tatsächlich hatten Ratten, die eine Portion *Poop* von manisch-depressiven Patienten bekommen hatten, ihrerseits Verhaltensauffälligkeiten gezeigt.

Also: Vielleicht ein großes Geschäft. Aber ein riskantes Verfahren.

Aber es geht auch einfacher, billiger, selbstbestimmter. Ich kann mir meine Mitbewohner aussuchen, die Zusammensetzung meiner Wohngemeinschaft im Bauch verändern, und zwar binnen eines einzigen Tages. Ganz ohne Transplantation. Einfach durch: Essen.

Besser essen. Bessere Bakterien. Bessere Stimmung.

Alistipes, Bilophila und *Bacteroides* bitte raus vor die Tür! Und rein mit *Roseburia, Eubacterium rectale* und *Ruminococcus bromii.* So geht das, wenn ich statt Steaks und Cheeseburger ab sofort Wok-Gemüse und Avocadocreme esse. Die Aktivität der Mikroben »spiegelt« die Auswahl der Nahrung, so eine Gruppe von Harvard-Leuten um den Molekulargenetiker und Mikrobiologen Lawrence A. David, der mittlerweile an die Duke Universität im US-Staat North Carolina gewechselt ist. Sie hatten sozusagen Volkszählung im Verdauungstrakt veranstaltet und darüber 2014 im *High-End*-Wissenschaftsjournal *Nature* berichtet. Das erfreuliche Ergebnis: Die Bevölkerungsstruktur dort unten, jenes »Mikrobiom« im Bauch, kann ganz »schnell auf eine veränderte Ernährung reagieren«.

Studentische Freiwillige, sechs männliche, vier weibliche, durften fünf Tage lang entweder vorwiegend Vegetarisches essen (Getreide, Hülsenfrüchte, Obst und Gemüse) oder Tierisches (Fleisch, Eier, Käse), jeweils so viel sie wollten. Dann waren sechs Tage Pause (die »Auswaschperiode«), danach ging's dann in die andere Richtung. Und jeden Tag wurde geguckt, was hinten rauskommt, natürlich nach allen Regeln der Genanalysekunst, um so zum Beispiel die gute *Prevotella* zu identifizieren, die gern Ballaststoffe knabbert und sich zurückzog, als ein Vegetarier vorübergehend weniger Grünzeug zu sich nehmen durfte.

Die Erkenntnis, dass das »menschliche Darmmikrobiom« schnell aus dem Pflanzenfresser-Modus in den Fleischfresser-Modus überwechseln kann, erklärt sich vermutlich aus dem Zwang unserer Vorfahren, kurzfristig zu wechseln, je nach Angebot und Jagderfolg, meinen die Studienautoren. Und das kommt uns jetzt zugute: Wir können einfach heute was Besseres essen, und schon morgen haben wir wieder die alten Freunde an Bord, die uns besser verteidigen, und gute Laune bringen.

Auf Ballaststoffe zum Beispiel scheinen sie ganz verrückt zu sein. Wenn sie die nicht kriegen, dann fangen sie in ihrer Verzweiflung an, meinen eigenen Körper anzuknabbern, und beginnen damit ausgerechnet an Ort und Stelle, gleich im Darm. Das führt zum Abbau der Schleimschicht – und zu erhöhter Anfälligkeit für Infektionen. »Wenn du sie nicht fütterst, fressen sie dich.« Sagt der Mikrobiologe Eric Martens von der University of Michigan in Ann Arbor.

Unsere Vorfahren haben noch 100 Gramm Ballaststoffe am Tag gegessen, heute sind es in modernen Industriegesellschaften nur noch 15 bis 20 Gramm. Denn die modernen Supermarktprodukte haben leider nur wenig von den tollen Ballaststoffen. So haben frische Tomaten (laut Standardwerk *CRC Handbook of Dietary Fiber in Human Nutrition*), 1,4 Gramm pro 100 Gramm, Dosentomaten hingegen nur 0,85. Frische Erdbeeren haben doppelt so viele (2,12 Gramm) wie die aus der Dose (1,0 Gramm).

Gravierend ist auch der Unterschied zwischen Säften und dem echten Obst. So hat ein Apfel 17,7 Gramm Ballaststoffe, Apfelsaft nur einen Bruchteil: 0,25 Gramm. Ähnlich ist es bei der Orange: Sie hat sechsmal so viel Ballaststoffe (3,14 Gramm) wie Orangensaft (0,50 Gramm).

Besonders deutlich sind die Unterschiede, wenn es morgens ums Frühstück geht. Da haben die Haferflocken fürs Müsli knapp 30 Gramm, die Leinsamen noch einmal 25 Gramm, die Cornflakes von Kellogg's hingegen nur 0,75. Auch bei den Knabbersachen gibt es erhebliche Unterschiede: Mandeln liegen bei 15,9 Gramm, Popcorn hat bloß 1,13 Gramm.

Echtes Obst, echtes Gemüse ist aber nicht nur wegen dieser Ballaststoffe gut, wegen der Vitamine und sonstigen Nährstoffe. Sondern interessanterweise auch, weil sie der Körper als potenziell gefährlich einstuft – und seine Immuntruppen schon mal in Stellung bringt.

»Die Anwesenheit von Gemüse in unserem Darm wirkt als Signal, um unsere Abwehrsysteme instandzuhalten«, sagt der US-Arzt und Autor Michael Greger *(How Not To Die)*. Brokkoli zum Beispiel oder Grünkohl. Auch Pilze mobilisieren Abwehrkräfte. Und damit sie nicht überreagieren, helfen die sogenannten Omega-3- und Omega-6-Fettsäuren, die Immunreaktionen zu »modulieren«, produzieren wichtige Mittlersubstanzen, die gegen Entzündungen wirken.

Der bei Chinesen beliebte Ingwer ist natürlich das Universalmittel zur Immunstärkung. Und auch einfach anzuwenden: Immer und zu allem ein bisschen davon, klein geschnitten, in den

Wok zum Gemüse oder in den Tee. Die Wirksubstanz namens Gingerol, die dem Ingwer die Schärfe gibt, soll Entzündungen verhindern. Knoblauch hat natürlich ebenfalls solche Effekte und kann sogar dem Körper helfen, gegen Krebs anzukämpfen.

Überhaupt wirkt jedweder Lauch antibakteriell. Auch Zwiebeln. Als immunstärkend gelten ferner: Kresse, Rettich, Radieschen, aber auch Meerrettich und Wasabi, weil sie sogenannte Senfölglucosinolate enthalten, die antimikrobiell wirken.

Aber es muss glücklicherweise niemand über Senfölglucosinolate nachdenken und über Gingerole – dank der traditionellen Ernährung. Denn deren Rezepte liefern all die Elemente und Substanzen, die meine »Gäste« im Bauch benötigen, um Angreifer fernzuhalten und gute Stimmung zu machen.

Verschiedene Forschergruppen haben mal nachgezählt, wie sich die verschiedenen Mitbewohnergruppen entwickeln, je nach Ernährungsweise.

Und wie üblich hat die mediterrane Ernährung auch hier gut abgeschnitten: ideal fürs Immunsystem, fürs Klima im Darm. Das zeigten diverse Forschergruppen. Denn dadurch breiteten sich Kleinstlebewesen aus verschiedenen sympathischen Familien aus, wie *Lactobacillus*, *Bifidobacterium* und *Prevotella* und weniger von den weniger sympathischen wie *Clostridium*, *Escherichia coli* oder *Candida albicans*, einem Pilz.

Selbst hier scheint der Wein eine zentrale Rolle zu spielen: Das haben im Jahr 2013 Wissenschaftler von der Pharmazeutischen Fakultät der Universität Barcelona um Mercedes Clemente-Postigo im *American Journal of Clinical Nutrition* nachgewiesen. Sie gaben Männern mittleren Alters 20 Tage lang jeweils etwa einen Viertelliter Rotwein. Ergebnis: gute Freunde wie *Bifidobacterium* und *Prevotella* hatten sich »signifikant« vermehrt.

Es muss nicht immer mediterran sein: Auch die traditionelle chinesische Ernährung scheint ziemlich ideal zu sein für die Wohngemeinschaft in meinem Bauch. Sie führt sogar dazu, dass das »Mikrobiom« bei alten Chinesen – jedenfalls wenn sie sich gesund ernähren – genauso auf Zack ist wie bei den jungen, die gesund leben. Das kann als Anti-Aging-Sensation gelten, denn üblicherweise gilt, dass das Mikrobiom sich mit fortschreitendem Alter verändert, und zwar nicht zum Guten. Eine Forschergruppe von chinesischen und kanadischen Universitäten hatte dafür den Darminhalt von über 1000 Chinesen zwischen drei und mehr als 100 Jahren gesammelt und nach allen Regeln der Gensequenzierungskunst untersucht. Wenn die Hundertjährigen sogar junge Freunde im Verdauungskanal beherbergen, dann sei das wohl die »Konsequenz einer aktiven gesunden Lebensweise und Ernährung«, schreiben die Autoren 2017 im Fachorgan *Host-Microbe Biology*.

Was offenbar das Betriebsklima dort unten auch ungemein fördert, ist die direkte Einreise von aktiven Artgenossen. Viele Lebensmittel sind ja überraschend lebendig. Das koreanische Kimchi zum Beispiel, eingelegtes Gemüse, beherbergt Bakterien, ganz ähnlich wie Sauerkraut, Kefir oder Kombucha. Und natürlich: Joghurt.

Die Freunde aus dem Joghurt wirken offenbar als wahre Stimmungskanonen. Sie können sogar ein völlig zerrüttetes Arbeitsklima retten, selbst wenn es schon selbstzerstörerische Züge angenommen hat.

Das haben schon im Jahr 2007 Forscher vom Helmholtz-Zentrum für Infektionsforschung in Braunschweig bewiesen. An armen Mäusen, die unter einer akuten Darmentzündung litten, an Durchfall und Flüssigkeitsverlust, und so rasch an Gewicht verloren. Da kamen neue Mitstreiter, via Futter, vom Stamme *Escherichia coli Nissle*, deren Verwandte oft in vielen Joghurtsorten leben. Schlagartig verbesserte sich der Zustand der Mäuse, der Durchfall ließ nach.

Die neu eingereisten Kerlchen aus dem Joghurt wirken offenbar stimulierend auf die alten Freunde, die schon länger in unserem Darm leben. Sie bringen wieder Leben in die Bude, neue

Energie, indem sie schon halb ausgemusterte Kraftwerke regenerieren, die sogenannten Mitochondrien.

Joghurt macht glücklich: Das glauben jedenfalls immer mehr Forscher – weil die Kleinstlebewesen das Klima im Verdauungstrakt in Richtung Wohlbefinden drehen. »Psychobiotika und die Darm-Hirn-Achse: Das Streben nach Glück« *(Psychobiotics and the gut-brain axis: in the pursuit of happiness)*, so der Titel einer Untersuchung zweier kanadischer Forscherinnen, bei der es um die »Modulation« der Mikrobengemeinschaft im Darm, die Herstellung guter Gefühle und deren Übermittlung ins Gehirn geht.

Auch die Omega-3-Fette sind für die gute Laune zuständig, weil sie für die Produktion von Wohlfühl-Substanzen sorgen. Wer zu niedrige Omega-3-Werte hat, leidet häufiger an Schizophrenie, Gedächtnisverlust, der Alzheimerkrankheit und Parkinson. Auch Hyperaktivität kann die Folge sein. Wenn diese Fette fehlen, trübt das die Stimmung, wie zahlreiche Studien über Depressionen ergaben. Die Omega-3-Fettsäuren erzeugen einen Wohlfühleffekt im Gehirn, weil sie den Spiegel der Botenstoffe Dopamin, Epinephrin und Norepinephrin erhöhen und das Glückshormon Serotonin besser an die Rezeptoren andockt. »Ich glaube, ein erhöhter Omega-3-Anteil in unserer Ernährung könnte bewirken, dass Depressionen und andere psychiatrische Erkrankungen seltener vorkommen«, sagt der US-Professor Andrew Stoll von der Harvard-Universität.

Kein Wunder, dass die Laune leidet, wenn Fette fehlen, weil sich Menschen etwa an die lange herrschenden Ernährungsempfehlungen hielten und Magerkost bevorzugten. Mehr noch: Es wächst der Hass und die Angriffslust. Nach einer Studie aus dem *British Journal of Nutrition* zeigten Menschen, die ihren Fettkonsum von 40 Prozent auf 25 Prozent verringerten, ein erhöhtes Aggressionspotenzial und entwickelten zum Teil sogar Depressionen. Auch die Cholesterinsenkung hat offenbar solche Nebenwirkungen.

Wer den Cholesterinspiegel senkt, Tabletten nimmt, auf fettes Fleisch und Eier verzichtet oder die neuen cholesterinsenkenden Nahrungsmittel isst, bedroht womöglich den Familienfrieden, wird zur Gefahr für sich und andere. Depressionen und Aggressionen kommen häufiger vor, ja sie können sogar das Risiko erhöhen, durch Mord oder Selbstmord ums Leben zu kommen, wie diverse Studien zeigten. Ein Extrembeispiel dafür ist aus Neuseeland überliefert, von einer aus genetischen Gründen cholesterinarmen Familie. Forschern war ein junger Mann mit ausgeprägter Selbstmordneigung aufgefallen. Bei ihren Recherchen zur Familiengeschichte stellte sich heraus, dass die Hälfte seiner männlichen Vorfahren aus den letzten zwei Generationen sich umgebracht hatte. Einer von ihnen hatte zuvor zwei weitere Menschen getötet. Gemeinsames Merkmal der Familie mit Hang zur Selbst- und Fremdgefährdung: die niedrigen Cholesterinwerte (siehe Hans-Ulrich Grimm: Vom Verzehr wird abgeraten).

Natürlich können auch andere Umstände die Laune fördern – und das Klima unter den Mikroben. Küsse zum Beispiel. Je feuchter, desto besser. Denn auch dadurch können neue Freunde einwandern – bei einem Zungenkuss von nur zehn Sekunden Dauer bis zu 80 Millionen Bakterien.

Die ganzen Lebensumstände spielen natürlich eine Rolle – und wirken auch ihrerseits auf das Klima im Darm, dem Zentralorgan des Anti-Aging.

Das Geheimnis des langen und glücklichen Lebens? Da können wir natürlich am besten lernen von den ganz Alten aus der Generation 100 plus. Zum Beispiel dort, wo sogar unter Männern und Frauen endlich Gerechtigkeit herrscht.

12. Blaue Zone

Die Kunst des langen und glücklichen Lebens

Arm, aber glücklich: Die fröhlichen Alten von Sardinien / Kein Witz: Lachen verlängert das Leben – und wirkt so gut wie Sport / Emanzipation beim Exitus: starke Frauen, gendergerechtes Sterben / Die Macht des Glaubens: weniger Bluthochdruck, weniger Krebs – und längeres Leben / Wissenschaftlich erwiesen: Du bist so alt, wie du dich fühlst

Ob sie auch 100 Jahre alt werden möchte? »Ja«, lacht sie, klar. Sie lebt schließlich in einem der weltberühmten Dörfer mit den vielen fitten und fröhlichen Super-Alten.

Sofia ist sehr hübsch, sie trägt eine coole verspiegelte Sonnenbrille, eine bunt gemusterte Bluse, einen Anhänger um den Hals, eine helle Jeans und weiße Riemensandalen; das braune Haar hat sie hinten zusammengesteckt. Sie ist erst 35, lebt mit ihrem Freund zusammen, hat eine zweijährige Tochter (die gerade bei der *Nonna* ist, der Oma).

Und: Sie ist die Vizebürgermeisterin hier im Ort.

Heute steht sie in dem chicen Infopoint, in dem die Touristen erfahren können, was es hier Besonderes gibt; auf einem großen *Flatscreen* laufen Videos über die spektakulären Landschaften, und an der Wand hängen Schwarz-Weiß-Fotos von den *Centenari,* den Hundertjährigen, für die die Gegend berühmt ist, darunter auch Rosa, die kürzlich mit 102 gestorben ist. Denn das Dorf gehört zu der Blauen Zone auf Sardinien, die Professor Gianni Pes entdeckt hat, als er mal die Lebensdaten der Menschen auf der Insel untersucht hat. Er markierte alle Hundertjährigen mit blauem Filzstift – und stellte in einigen Dörfern eine zunächst unerklärliche Häufung fest.

Die Blaue Zone in Sardinien sei »eine Art Echtzeitlabor«, meint das deutsche Wochenmagazin *Stern*. Hier haben Menschen »die weltweit höchste Lebenserwartung«, staunte der Zürcher *Tages-Anzeiger*. »Ein medizinisches Wunder«, diagnostizierte der britische *Guardian*.

Und viele versuchen, von den Leuten hier zu lernen, wobei Sofia natürlich im Vorteil ist, weil sie die Vorbilder kennt, wie Rosa, die es sogar zu einem gewissen internationalen Ruhm gebracht hat und in einem Buch über die Blaue Zone verewigt wurde.

Denn noch etwas ist weltweit einzigartig: Nur hier werden Männer und Frauen gleich alt. Einen Unterschied der Geschlechter *(gender gap)* gibt es nicht. Nirgendwo sonst gibt es unter den Hundertjährigen ebenso viele Männer wie Frauen. Also: ein Paradies der Gleichberechtigung.

Und das liegt natürlich auch an Frauen wie Rosa Secci.

Klar, es gibt auch noch andere Blaue Zonen auf der Welt, in denen die Menschen besonders alt werden. Zu ihnen gehören die griechische Insel Ikaria, die Halbinsel Nicoya in Costa Rica und Okinawa, die Insel im Süden Japans. Auch die chinesische Insel Hainan, das »Hawaii Chinas«, hat Aussichten, in die Liste aufgenommen zu werden; Professor Pes hat schon mal mit der Bewertung angefangen.

Was ist das Geheimnis der Blauen Zonen?

Natürlich haben sie da besonderes Glück mit dem Klima, das auffallend angenehm ist, das ganze Jahr über schön warm. Das können wir in Mittel- und Nordeuropa leider nicht übernehmen. Es sind auch meist ländliche Gegenden, da gibt es naturgemäß weniger Stress. Aber daran können wir vielleicht arbeiten und auch an weiteren Faktoren, die das Leben verlängern und verschönern können.

Denn es geht auch um die Aktivitäten eines Menschen, um seine persönlichen Beziehungen zur Familie, zu Freunden und darum, wie wir miteinander umgehen. Es geht um die innere Einstellung zum Leben – und auch zum Ableben. Und das Überraschende ist: Wer nicht nur an sich selber denkt, sondern auch an die anderen, ans Ganze, profitiert dadurch auch fürs eigene, persönliche Leben. Das hält gesünder, stärkt die Kräfte, auch die Abwehrkräfte gegen Krankheiten, und fördert ganz allgemein eine entspannte Haltung. Und das ist tatsächlich zu spüren bei den Menschen in der Blauen Zone.

Die Ernährung: Klar, sie spielt auch hier eine ganz zentrale Rolle. *Mangiare bene,* also: gut essen, das hat Vizebürgermeisterin Sofia als Erstes gesagt auf die Frage, was sie denn mache, um die Hundertermarke zu überspringen.

Bio? Ja, klar. Wenn die Ziegen und Schafe hier oben grasen, ist das, was sie liefern, die pure Natur-Kost, mit hohem Anti-Aging-Potenzial.

Superfood? Bitte, gerne. Es muss aber nicht das aktuelle Trend-Zeug sein. Natürlich haben die Hundertjährigen in diesen Dörfern kaum jemals Acai-Beeren, Chiasamen oder Goji-Beeren gegessen, schließlich gibt es überall lokales Superfood, in Deutschland wäre das Sauerkraut statt Kimchi, Leinsamen statt Chiasamen und Brokkoli statt Weizengras.

Für die Blaue Zone in Sardinien ist es naheliegenderweise die berühmte mediterrane Ernährung, die Medizinern mittlerweile als »Goldstandard« gilt, also die beste Wahl, wenn es um die Gesundheit geht. Wobei die Sarden natürlich ihre eigenen Spezialitäten haben, sagt Professor Pes von der Universität von Sassari im Nordwesten der Insel, ein eher kleiner, humorvoller, sympathischer Mensch, der seine Problemzone in der Körpermitte beklagt und beim *Lunch* natürlich trotzdem das Hähnchen bestellt *(Pollo delicato)* und danach noch ein Dessert.

»Es gab viele Diskussionen darüber«, sagt der Professor, »ob die sardische Ernährung als mediterran angesehen werden sollte. Aus meiner Sicht ist es eine Variante der mediterranen Ernährung. Weil es ja nicht nur eine einzige Form der mediterranen Ernährung gibt, sondern viele Formen …«

… je nachdem, ob die Leute im Libanon leben oder in Syrien, Ägypten, Griechenland, Italien oder Spanien …
Professor Pes: »Deshalb ist mediterrane Ernährung der Oberbegriff für all diese Formen der Ernährung in den Ländern rund ums Mittelmeer.«
Und daneben gibt es ja noch die anderen Formen traditioneller Ernährung, die nordische, die chinesische, die brasilianische: keine Chemie, viel Gemüse, wenig Fleisch, allerhöchstens am Sonntag …
Professor Pes: »Hier haben die Leute vor 50 oder 60 Jahren Fleisch vielleicht einmal oder zweimal im Monat gegessen. Also alle zwei Wochen mal. Nicht so wie heute, wo es jeden Tag Fleisch gibt. Sie haben Fleisch vor allem zu besonderen Gelegenheiten gegessen, an den Festen, und es war kein Rindfleisch, sondern eher vom Schwein oder von Hühnern. Ihre Ziegen und Schafe haben die Schäfer in der Blauen Zone nur sehr selten getötet, weil sie ja Teil des Vermögens waren, sehr wertvoll, für die Milch, den Käse.«

Oben auf der Hochebene Supramonte di Urzulei, einer gigantisch weitläufigen Fläche, da weiden sie, immer wieder sind kleine Herden zu sehen, Schafe, Rinder, auch Pferde, und plötzlich müssen die Autos alle anhalten: Ziegen queren die Straße. Es ist eine spektakuläre Landschaft mit atemberaubenden Ausblicken. Es gibt die weitläufigen Ebenen, ganz oben, es gibt kleine, tiefe Schluchten, Canyons und zum Meer abfallende Bergketten.

Es ist eine Landschaft, die aussieht wie eine riesige 1000 Meter hohe Salatschüssel, der eine Hälfte fehlt, die zum Meer hin offen ist, und weit oben, da kleben diese Dörfer. Wie jenes, in dem Sofia Vizebürgermeisterin ist.

Urzulei, Provinz Nuoro, Sardinien, Italien.
1231 Einwohner, 511 Meter über dem Meer.

Sechs Dörfer sind es insgesamt, die zur Blauen Zone gehören. Urzulei liegt, wie die meisten von ihnen, ganz oben am Berg, von hier haben sie den Überblick, freie Sicht aufs Meer, das früher wegen der Stürme und Piraten als gefährlich galt.

Es ist eine Landschaft, die auf eine seltsame Weise einerseits abgeschlossen ist und andererseits offen. Auf dem Weg nach Santa Maria Navarrese zum Beispiel: Da führt ein kurviges Sträßchen durch einen dichten Bergwald, und plötzlich eröffnet sich ein atemberaubender Ausblick, fast wie aus dem Flugzeugfenster, von oben auf ein Dorf, das auf einer Kuppe liegt, Villagrande Strisaili, eines der ersten, bei denen Professor Pes den blauen Marker ansetzte, und im Hintergrund, natürlich ebenfalls blau, das Meer und darüber der Himmel: auch blau.

In Santa Maria Navarrese, dem kleinen Städtchen am Meer, da gibt es ein kleines Kirchlein mit einem Park, daneben Restaurants, eine Bar oberhalb des Strandes. Und plötzlich kommt eine Schar schwarz gekleideter Frauen die Straße entlang, eine Szene wie aus einem alten italienischen Film. Vielleicht war gerade eine Beerdigung. Oder eine Abendandacht.

Schnitt. Und alles ist wieder 21. Jahrhundert.

Es ist nicht so, als ob hier die Zeit stehen geblieben sei. Es ist eher die Gleichzeitigkeit des Ungleichzeitigen. Durch die Bergdörfer der Blauen Zone kurven die Biker oder die Wohnmobilisten mit ihren Ungetümen, sie machen Pause in der Trattoria. Es gibt da eine Esso Tankstelle, Hotels für die Touristen, und im Meer ankern ihre Jachten. Ganz in der Nähe ist die Pedra Longa, ein imposanter Felszacken an der Küste, zu dem eine kleine Straße führt, an der die Boote vorbeifahren; heute ist das Meer ja eher eine Attraktion, und hier sind die schönsten und eindrucksvollsten Stellen.

Die Bewohner haben sich auf die Besucher eingestellt, sind von einer unverstellten Freundlichkeit und machen doch ihr eigenes Ding, pflegen ihre Freundschaften, ihre Gemeinschaft, ihre Traditionen. Eine eigene, aber nicht abgeschottete Gesellschaft, in der die Alten leben, aber auch die Jungen, die Kinder und die Jugendlichen. Die Natur ist nah, spektakulär, aber beherrschbar, das Klima freundlich.

Es ist schon noch ein Stück heile Welt.

Ausgerechnet in dieser Gegend also gab es die meisten blauen Markierungen, als Professor Pes die Einwohnerregister auf der Insel durchforstete. Und doch reagierten seine Kollegen skeptisch bis ungläubig, als er im Jahre 1999 seine Erkenntnisse bei einer Konferenz im südfranzösischen Montpellier vorstellte. Nur der belgische Demograf Michel Poulain fand die Beobachtungen interessant, er kam mit, sie zählten und rechneten gemeinsam und trugen immer mehr Daten über die Blauen Zonen zusammen, hier und später auch in den anderen Weltgegenden.

Erste Überraschung: Gemeinhin gilt, dass Wohlhabende länger leben. Das haben viele Studien ergeben, das wusste auch Professor Pes und war umso überraschter, »dass in diesen Regionen die Menschen eher arm waren, verglichen mit dem Rest der Insel und erst recht mit dem italienischen Festland. Das scheint der Annahme zu widersprechen, dass die Langlebigkeit mit wachsendem Wohlstand zunimmt. Das ist aber in Japan ganz genauso, denn Okinawa ist die ärmste Region dort.«

Man kann also auch länger leben, ohne reich zu sein.
Professor Pes: »Es geht nicht darum, ob ich reich oder arm bin. Es geht um die Art, wie ich lebe. Die armen Leute bei uns leben in einer eher traditionellen Art und haben sich so Faktoren erhalten, die günstig sind für ein langes Leben. Sie essen traditionelles Essen, sie bewegen sich viel …«
… weil sie arbeiten müssen …

Professor Pes: »… sie haben auch nicht so viele Autos, die Landwirtschaft ist nicht so mechanisiert, erfordert also immer noch große Anstrengungen, für die Schäfer, für die Hirten, die viele Kilometer wandern müssen jeden Tag. Und sie gehen 20, 25 Kilometer am Tag, im Durchschnitt.«
Auch Stress haben sie hier wohl kaum …
Professor Pes: »Das kommt drauf an, wie Sie das sehen. Das Leben dieser Hundertjährigen war ja nicht leicht. Vergessen Sie nicht, dass viele von ihnen am Ersten oder Zweiten Weltkrieg teilgenommen haben, also in sehr schlechten Zeiten, manche von ihnen kamen in Gefangenschaft und verbrachten dort nach dem Krieg viele Jahre. Dann kamen sie zurück nach Sardinien, und in den 1960er-Jahren sind wiederum viele ausgewandert, suchten nach besseren Beschäftigungsmöglichkeiten.«
Eine spezielle Art von Stress, nicht jene Art, die als klassischer Risikofaktor für Herzkrankheiten gilt …
Professor Pes: »Genau. Und sie sind auch diesem Stress dann entkommen, denn als Schäfer und Hirte lebt man ja die meiste Zeit draußen …«
… mit null Stress …
Professor Pes: »… null Stress, und vergessen Sie nicht, sie waren ja Schäfer, aber als Nomaden, und das bedeutet, dass sie neun Monate im Jahr außerhalb des Dorfes lebten, in anderen Dörfern, wo sie mit den Mädchen schäkerten, flirteten …«
Ohne ihre Frauen, also gab auch das schon mal keinen Stress …

Also: Von dieser Seite her sind das die allerbesten Voraussetzungen für ein langes und glückliches Leben. Denn Stress ist Gift für die Haltbarkeit des Körpers. Selbst allerbeste Ernährung nützt dann nichts mehr: »Stress macht Effekte einer gesunden Ernährung zunichte«, berichtete die *New York Times.* Nach einer US-Studie, die 2016 im Fachblatt *Molecular Psychiatry* veröffentlicht wurde, stiegen bei gestressten Testpersonen die Krankheitssignale, auch wenn sie sich noch so gesund ernährten.

Auch psychischer Stress ist ungesund, kann das Krebsrisiko erhöhen, wie der Epidemiologe David Batty vom University College in London herausfand. Bei 163000 Engländern und Schotten in 16 großen Studien war das Risiko, an Krebs zu sterben, unter den Ängstlichen und Depressiven um 32 Prozent erhöht.

Leute mit Dauerstress haben auch kürzere Telomere. Bei Siebenschläfern hingegen wachsen sogar die Telomere wieder nach, jenen tiefenentspannten eichhörnchenartigen Tieren also, die häufig sogar noch länger als sieben Monate pro Jahr zu schlafen pflegen. Und auch bei uns kann der Ruhezustand ein Segen sein, sogar den Geist fit halten: Denn im Schlaf reinigt sich das Gehirn unter anderem von Müll, etwa dem Alzheimer-verdächtigen Protein Beta-Amyloid.

Chronischer Stress hingegen erhöht das Risiko fürs Herz und Hirn, für Infarkt und Schlaganfall offenbar in gleichem Maße wie Rauchen.

Das Rauchen: Es gilt als Inbegriff des Ungesunden, als schnellster Weg zur Lebensverkürzung. Doch dann gibt es immer wieder Irritationen, Gegenbeispiele, die Fragen aufwerfen.

Auch hier in der Blauen Zone leben keineswegs nur harte Nichtraucher. Im Standardwerk zum Thema (»Das Geheimnis der Hundertjährigen von Sardinien«) wird zum Beispiel der »lebensfrohe Eugenio Froteggio (101)« vorgestellt: »Er raucht, er trinkt, er hat ein Leben lang genossen, was ihm Freude macht.« Und: »Er hat sich nie darum geschert, was Ärzte oder Wissenschaftler raten.«

Auch der Zürcher *Tages-Anzeiger* wunderte sich schon: »Viele haben lange geraucht«, hier in der Blauen Zone. Wobei Professor Pes darauf hinweist, dass das bei vielen schon lange her war, dass sie rauchten, im Krieg oder in der Fremde.

Rauchen: ein ganz heißes Thema also, zu dem sich Alternsforscher immer wieder äußern müssen und dabei immer ein bisschen gequält wirken.

Dabei ist die Datenlage eigentlich eindeutig. Wer als Frau täglich mehr als zehn Zigaretten raucht, verliert sieben Jahre Lebenszeit, bei Männern sind es sogar zehn. Und: Nur jeder vierte Raucher kann seinen 80. Geburtstag feiern.

Andererseits gibt es diese berühmten Super-Alten, die munter vor sich hin qualmen, bis knapp vorm letzten Sargnagel sozusagen.

Der frühere deutsche Bundeskanzler Helmut Schmidt zum Beispiel, der 2015 kurz vor seinem 97. Geburtstag gestorben ist (bevorzugte Marke: Reyno, mit Menthol). Oder der Dichter Ernst Jünger (»Stahlgewitter«), 1998 mit fast 103 Jahren gestorben (Lieblingsmarke: Dunhill International). Der Schauspieler und Sänger Johannes Heesters hat immerhin kurz vor seinem 107. Geburtstag das Rauchen (Tagesdosis: fünf, sechs Zigaretten) aufgegeben – und ist dann doch ein Jahr später gestorben. Sehr zur Erheiterung sorgt immer ein Foto, das Alternsforscher gern bei ihren Vorträgen präsentieren: Es zeigt die Französin Jeanne Calment, die sich bei ihrer Geburtstagsfeier an einer der Kerzen auf der Torte mit den Ziffern 1 – 0 – 0 noch eine Zigarette angezündet hat. Mit 117 hat sie das Rauchen aufgegeben, ein Jahr später wieder damit angefangen, und mit 119 endgültig aufgehört. Mit 121 ist sie dann gestorben, als älteste Frau der Welt.

Ausnahmen, sagen Mediziner da gerne und verweisen auf die Gene der offenbar nikotinresistenten Methusalems.

Andererseits sind sie ja, gemeinsam mit der Pharmaindustrie, immer auf der Suche nach Wirkstoffen, die sich als Medikament vermarkten lassen. Und da hat sich jetzt herausgestellt, dass ein bisschen Gift ganz gut für den Körper sei. Das zeigt zum Beispiel ein berühmtes Medikament: Aspirin. Sein Wirkstoff, die vielgerühmte Salicylsäure, ist in Wahrheit ein Gift. Die tollen Polyphenole, von denen Bio-Produkte auch mehr enthalten sollen: ebenfalls Gift. Der Anti-Aging-Hoffnungsträger Resveratrol: ein in Weintrauben eingebautes Schimmelpilzgift. Und das gilt praktisch generell für die sogenannten sekundären Pflanzenstoffe: »Eigentlich«, sagt der deutsche Anti-Aging-Spezialist Professor Bernd Kleine-Gunk, seien »die meisten sekundären Pflanzenstoffe mit hohem gesundheitlichem Nutzen Gifte«.

Warum das denn?

Weil die Pflanze sie als Waffen nutzt. Als »Abwehrstoffe« gegen Pilze, Viren, Bakterien oder Parasiten.

Ein bisschen Gift ist also gut, gerade wenn es ums Altern geht. Das regt den Körper an, seine Abwehr zu trainieren. Auf *Standby* zu halten. Jederzeit zum Abwehrschlag bereit. Die Forscher sprechen da neuerdings von »Hormesis«. Das ist griechisch und bedeutet so viel wie: »Anregung, Anstoß«.

Der Zürcher High-End-Forscher Michael Ristow von der Eidgenössischen Technischen Hochschule (ETH) ist ein großer Verfechter der Hormesis-Theorie. Sport, so sagt er, ist zum Beispiel gesund, weil da auch ein bisschen Gift entsteht, die berühmten freien Radikale.

Auch Nikotin regt die Produktion von freien Radikalen an.

Wenn aber diese freien Radikale gesund sein sollen – ist dann jetzt auch das Rauchen gesund?

Professor Ristow, beim Abschied aus seinem Büro in der Zürcher ETH auf die Frage angesprochen, schlägt sozusagen die Hände über dem Kopf zusammen: Um Gottes willen, nein, das Rauchen sei erwiesenermaßen dermaßen schädlich, Krebs, Herz, Kreislauf, das könne nun wirklich nichts Empfehlenswertes sein.

So sehen das praktisch alle Experten und überhaupt alle, die einigermaßen bei Verstand sind.

Andererseits sehen manche Wissenschaftler gewisse Vorteile, die vielleicht wenigstens die Pharmaindustrie nutzen könnte – im Kampf gegen Krankheiten und das Altern zum Beispiel.

Pille statt Paffen, sozusagen.

So leiden Raucher offenbar seltener an Alzheimer und Parkinson. Darauf hatte Wen-Hua Piao vom chinesischen Volkskrankenhaus in der Zwei-Millionen-Stadt Yinchuan in Nordwestchina zusammen mit Kollegen aus Phoenix im US-Wüstenstaat Arizona schon 2009 aufmerksam gemacht, in den *Acta Pharmacologica Sinica*, einem Top-Wissenschaftsjournal der Pharmazeuten in China. »Zunehmende Daten« deuteten darauf hin, dass Nikotin sogar noch bei weiteren Krankheiten helfen könnte: bei der chronischen Darmentzündung *Colitis ulcerosa* etwa oder bestimmten Nierenkrankheiten.

Zum Rauchen wollen die Forscher dennoch nicht raten, eher zur Nutzung des Stoffes als Arznei. Der sei pur, im Gegensatz zum Zigarettenrauch, nicht krebserregend und könnte daher »tatsächlich als neuroprotektives und antientzündliches Mittel ein therapeutisches Potenzial besitzen«.

Vielleicht ist er auch gut für die Stimmung: Eine ganze Reihe von Untersuchungen hätte »eine antidepressive Wirkung von Nikotin nachgewiesen«, so Yousef Tizabi von der Howard Universität in Washington, D.C., in einer Studie 2016, wie übrigens auch von Resveratrol, dem Wirkstoff aus dem Wein.

Klingt jetzt wie eine medizinische Rechtfertigung für Gesundheitsdissidenten, die gern eine paffen und dazu Rotwein trinken. Dient aber natürlich nur der Erkundung neuer Geschäftsfelder für die Pharmaindustrie.

Wobei der Rotwein offenbar tatsächlich die schädlichen Folgen des Rauchens mildern kann. Das haben berühmte Kardiologen von der Universität des Saarlandes in Homburg nachgewiesen, 2017 im *American Journal of Medicine*. Sie untersuchten die Verheerungen, die Zigaretten anrichten, nach allen Regeln der Kunst. Und das Urteil war eindeutig: »Zigarettenrauch« führe zu »akuten« Schäden an den Blutadern, zu Entzündungen und fördere »Alterungsprozesse« in den Körperzellen. Allerdings: »Die Vorbehandlung mit Rotwein« wirke »präventiv«, also vorbeugend, was auf das »Potenzial von Rotwein als Schutzstrategie zur Vermeidung von Gefäßverletzungen« hinweise.

Vielleicht haben sich die Paffer aus der Blauen Zone also wirksam mit Rotwein imprägniert. Denn auf Sardinien ist er natürlich allgegenwärtig: der berühmte sardische *Cannonau*. Manchmal auch, wie das der Zürcher *Tages-Anzeiger* beobachtet hat, »ein Schnäpsli«. Oder ein Likör, wie ihn diese kleine, zierliche Frau braut, mit den grauen, nach hinten gekämmten Haaren, dem eleganten schwarzen Kleid mit den Stickereien und der goldenen Halskette, die eben noch vor ihrem orangefarbenen Haus mit ein paar jungen Männern geplaudert hat: Maria Mulas, 86, verwandt mit Sofia, der Vizebürgermeisterin.

Auf einem kleinen Tischchen mit einem gewebten Deckchen stehen, neben dem Gästebuch, die kleinen Fläschchen mit dem Kräutertrank aus Lorbeer, Basilikum, Minze und Zitrone; schmeckt zweifellos sehr gesund. Sehr eindrucksvoll auch die Kekse, die sie aus dem Mehl von Eicheln gebacken hat, schwarz und hart, aber offenbar mit genügend Nährwert, um ein Schwein zu nähren – und einen armen Menschen in Not.

An der Wand die Familienbilder. »Das ist meine Mama, das mein Papa, meine Oma, und da war ich ein junges Mädchen, zehn Jahre.« Dann geht sie los zu einem Plakat mit Hundertjährigen. »Das ist meine Tante, die starb mit 104 Jahren. Die andere mit 103 hier, der hier ist 105.« Rosa Secci ist natürlich auch mit drauf.

Vielleicht ist das auch ein Grund für die vielen Hundertjährigen, die *Centenari* und *Supercentenari*, die sogar älter als 100 werden, hier in der Gegend: das soziale Leben, das stabile Netz von Beziehungen, Familie, Freunde, Bekannte.

Wer sozialer ist, lebt länger als Egoisten. Wer fröhlich und kommunikativ durchs Leben geht, gesprächig und enthusiastisch, kommt besser mit dem Altern klar als jemand, der still in der Ecke hockt. Das haben Forscher der Universität Heidelberg herausgefunden.

Insbesondere das Eheglück verlängert das Leben. Das haben diverse Studien ergeben, und zwar schon seit 1856. Nach einer

2013 im Fachblatt *Demographic Research* veröffentlichten Studie kommen Männer auf neun, Frauen immerhin auf bis zu sieben zusätzliche Jahre.

Denn Einsamkeit ist offenbar so ungesund wie Rauchen: »Ein sozial schwaches Umfeld schwächt die Gesundheit so sehr wie 15 Zigaretten am Tag«, bilanzierten US-Psychologen von der Brigham Young in Utah schon 2010. Einsamkeit macht alt und krank. Einsame Graupapageien zum Beispiel haben so kurze Telomere wie sonst nur 15 bis 20 Jahre ältere Artgenossen.

Wer einsam ist, stirbt schneller, bei Krebs zum Beispiel. Das berichtete Maria Elena Martinez von der Universität von Kalifornien in San Diego im Fachmagazin *Cancer:* Die Sterblichkeit bei einem bösartigen Tumor lag unter alleinstehenden weißen Männern um 24 Prozent höher als bei ihren gebundenen Geschlechtsgenossen. Bei weißen Frauen, die allein waren, hingegen nur um 17 Prozent und bei asiatisch-pazifischen sogar nur um 6 Prozent. Warum? Weil Frauen generell besser sozial eingebunden und vernetzt sind, vermuteten die Forscher.

Hier in Sardinien, in der Blauen Zone, sind offenbar auch die Männer eher gesellig und sozial. Auf der kleinen Piazza in Urzulei zum Beispiel sitzen sechs alte Herren und quatschen im Schatten der Bäume. Gerade kam Sofia vorbei, die Vizebürgermeisterin, mit ihrer verspiegelten Brille, und hat sie gegrüßt.

Armando in seinem weißen Hemd sieht aus wie andere mit 50 oder 60 Jahren. In Wahrheit ist er 80, seine Frau ist 20 Jahre jünger, was hier offenbar häufig vorkommt. Viele Männer bekommen auch im hohen Alter noch Kinder – was deren Langlebigkeit ebenfalls fördern soll; jedenfalls haben sie längere Telomere (so Dan Eisenberg, University of Washington in Seattle, in einer Studie von 2018): Je älter die Väter, desto blauer die Zone.

Mario ist 87 und hat ein altes, zerfleddertes Buch dabei, *Sardegna criminale* (»Das kriminelle Sardinien«).

»Über *banditi*«, lacht er.

Die Sache mit den Banditen. Sie spielt auch eine Rolle bei jenem Phänomen, dass Männer und Frauen hier gleichermaßen alt werden, was »absolut überraschend« sei, wie Professor Gianni Pes sagt, »und einzigartig im Vergleich zu anderen Populationen«.

Fast überall sonst auf der Welt leben die Frauen länger. Das soll an der Biologie liegen, behaupten viele: Die Frauen haben zwei X-Chromosomen. Wenn eines einen Fehler hat, kann das andere ausgleichen. Die Männer aber haben ein X- und ein Y-Chromosom – da fällt der Ausgleich schon mal flach. Dazu haben sie noch Testosteron, das Männlichkeitshormon, das den Körper nicht nur weniger schützt als das Östrogen der Frauen, sondern auch noch mutiger und waghalsiger macht und also Frühableben fördert.

In Sardinien aber scheint es anders zu laufen, gendergerechter.

Was ist da los?

Es hat wohl mit der Art zu tun, wie sie hier leben, die Männer, aber auch die Frauen, wie Rosa Secci, die vor ein paar Monaten gestorben ist, kurz vor ihrem 103. Geburtstag.

Sie nannten sie *Cuocca,* das bedeutet: Chef.

Vor dem Kamin im ersten Stock ihres Hauses sitzen Rosas Töchter Rita, 80, und Veneranda, 75, zusammen mit ihrer Cousine Rosalia, 87, vor dem Kamin und plaudern. Auf dem Kaminbrett eine alte hölzerne Kaffeemühle, ein paar Espressomaschinen. Überall in der Wohnung hängen Familienfotos, die meisten uralt, schwarz-weiß, darunter auch Rosa als kleines Mädchen, zusammen mit einer riesigen Kinderschar. Tochter Rita zeigt auf ihrem Handy die letzten Fotos ihrer Mutter.

Pierre ist mitgekommen, um ihnen ein Buch zu bringen, in denen ihre Mutter vorkam. Pierre Guy Stephanopoulos ist Grieche, Anthropologe, war früher für die Weltkulturorganisation UNESCO tätig, im Irak und im Jemen, und arbeitet jetzt für das Projekt Blaue Zone hier in Sardinien, das als *Trademark* aufgebaut werden soll. Er hilft Journalisten bei der Recherche, gegen eine gewisse Gebühr, versteht sich (in diesem Falle hier, so viel aus Transparenzgründen, waren es 100 Euro). Pierre stellt die Kontakte her, zusammen mit seiner Kollegin Claudia Porcu, er liefert Informationen über die Geschichte, Hintergründe. Das Buch, in dem Rosa vorkommt, ist das Standardwerk »Das Geheimnis der Hundertjährigen in Sardinien«, und die drei Frauen am Kamin freuen sich natürlich sehr, fangen gleich an zu blättern. Auf Seite 56 ist Rosa Secci abgebildet, und daneben steht: »Auf die Frage, was ihr im Leben am meisten gefallen habe«, habe sie, »ohne einen Augenblick zu zögern«, geantwortet: *Commandare*. Also: Kommandieren.

War das so?

Sie war auf jeden Fall sehr clever, bis ins hohe Alter, sagen die drei Frauen. Klein, aber sehr gesund. Sie hatte keine Krankheiten in ihrem Leben. Sie war ständig unterwegs, hier zum Kaffeetrinken, da zum Essen. Immer aktiv. »Als Erstes hat sie morgens immer ihre Schürze umgebunden«, sagt ihre Tochter Veneranda. »Sie war sehr hübsch«, sagt Tochter Rita. Sie hatten sie *Bella Lucina* genannt.

Und das mit dem Kommandieren, das sei in der Tat ihre Lieblingsbeschäftigung gewesen, was mit der Gendergerechtigkeit beim Ableben womöglich sehr viel zu tun hat: Das Rollenverhalten der Menschen hier, das so ganz anders war als anderswo, meint jedenfalls Professor Pes. Dabei sei »paradoxerweise das Leben der Frauen viel stressiger gewesen als das ihrer Ehemänner«.

Weil sie das Haus hüten und schützen mussten, notfalls mit der Waffe in der Hand.

Professor Pes: »Genau. Sie müssen sich ja vorstellen, in den Dörfern war das männliche Element ja völlig verschwunden. Weil praktisch alle Männer draußen waren bei den Schafen. Das waren faktisch reine Frauendörfer. Die mussten sich mit der

Verteidigung ihres Besitztums beschäftigen. Wenn Sie diese Bilder sehen von Frauen mit dem Gewehr in der Hand, das ist wirklich wahr, weil das eine sehr harte Art von Gesellschaft war, in der Diebstahl zum Beispiel weit verbreitet war …

… *durch die legendären* Banditi …

Professor Pes »… die versuchten zum Beispiel, die Tiere zu stehlen. So mussten die Frauen immer wachsam sein und aufpassen, dass kein Eigentum verloren ging.«

Wofür sonst traditionell eher der Mann zuständig war.

Professor Pes: »Und für die Frauen war das aber eine Art von Extra-Stress, der zum üblichen Familienstress noch dazukam, sie waren allein mit ihren sechs Kindern und hatten ihren Mann zu vertreten, also zu machen, was normalerweise die Männer machen.«

Die Lücke bei der Lebenserwartung ist also nicht verschwunden, weil die Männer länger leben, sondern die Frauen kürzer.

Professor Pes: »Das ist eine der Hypothesen. Aber natürlich kann das niemand mit Gewissheit sagen. Wir leben ja nicht in jener Vergangenheit und haben deshalb nicht alle Informationen darüber.«

Zur Beerdigung von Rosa Secci waren 3000 Menschen gekommen. Sie passten natürlich nicht alle in die kleine Kirche San Giorgo Vescovo aus dem 16. Jahrhundert mit dem kleinen Glockenturm, hoch oben am Hang, wo die Trauermesse stattfand. Die meisten Gäste standen draußen auf der Straße. Danach setzte sich, Leichenwagen voran, der Zug in Bewegung, das kurvige Bergsträßchen entlang, vorbei an der kleinen Tankstelle, in Richtung Friedhof. Am Eingang gleich rechts wurde sie aufgebahrt, auf einem stählernen Gestell. Und die ganze Trauergesellschaft prozessierte daran vorbei, einer nach dem anderen, sagt Pierre, der Anthropologe, der damals dabei war. Der Friedhof ist überraschend groß, umgeben von einer Mauer, aber mit Aussicht auf die spektakuläre Landschaft, die Berge, den

Himmel – und natürlich, aufs ewige Leben, jedenfalls für die, die daran glauben.

Der Glauben, die Einstellung zum Leben, zum Tod und was danach kommt: Das sei ein wichtiger Faktor bei der Frage nach dem langen Leben, meint jedenfalls der *National Geographic*, der gemeinsam mit Professor Pes die Blauen Zonen dieser Welt erkundet hat, dabei auch die spirituelle Seite beleuchtet und als sehr bedeutsam eingestuft.

»Ikigai«, so nennen das die Japaner (生き甲斐): was das Leben lebenswert macht. »Finde einen Sinn«, so formuliert es der *National Geographic*. Das Magazin nennt auch die Sieben-Tage-Adventisten aus Loma Linda in Kalifornien als Modell-Population für besondere Langlebigkeit und zitiert einen Pastor namens Scott Smith, der den Glauben sogar mit den Körperfunktionen zusammenbringt. »Christus zu akzeptieren macht frei, was Stress reduziert.«

So falsch liegt er da gar nicht: Die Aussicht aufs ewige Leben im Jenseits hat überraschenderweise auch Auswirkungen aufs Leben im Diesseits. Sie wirkt entlastend, weil der Alltag nicht mehr ganz so ernst genommen werden muss – und nicht einmal der eigene Abgang. Schließlich rief schon der Apostel Paulus: »Tod, wo ist dein Stachel?« (1. Kor. 15:55).

Und selbst die Hightech-Propheten aus dem Silicon Valley, die ja ihre Geschäfte mit dem Versprechen auf radikale Lebensverlängerung im Diesseits machen wollen, halten offenbar dennoch fest an ihrem Draht nach oben. »Das ahnt immer keiner«, sagt Fred Turner, Professor für Kommunikationswissenschaften in Stanford, aber »das Silicon Valley« sei »überraschend religiös, und zwar katholisch«.

Sogar zu einer der legendären Ted-Konferenzen *(Technology, Entertainment, Design)*, jenen weltweit beachteten Events, hatten sie den Stellvertreter Gottes auf Erden zugeschaltet. Das Motto damals, 2017 im kanadischen Vancouver: *The Future You* (etwa: Die Zukunft und du).

Das war natürlich eine Steilvorlage für den Heiligen Vater, der da gleich mal die großen Egos aus dem Silicon Valley zurechtstutzen konnte. Die sich ja für so wichtig und unersetzlich halten, dass sie den Tod abschaffen und für immer hierbleiben wollen. Doch dem Papst geht es natürlich um mehr. Denn es gehe gar nicht (nur) um meine eigene, individuelle Zukunft. Sondern: »Die Zukunft besteht aus mehreren ›Dus‹«, aus Begegnungen. Denn das Leben, sagt Franziskus, ist mehr als das individuelle Dasein: »Das Leben fließt durch unsere Beziehungen zu anderen.«

Das Leben existiert, genau genommen, nur in Beziehung auf die anderen. Es ist mit ihnen untrennbar verbunden. Und selbst das eigene Ende, einstweilen unumgänglich, ist eingeplant zugunsten der anderen, die noch kommen.

Wie bei jenem kleinen Fisch, der zum Modell der Alternsforscher geworden ist, weil er tragischerweise so früh schon abberufen wird: der Türkise Prachtgrundkärpfling, offizieller Name *Nothobranchius furzeri,* was nicht an Darmwinde erinnern soll, sondern an seinen Mitentdecker, den amerikanischen Aquarianer Richard Furzer, der im Jahre 1968 zum ersten Mal das prächtige, aber winzige Tier gesichtet hatte.

Nothobranchius lebt in kleinen Tümpeln und Wasserlöchern in Afrika, wird nur ein paar Zentimeter lang und altert im Turbotempo, denn er muss sich beeilen, erwachsen zu werden, weil sein Tümpel auszutrocknen droht, in dem doch seine Nachkommen sich tummeln sollen, deshalb muss der kleine *Nothobranchius* ganz schnell ein großer *Nothobranchius* werden, die Pubertät antreten, sich paaren, bevor der Tümpel trocken wird. Dann kann er abtreten. Seine Nachkommen aber in den Eiern lassen sich von der Sonne ausbrüten, und nächstes Jahr geht es weiter, neues Spiel, neues Glück, jetzt halt für *Nothobranchius* junior.

Es geht immer ums größere Ganze, ums Überleben der Art. Oder: um das Leben insgesamt auf dem Planeten. Und der Tod hat da eine wichtige Funktion: Er macht Leben möglich, indem er den Kreislauf in Schwung hält, bei dem Leben vergeht, verrottet, zu Humus wird, auf dem neues Leben gedeihen kann, die Blumen und Gräser, Kräuter, Salat, also die Lebensgrundlage für die Kühe und die Ziegen und die Veganer: Alle sind darauf angewiesen, dass alle wieder zu Staub werden, damit neues Leben entstehen kann.

Das Leben hat dafür einen höchst aktiven Helfer namens Alter. Und das wiederum verfügt über eine eindrucksvolle Machtfülle und ein bezwingendes Arsenal an Instrumenten. Die Alternsforscher präsentieren auf ihren Kongressen gern eine Grafik, die zeigen soll, wie das Altern im Körper organisiert ist. Sie wirkt wirr, wie ein Wollknäuel, bei dem die Fäden völlig undurchschaubar verbunden sind: Das zeigt augenfällig, wie machtvoll das Alter an vielen Stellen ansetzt, um uns zu Fall zu bringen (im Internet zu finden: *Systems Biology of Aging*).

Diverse Akteure wirken mit. Die AGEs zum Beispiel, die *Advanced Glycation End Products,* die die Tulpe verwelken lassen, und auch uns. Sogar das Blut enthält Botschaften, die den Abgang betreiben und allen Beteiligten im Leib mitteilen, was die Uhr geschlagen hat; jene »Faktoren«, denen der Schweizer Professor Tony Wyss-Coray in seinem Labor im Silicon Valley auf der Spur ist. Auch die »Zündschnur des Lebens« brennt ab, die Telomere, sie verkürzen sich, und irgendwann ist Schluss. Allein 1500 Gene sollen den Altersprozess steuern. Manche von ihnen wechseln sogar die Seite, in der Jugend folgen sie Plan A, treiben das Leben voran, wie jenes Gen, das in den Tagen der Jugend die Fruchtbarkeit erhöht, Krebs verhindert – und ihn im Alter verursacht, an Prostata oder Brust. Das ist dann Plan B: das Leben zu beenden. Die sogenannten pleiotropen Effekte, so nennen das die Alternsforscher.

Ist natürlich fies, so die Seiten zu wechseln, wenn wir unsere Pflicht auf Erden erfüllt haben. Zeigt aber auch, dass die Natur, auch unsere eigene, innere, in höherem Auftrag unterwegs ist, uns loswerden will und da offenbar auf Nummer sicher geht.

Warum? »Vermutlich«, sagt Christoph Englert, Genetiker vom Leibniz-Institut für Alternsforschung in Jena im Magazin der *Süddeutschen Zeitung,* »ist unsere Verweildauer auf Erde begrenzt, weil es nur begrenzte Ressourcen gibt und weil es das Interesse der, tja, Natur oder Evolution ist, dass es weitergeht.«

Wer das verinnerlicht hat, lebt offenbar leichter.

Das ist das Ziel und der Sinn des Lebens: dass es weitergeht. Dass die Nächsten nachkommen. Die anderen »Dus«, wie der Papst sagt, denen die Zukunft gehört. Es geht ja um mehr als um mich. Mein Leben ist endlich, damit es insgesamt weitergehen kann. Der Tod ist sozusagen im Auftrag des Lebens unterwegs. Und nimmt mich aus dem Spiel, damit es weitergehen kann: neues Spiel, neues Glück.

Wer in einem weiteren Kosmos zu Hause ist als in seinem engen Körper, hat natürlich auch ein anderes Verhältnis zur eigenen Endlichkeit und nimmt sie nicht so ernst. Und außerdem: Es kommt ja noch was nach.

»Es gibt ein ewiges glückliches Leben zu gewinnen«, schrieb der französische Mathematiker, Physiker und Philosoph Blaise Pascal (1623–1662). Das habe ihn überzeugt, meinte schon ein Finanzökonom in der *Frankfurter Allgemeinen Zeitung:* »Es ist gut, an Gott zu glauben.« Zwar weiß niemand, ob es Gott wirklich gibt. Die »Wahrscheinlichkeit für ein Leben nach dem Tod« liege vielleicht bei 10 Prozent. Aber der Glaube eröffne fantastische Aussichten: Aber der Wert des zu erwartenden ewigen Lebens sei »nach irdischen Maßstäben unendlich groß«. Und das mit sehr geringem Einsatz (sieht man mal von der Kirchensteuer in manchen Weltgegenden ab). Bilanzierte der Finanzökonom: »ein sehr attraktives Nutzen-Kosten-Verhältnis«.

Glauben lohnt sich offenbar auch schon im Diesseits. Leute, die gläubig sind, sind nicht nur gesünder, sie leben auch länger. Das ergaben diverse Studien. Und selbst wenn sie mal krank werden, sind sie schneller geheilt – dank ihrer Gebete. »Der Glaube«, wunderte sich da die *Süddeutsche Zeitung*, »hilft zum Beispiel bei Krankheit tatsächlich.« Eine Studie sei zu dem »frappierenden Schluss« gekommen, »dass eine intensivere Spiritualität einen messbar langsameren Krankheitsverlauf zur Folge hat«. Erstaunlich, aber wahr: »Die religiösen Patienten hatten wesentlich mehr gesunde Blutzellen.«

Der Wiener Psychiater Raphael Bonelli glaubt sogar: »Wenn Religion eine Pille wäre, dann wäre sie heute wohl als Medikament zugelassen.« Er selbst hatte nachgewiesen, dass bei Suizid und Suchtkrankheiten der Glaube eine positive Wirkung habe. Aber auch bei Bluthochdruck, Herzkrankheiten, ja sogar Krebs wollen Studien eine positive Wirkung nachgewiesen haben. Schon der bloße Kirchgang scheint gesund zu sein: Das fanden Harvard-Forscher in einer 2016 im *Journal of the American Medical Association* veröffentlichten Untersuchung heraus. Jene Krankenschwestern aus der berühmten Nurses Health Study, die mindestens einmal pro Woche zum Gottesdienst gingen, hatten eine um 33 Prozent geringere Gesamtmortalität, verglichen mit den kirchenfernen Kolleginnen, und waren seltener an Herzkrankheiten und Krebs gestorben.

Kein Wunder, dass professionelle Gläubige ebenfalls länger leben. Priester, Nonnen und Mönche beispielsweise um bis zu sieben Jahre, verglichen mit Angehörigen anderer Berufe.

Für hartleibige Säkularisten gibt es immerhin alternative Techniken, die sogar von der Krankenkasse bezahlt werden. Die sogenannte *Mindfulness-Based Stress Reduction (MBSR)* zum Beispiel, die Jon Kabat-Zinn von der University of Massachusetts in den späten 1970er-Jahren aus dem Buddhistischen importiert hatte und zum Welterfolg gemacht hat, inklusive Stuhlkreis, Gehmeditation, Klangschale, solchen Sachen.

Tatsächlich reicht schon ein bisschen Meditation und Spiritualität, um zum Beispiel die Telomere zu schonen. Regelmäßige Meditation soll den Level von Stresshormonen senken und sogar helfen, Depressionen zu vermeiden. Und schon nach acht Wochen, so die Harvard-Forscherin Sara Lazar, soll der altersbedingte Schwund von Gehirnzellen gebremst werden.

In Sardinien ist es überraschenderweise schwierig, den Beitrag von Spiritualität und Glauben abzuschätzen. Zwar sind die Gotteshäuser voll und 99 Prozent der Einwohner katholisch – aber eben deswegen sei der Einfluss des Glaubens auf die Langlebigkeit der Leute in der »Blauen Zone« nicht messbar, sagt Professor Pes: »Wenn praktisch alle dem gleichen Glauben angehören, in der Blauen Zone und auch überall in Sardinien, dann gibt es keine Unterschiede, die es erlaubten zu sagen, religiöse Menschen leben länger als die anderen.«

Also: ein Problem der Statistik, das auftritt, wenn in einem Punkt zwischen verschiedenen Gruppen keine Unterschiede nachweisbar sind. Dann ist die Bedeutung dieses Faktors statistisch nicht zu ermitteln.

Anders im Fall der Leibes-Aktivitäten: In der Blauen Zone gab es mehr Schäfer und Hirten, und die mussten wandern, anders als die Leute im Rest von Sardinien, die vor allem Landarbeiter waren und sich nicht so weit bewegten. In der Blauen Zone bewegen sich offenbar auch die anderen gern und viel. Sofia etwa, die hübsche Vizebürgermeisterin. Auf die Frage, was sie denn macht, um die Hundert zu überspringen, hat sie zwar als Erstes das Essen genannt, aber gleich danach kam: »In die Berge gehen, wandern.« Oder Maria Mulas, die mit Sofia sogar verwandt ist: Auch sie geht mit ihren 86 Jahren immer noch jeden Tag die vier Kilometer zu ihrem Garten.

Aber: Es verändert sich einiges in der Blauen Zone auf Sardinien. »Die Blaue Zone ist in Gefahr«, sagt Professor Pes. Supermärkte breiten sich aus, die Beziehungen ändern sich, auch die Traditionen. Wie überall auf der Welt. »Kinder wollen Chips und Pizza«, sagt Tonino, 75, im *National Geographic:* »Das, was sie im TV sehen.« Sofia isst zwar noch die Pasta, sie trinkt *Agua di Urzulei,* das klare, saubere Wasser hier aus den Bergen.

Aber sie liebt auch Fleisch, jeden Tag, wenigstens ein bisschen. Und ihre Verwandte, die umtriebige Maria Mulas, lebt zwar noch im Dorf, umgeben von Vertrauten – aber zwei ihrer vier Kinder leben in London, die Tochter sogar direkt am Piccadilly Circus, mit ihrem Mann, der aus Zypern stammt.

Da ändert sich also gerade einiges, und es ist gut möglich, dass die Blauen Zonen bald ganz anders aussehen. Auf der anderen Seite aber könnten sich die Erkenntnisse aus den Blauen Zonen ausbreiten in alle Welt, und vielleicht entstehen bald viele neue, kleine, blaue Hotspots auf der Welt mit fröhlichen Hundertjährigen.

Die Familie zum Beispiel, die in der Blauen Zone eine ganz große Rolle spielt, gewinnt in jüngster Zeit ja auch anderswo wieder an Wertschätzung. Kinder eröffnen neue Horizonte über das eigene Leben hinaus: Wenn sie heute auf die Welt kommen, werden sie voraussichtlich das nächste Jahrhundert erleben, das Jahr 2100. Und sie verlängern sogar das Leben ihrer Eltern: Sie leben etwa zwei Jahre länger als Kinderlose, so eine Studie 2017 im *Journal of Epidemiology & Community Health.*

»Jüngere Menschen, die Sie um sich herumhüpfen sehen, machen Sie glücklicher«, sagt Professor Pes. »Die familiären Bindungen sind viel stärker in den Bergen als in den anderen Teilen Sardiniens. Hier gibt es Familien mit vier oder zum Teil fünf Generationen, die zusammenleben.«

Solche traditionellen Bindungen sind im globalisierten 21. Jahrhundert schwer zu erhalten. Aber: Sie können ganz neu geknüpft werden, auch in ganz anderen Weltgegenden, sogar in Asien, Japan und Singapur, sagt Professor Pes: Dort »haben sie Multigenerationenhäuser gebaut. Mit vielen Familien, die älteren Leuten erlauben, mit Kindern zusammen zu sein.«

Ein Architekturmodell für Familien ohne Blutsbande.
Professor Pes: »Ja, und ich bin sehr glücklich, weil eines der Dekrete der Regierung von Singapur sich auf die Blauen Zonen

bezogen haben, auf ein Konzept, das wir entwickelt haben, wurde übernommen von einer ausländischen Regierung!«
Super.
Professor Pes: »So habe ich meinen …«
… *Platz in der Geschichte* …
Professor Pes: »… gefunden« (platzt fast vor Stolz).

Das war jetzt vielleicht nur ein bisschen gespielt von ihm, man weiß ja nie genau, wann er Witze macht über sich selber.

Die heitere Grundeinstellung ist übrigens auch so ein Merkmal der Blauen Zone hier. Schon die alten Männer auf der Piazza: Sie lachen, machen Witze – und wappnen sich so gegen Krankheiten und Zipperlein.

Denn, kein Witz: Lachen (englisch: *to laugh*) kann Ihr Leben verlängern. Es hat für den Körper offenbar ähnlich positive Effekte wie Bewegung (englisch: *exercise*), weswegen der amerikanische Journalist und selbst ernannte »Lachologe« Albert Nerenberg für dieses anstrengungsarme Verfahren zur Lebensverlängerung ein ganzes Programm samt Internetauftritt entwickelt hat: *Laughercise*©.

So scheint Lachen die Körperfunktionen zu verbessern. Das haben amerikanische Lachforscher wie Lee S. Berk von der kalifornischen Loma Linda University festgestellt. Es steigere nicht nur die Stimmung, sondern auch die Immunaktivität und das »gute« Cholesterin und senke das »böse«, den Blutdruck – und sogar den Level der Stresshormone Cortisol und Epinephrin. Und: Lachen habe einen positiven Einfluss auf den Blutzucker.

Was der Volksmund natürlich längst wusste: Lachen ist bekanntlich »die beste Medizin«.

Für manche womöglich sogar besser als die echte Medizin. Denn das ist auch so eine Erkenntnis aus der Blauen Zone: Je weiter das nächste Krankenhaus, desto länger leben die Menschen. Obwohl doch die medizinische Versorgung gemeinhin als wesentliche Ursache einer hohen Lebenserwartung gilt –

hier aber offenbar nicht: »Ich glaube nicht an die medizinische Versorgung«, sagt Professor Pes.

Weil Sie selbst Mediziner sind. Gehen Sie überhaupt zum Arzt?
Professor Pes: »Nein, nein, nein, darum geht es gar nicht. Ich glaube nicht, dass die medizinische Versorgung ein Erklärungsfaktor sein kann für das Phänomen der Langlebigkeit. Weil das einzige Krankenhaus, ein sehr kleines, 20 Kilometer entfernt ist von diesen Dörfern. Wenn also jemand einen Herzanfall hat, ist der in 20 Minuten tot. Ich glaube deshalb nicht, dass das längere Überleben in der Blauen Zone hier an einer besseren medizinischen Versorgung liegt.«

Klar ist es bei einem Herzanfall hilfreich, wenn ein Krankenhaus in der Nähe ist. Oft aber könne es sogar besser sein, abzuwarten und auf den Körper zu vertrauen, als gleich zu medizinischen Maßnahmen zu greifen, meint jedenfalls die Ärztin und Buchautorin Ragnhild Schweitzer (»Fragen Sie weder Arzt noch Apotheker«): »Weil der Schaden medizinischer Maßnahmen häufig größer ist als ihr Nutzen. Und weil der Körper vieles in den Griff bekommt, ohne dass es dazu der Hilfe des Arztes bedarf.«

Vor allem die Vorsorge, die doch angeblich Krankheiten vermeiden soll, ist in die Kritik geraten. Die Hamburger Professorin Ingrid Mühlhauser (»Unsinn Vorsorgemedizin«) weist darauf hin, dass es durchaus ungesund sein kann, wenn gesunde Menschen zur Früherkennung gehen, dort ein Fehlalarm ausgelöst wird und sie so durch einen »falschen Verdachtsbefund unnötig in Aufregung versetzt« werden. Oder sogar zu einer unnötigen OP verleitet, bei einer Krebsdiagnose etwa – »obwohl sich der Krebs ohne die Früherkennungsuntersuchung niemals bemerkbar gemacht hätte«.

Experten aus der berühmten Cochrane Collaboration hatten einmal Daten aus Dänemark ausgewertet, aus Studien mit insgesamt 182 000 Patienten, von denen die einen zur Vorsorge gegangen waren, Cholesterin, Blutzucker, Prostata, das übliche Programm.

Und was kam da raus?

Genau das Gegenteil von dem, was zu erwarten gewesen wäre: Die Vorsorge-Verweigerer starben keineswegs früher oder häufiger an Herz-Kreislauf-Krankheiten, waren nicht mehr krankgeschrieben, und ins Krankenhaus mussten sie auch nicht öfter als die Freunde der Vorsorge. Die wiederum hatten keinerlei Vorteil – aber einen entschiedenen Nachteil: Sie nahmen häufiger Medikamente, gegen Bluthochdruck oder Cholesterin.

»Die Gesundheitschecks funktionieren nicht«, diagnostizierte Doktor Lasse Krogsbøll aus Kopenhagen, der die Untersuchung angeregt hatte. Und beschloss für sich selbst, nur zum Arzt zu gehen, wenn wirklich was ist.

Offenbar gilt: Wenn ich mich gesund fühle, bin ich auch gesund. Die eigene Befindlichkeit scheint ein bisher völlig übersehener, aber womöglich ganz entscheidender Faktor zu sein für ein langes, gesundes und glückliches Leben. Wichtiger jedenfalls als die Einhaltung irgendwelcher Normwerte. Und manchmal sogar wichtiger als die Faktenlage.

Beispiel Bewegung, bekanntlich eine der Säulen des langen und gesunden Lebens. Da kommt es offenbar gar nicht so darauf an, dass ich mich wirklich sportlich betätige – es reicht schon, wenn ich mich aktiv fühle. Das fanden die Stanford-Forscherinnen Octavia H. Zahrt und Alja J. Crum heraus in ihrer 2017 im Fachmagazin *Health Psychology* erschienenen Untersuchung: »Bei Personen, die sich selbst als weniger aktiv wahrnahmen als andere, war es um bis zu 71 Prozent wahrscheinlicher, in der Folgezeit zu sterben, als bei denjenigen, die sich selbst als aktiver wahrnahmen.« Und zwar unabhängig davon, wie eifrig sie wirklich beim Sport waren.

Der Glaube ans Ausmaß der eigenen Aktivität wirkt offenbar Wunder. Ein bislang übersehener Placeboeffekt durch überhöhte Selbsteinschätzung. Und tatsächlich ist es ja auch richtig, dass die

Rolle der Eigenwahrnehmung, der eigenen Selbstbewertung, angemessen gewürdigt wird und nicht fremde Maßstäbe, Normwerte, Laborparameter meinen Zustand beurteilen.

Denn überraschenderweise ist auch mein eigenes Selbstgefühl ganz entscheidend dafür, wie lange ich noch zu leben habe. Für meine Restlaufzeit, meine Verweildauer hier auf diesem Planeten. Unabhängig davon, was in einem Pass steht, und sogar davon, wie das mein Arzt sieht.

Auch das haben Wissenschaftler herausgefunden. Mein Selbstgefühl hat recht: Jene, die sich jünger fühlen, leben tatsächlich länger. Und zwar ebenfalls unabhängig davon, wie agil, gesund und sozial aktiv sie sind. »Das gefühlte Alter, das man sich selbst zuschreibt, beeinflusst die tatsächlichen Alterungsvorgänge offenbar positiv«, schreiben Isla Rippon und Andrew Steptoe vom University College London in einer Studie im Fachblatt *JAMA Internal Medicine*.

Man ist so alt, wie man sich fühlt.

Und, noch besser: Die Eigenwahrnehmung kann sogar verändert werden: »Das selbst wahrgenommene Alter hat das Potenzial, sich zu verändern, sodass Interventionen möglich sein können.« Und sie regen schon »Gesundheitsbotschaften« an.

Morgens eine halbe Stunde vor dem Spiegel, immer schön aufsagen: Ich bin jung, ich bin jung, ich bin jung?

Natürlich ist es besser, wenn die Wahrnehmung zur Wirklichkeit passt. Auch die Blaue Zone in Sardinien ist ja echt und kein gefaktes *Centenarian*-Disneyland. Die Hundertjährigen sind echt, ihre Familien sind echt, der Wein und die Pasta sowieso, auch die Berge, auf die sie steigen, und der Ausblick, den sie von dort oben genießen.

Nur das echte Leben ist auch ein gutes Leben. Mit echtem Essen, wahren Gefühlen.

Man ist tatsächlich so alt, wie man sich fühlt. Aber ich fühle mich natürlich umso besser, je besser ich gelebt, gegessen, getrunken und geliebt habe.

Literatur

Bücher

Asprey D: Hirntuning: die Bulletproof-Methode für höhere geistige Leistungsfähigkeit, besseren Schlaf und mehr Energie. München: Riva 2017.

Blackburn E, Epel E: Die Entschlüsselung des Alterns: der Telomer-Effekt. München: Mosaik 2017.

Bracht P, Liebscher-Bracht R: Die Arthrose-Lüge: Warum die meisten Menschen völlig umsonst leiden – und was Sie dagegen tun können. Mit dem sensationellen Selbsthilfe-Programm. München: Arkana 2018.

De Grey A, Rae M: Niemals alt! So lässt sich das Altern umkehren. Fortschritte der Verjüngungsforschung. Bielefeld: Transcript Verlag 2015.

Goggins A, Matten G: Die Sirtuin-Diät – jung und schlank mit Genuss. So verlieren Sie über 3 Kilo in 7 Tagen. München: Goldmann 2017.

Greger M, Stone G: How Not to Die: Entdecken Sie Nahrungsmittel, die Ihr Leben verlängern – und bewiesenermaßen Krankheiten vorbeugen und heilen. Kandern: Unimedica 2016.

Grimm H-U, Ubbenhorst B: Leinöl macht glücklich. Das blaue Ernährungswunder. München: Knaur 2012.

Grimm H-U: Chemie im Essen. Lebensmittel-Zusatzstoffe; wie sie wirken, warum sie schaden. München: Knaur 2013.

Grimm H-U: Die Ernährungslüge. Wie uns die Lebensmittelindustrie um den Verstand bringt. München: Knaur 2011.

Grimm H-U: Die Kalorienlüge. Wie uns die Nahrungsindustrie dick macht. München: Knaur 2015.

Grimm H-U: Die Suppe lügt. Die schöne neue Welt des Essens. München: Knaur 2015.

Grimm H-U: Garantiert gesundheitsgefährdend. Wie uns die Zucker-Mafia krank macht. München: Knaur 2013.

Grimm H-U: Gummizoo macht Kinder froh, krank und dick dann sowieso. Kinderernährung – was gut ist und was schädlich. München: Droemer 2017.

Grimm H-U: Tödliche Hamburger. Wie die Globalisierung der Nahrung unsere Gesundheit bedroht. Stuttgart: Hirzel 2010.

Grimm H-U: Vom Verzehr wird abgeraten. Wie uns die Industrie mit Gesundheitsnahrung krank macht. München: Knaur 2012.

Kast B: Der Ernährungskompass: das Fazit aller wissenschaftlichen Studien zum Thema Ernährung. München: C. Bertelsmann 2018.

Kleine-Gunk B: 15 Jahre länger leben: die 7-Säulen-Anti-Aging-Strategie nach dem Hormesis-Prinzip. München: Gräfe und Unzer 2017.

Morell SF, Daniel KT: Die Super-Suppe: Nährstoffwunder Knochen- und Fleischbrühe. Kirchzarten bei Freiburg: VAK Verlags GmbH 2015.

Morgan R: Altered carbon – das Unsterblichkeitsprogramm. München: Wilhelm Heyne 2017.

Mühlhauser I: Unsinn Vorsorgemedizin: wem sie nützt, wann sie schadet. Reinbek bei Hamburg: Rowohlt Taschenbuch Verlag 2017.

Rahn-Huber U: Das Geheimnis der Hundertjährigen von Sardinien. Wie auch Sie mit mediterraner Lebensweise gesund und glücklich alt werden. München: MVG 2016

Ravnskov U: Mythos Cholesterin: die größten Irrtümer. Stuttgart: Hirzel 2011.

Schweitzer J, Schweitzer R: Fragen Sie weder Arzt noch Apotheker. Warum Abwarten oft die beste Medizin ist. Köln: eBook by Kiepenheuer & Witsch 2017.

Shanahan C, Shanahan L: Zellnahrung. Warum unsere Gene natürliche Lebensmittel brauchen. München: Riva 2018.

Zampounidis A: Für immer zuckerfrei: Schlank, gesund und glücklich ohne das süße Gift. Köln: Bastei Entertainment 2017.

Zimmermann M, Hohmann E: Mayr-Kuren: ernst und heiter. Lengerich: Pabst 2016.

Aufsätze

Abate G et al.: Advanced Glycation End Products (Ages) in Food: Focusing on Mediterranean Pasta. J Nutr Food Sci 5:440.

Abate G et al.: Nutrition and AGE-ing: Focusing on Alzheimer's Disease. Oxid Med Cell Longev. 2017;2017:7039816.

Abhilash KP, Arul JJ, Bala D: Fatal overdose of iron tablets in adults. Indian J Crit Care Med. 2013 Sep;17(5):311–3.

Ahmadian-Attari MM et al.: Omega-3 Fatty Acids and Cholesterol Have a Main Role in Antidepression Diet of Iranian Traditional Medicine. J Evid Based Complementary Altern Med. 2015 Nov 5.

Aiello A et al.: Nutrigerontology: a key for achieving successful ageing and longevity. Immun Ageing. 2016 May 21;13:17.

Alexander DD et al.: Dairy consumption and CVD: a systematic review and meta-analysis. Br J Nutr. 2016 Feb 28;115(4):737–50.

Anderson JJ et al.: Calcium Intake From Diet and Supplements and the Risk of Coronary Artery Calcification and its Progression Among Older Adults: 10-Year Follow-up of the Multi-Ethnic Study of Atherosclerosis (MESA). J Am Heart Assoc. 2016 Oct 11;5(10).

Andrade-Vieira R et al.: Omega-3 polyunsaturated fatty acid promotes the inhibition of glycolytic enzymes and mTOR signaling by regulating the tumor suppressor LKB1. Cancer Biol Ther. 2013 Nov;14(11):1050–8.

Aragno M, Mastrocola R: Dietary Sugars and Endogenous Formation of Advanced Glycation Endproducts: Emerging Mechanisms of Disease. Nutrients. 2017 Apr 14;9(4).

Archibugi L, Capurso G: Diet and the Risk of Acute Pancreatitis. Clin Gastroenterol Hepatol. 2017 Jul;15(7):1138–9.

Arck PC et al.: Towards a »free radical theory of graying«: melanocyte apoptosis in the aging human hair follicle is an indicator of oxidative stress induced tissue damage. FASEB J. 2006 Jul;20(9):1567–9.

Aridi YS et al.: The Association between the Mediterranean Dietary Pattern and Cognitive Health: A Systematic Review. Nutrients. 2017 Jun 28;9(7).

Astuti Y et al.: Cigarette smoking and telomere length: A systematic review of 84 studies and meta-analysis. Environ Res. 2017 Oct;158:480–9.

Aviram M et al.: Pomegranate juice consumption for 3 years by patients with carotid artery stenosis reduces common carotid intima-media thickness, blood pressure and LDL oxidation. Clin Nutr. 2004 Jun;23(3):423–33.

Azad MB et al.: Nonnutritive sweeteners and cardiometabolic health: a systematic review and meta-analysis of randomized controlled trials and prospective cohort studies. CMAJ. 2017 Jul 17;189(28):E929–E939.

Badimon L et al.: Nutraceuticals and atherosclerosis: human trials. Cardiovasc Ther. 2010 Aug;28(4):202–15.

Bailey MA, Holscher HD: Microbiome-Mediated Effects of the Mediterranean Diet on Inflammation. Adv Nutr. 2018 May 1;9(3):193–206.

Baker DJ et al.: Naturally occurring p16(Ink4a)-positive cells shorten healthy lifespan. Nature. 2016 Feb 11;530(7589):184–9.

Balasubramanian P, Longo VD: Growth factors, aging and age-related diseases. Growth Horm IGF Res. 2016 Jun;28:66–8.

Bannister CA et al.: Can people with type 2 diabetes live longer than those without? A comparison of mortality in people initiated with metformin or sulphonylurea monotherapy and matched, non-diabetic controls. Diabetes Obes Metab. 2014 Nov;16(11):1165–73.

Bao J et al.: Prediction of postprandial glycemia and insulinemia in lean, young, healthy adults: glycemic load compared with carbohydrate content alone. Am J Clin Nutr. 2011 May;93(5):984–96.

Barcelos RC et al.: Influence of trans fat on skin damage in first-generation rats exposed to UV radiation. Photochem Photobiol. 2015 Mar–Apr;91 (2): 424–30.

Barnard ND et al.: Dietary and lifestyle guidelines for the prevention of Alzheimer's disease. Neurobiol Aging. 2014 Sep;35 Suppl 2:S74–8.

Barzilai N et al.: Metformin as a Tool to Target Aging. Cell Metab. 2016 Jun 14;23(6):1060–65.

Batty GD et al.: Psychological distress in relation to site specific cancer mortality: pooling of unpublished data from 16 prospective cohort studies. BMJ. 2017 Jan 25;356:j108.

Baumann M et al.: Role of advanced glycation end products in hypertension and cardiovascular risk: human studies. J Am Soc Hypertens. 2012 Nov–Dec;6(6): 427–35.

Bellavia A, Stilling F, Wolk A: High red meat intake and all-cause cardiovascular and cancer mortality: is the risk modified by fruit and vegetable intake? Am J Clin Nutr. 2016 Oct;104(4):1137–43.

Bengmark S: Ecological control of the gastrointestinal tract. The role of probiotic flora. Gut. 1998 Jan;42(1):2–7.

Beoy LA et al.: Effects of tocotrienol supplementation on hair growth in human volunteers. Trop Life Sci Res. 2010 Dec;21(2):91–9.

Bernstein AM et al.: Soda consumption and the risk of stroke in men and women. Am J Clin Nutr. 2012 May;95(5):1190–9.

Bhat RM et al.: Epidemiological and investigative study of premature graying of hair in higher secondary and pre-university school children. Int J Trichology. 2013 Jan;5(1):17–21.

Bhattacharyya S et al.: Carrageenan Inhibits Insulin Signaling through GRB10-mediated Decrease in Tyr(P)-IRS1 and through Inflammation-induced Increase in Ser(P)307-IRS1. J Biol Chem. 2015 Apr 24;290(17):10764–74.

Bhattacharyya S et al.: Exposure to common food additive carrageenan alone leads to fasting hyperglycemia and in combination with high fat diet exacerbates glucose intolerance and hyperlipidemia without effect on weight. J Diabetes Res. 2015;2015:513429.

Bian G et al.: The Gut Microbiota of Healthy Aged Chinese Is Similar to That of the Healthy Young. mSphere. 2017 Sep 27;2(5). pii: e00327–17.

Bian X et al.: Gut Microbiome Response to Sucralose and Its Potential Role in Inducing Liver Inflammation in Mice. Front Physiol. 2017 Jul 24;8:487.

Bian X et al.: Saccharin induced liver inflammation in mice by altering the gut microbiota and its metabolic functions. Food Chem Toxicol. 2017 Sep;107 (Pt B):530–9.

Bian X et al.: The artificial sweetener acesulfame potassium affects the gut microbiome and body weight gain in CD-1 mice. PLoS One. 2017 Jun 8;12(6): e0178426.

Biesalski K: Wissenschaftliche Ernährungsinformation Antioxidantien. Forum Ernährungsmedizin.

Bigarella CL, Liang R, Ghaffari S: Stem cells and the impact of ROS signaling. Development. 2014 Nov;141(22):4206–18.

Binger KJ et al.: High salt reduces the activation of IL-4- and IL-13-stimulated macrophages. J Clin Invest. 2015 Nov 2;125(11):4223–38.

Bishop KS et al.: The interaction between epigenetics, nutrition and the development of cancer. Nutrients. 2015 Jan 30;7(2):922–47.

Bjelakovic G, Nikolova D, Gluud C: Antioxidant supplements and mortality. Curr Opin Clin Nutr Metab Care. 2014 Jan;17(1):40–4.

Boggs DA et al.: Higher diet quality is inversely associated with mortality in African-American women. J Nutr. 2015 Mar;145(3):547–54.

Bollmann F et al.: Resveratrol post-transcriptionally regulates pro-inflammatory gene expression via regulation of KSRP RNA binding activity. Nucleic Acids Res. 2014 Nov 10;42(20):12555–69.

Bonaccio M et al.: High adherence to the Mediterranean diet is associated with cardiovascular protection in higher but not in lower socioeconomic groups: prospective findings from the Moli-sani study. Int J Epidemiol. 2017 Oct 1;46(5): 1478–87.

Bonaccio M et al.: Low income is associated with poor adherence to a Mediterranean diet and a higher prevalence of obesity: cross-sectional results from the Moli-sani study. BMJ Open. 2012 Nov 19;2(6). pii: e001685.

Bonelli RM, Koenig HG: Mental disorders, religion and spirituality 1990 to 2010: a systematic evidence-based review. J Relig Health. 2013 Jun;52(2):657–73.

Brannon PM et al.: Summary of roundtable discussion on vitamin D research needs. Am J Clin Nutr. 2008 Aug;88(2):587S–592S.

Brasky TM, White E, Chen CL: Long-Term, Supplemental, One-Carbon Metabolism-Related Vitamin B Use in Relation to Lung Cancer Risk in the Vitamins and Lifestyle (VITAL) Cohort. J Clin Oncol. 2017 Oct 20;35(30):3440–8.

Budoff M: Aged garlic extract retards progression of coronary artery calcification. J Nutr. 2006 Mar;136(3 Suppl):741S–744S.

Bundesamt für Verbraucherschutz und Lebensmittelsicherheit (BVL) / Bundesinstitut für Arzneimittlel und Medizinprodukte (BfArM): Stellungnahme zur Bewertung von Vitamin-D-haltigen Produkten (Revision 1.1). 16.02.2017.

Byrne CS et al.: Increased colonic propionate reduces anticipatory reward responses in the human striatum to high-energy foods. Am J Clin Nutr. 2016 Jul;104(1):5–14.

Cai W et al.: Oral glycotoxins determine the effects of calorie restriction on oxidant stress, age-related diseases, and lifespan. Am J Pathol. 2008 Aug;173(2):327–36.

Callaway E: ›Young poo‹ makes aged fish live longer. Nature. 2017 Apr 4;544 (7649):147.

Carreño-Orellana N et al.: [Finasteride adverse effects: An update]. Rev Med Chil. 2016 Dec;144(12):1584–90.

Cashman KD et al.: Vitamin D deficiency in Europe: pandemic? Am J Clin Nutr. 2016 Apr;103(4):1033–44.

Castellano JM et al.: Human umbilical cord plasma proteins revitalize hippocampal function in aged mice. Nature. 2017 Apr 27;544(7651):488–92.

Castillo-Quan JI et al.: Lithium Promotes Longevity through GSK3/NRF2-Dependent Hormesis. Cell Rep. 2016 Apr 19;15(3):638–50.

Chan R et al.: Effect of Four Different Meal Types on Postprandial Oxidative Stress: A Randomized Crossover Study with Healthy Subjects. International Journal of Food and Nutritional Science. 5 August 2016.

Chapman LE, Darling AL, Brown JE: Association between metformin and vitamin B12 deficiency in patients with type 2 diabetes: A systematic review and meta-analysis. Diabetes Metab. 2016 Nov;42(5):316–27.

Charemboon T et al.: Ginkgo biloba for prevention of dementia: a systematic review and meta-analysis. J Med Assoc Thai. 2015 May;98(5):508–13.

Chassaing B et al.: Dietary emulsifiers impact the mouse gut microbiota promoting colitis and metabolic syndrome. Nature. 2015 Mar 5;519(7541):92–6.

Check Hayden E: Anti-ageing pill pushed as bona fide drug. Nature. 2015 Jun 18;522(7556):265–6.

Chen Z et al.: mTORC1/2 targeted by n-3 polyunsaturated fatty acids in the prevention of mammary tumorigenesis and tumor progression. Oncogene. 2014 Sep 11;33(37):4548–57.

Chi L et al.: Effects of the Artificial Sweetener Neotame on the Gut Microbiome and Fecal Metabolites in Mice. Molecules. 2018 Feb 9;23(2). pii: E367.

Chiu CJ et al.: The relationship of major American dietary patterns to age-related macular degeneration. Am J Ophthalmol. 2014 Jul;158(1):118–27.e1.

Christ A et al.: Western Diet Triggers NLRP3-Dependent Innate Immune Reprogramming. Cell. 2018 Jan 11;172(1–2):162–75.e14.

Chun S et al.: Sugar-sweetened carbonated beverage consumption and coronary artery calcification in asymptomatic men and women. Am Heart J. 2016 Jul;177:17–24.

Claesson MJ et al.: Gut microbiota composition correlates with diet and health in the elderly. Nature. 2012 Aug 9;488(7410):178–84.

Clemente-Postigo M et al.: Effect of acute and chronic red wine consumption on lipopolysaccharide concentrations. Am J Clin Nutr. 2013 May;97(5):1053–61.

Coppé JP et al.: The senescence-associated secretory phenotype: the dark side of tumor suppression. Annu Rev Pathol. 2010;5:99–118.

Costa CS et al.: Consumption of ultra-processed foods and body fat during childhood and adolescence: a systematic review. Public Health Nutr. 2018 Jan;21(1):148–59.

Covas MI et al.: Wine and oxidative stress: up-to-date evidence of the effects of moderate wine consumption on oxidative damage in humans. Atherosclerosis. 2010 Feb;208(2):297–304.

Crichton GE et al.: Relation between dairy food intake and cognitive function: The Maine-Syracuse Longitudinal Study. Int Dairy J. 2012 Jan 1;22(1):15–23.

Crichton GE, Elias MF, Alkerwi A: Chocolate intake is associated with better cognitive function: The Maine-Syracuse Longitudinal Study. Appetite. 2016 May 1;100:126–32.

D'Anci KE et al.: Low-carbohydrate weight-loss diets. Effects on cognition and mood. Appetite. 2009 Feb;52(1):96–103.

D'Silva A, Sharma S: Exercise, the athlete's heart, and sudden cardiac death. Phys Sportsmed. 2014 May;42(2):100–13.

da Rocha Neto AC et al.: Efficacy of salicylic acid to reduce Penicillium expansum inoculum and preserve apple fruits. Int J Food Microbiol. 2016 Mar 16;221:54–60.

Danby FW: Nutrition and aging skin: sugar and glycation. Clin Dermatol. 2010 Jul–Aug;28(4):409–11.

Dangi-Garimella S et al.: Early cellular aging: salt and the telomeres. Am J Manag Care. 2014 Jul;20(10 Spec No):E9.

David LA et al.: Diet rapidly and reproducibly alters the human gut microbiome. Nature. 2014 Jan 23;505(7484):559–63.

Dawson-Hughes B et al.: Estimates of optimal vitamin D status. Osteoporos Int. 2005 Jul;16(7):713–6.

de Goede J et al.: Dairy Consumption and Risk of Stroke: A Systematic Review and Updated Dose-Response Meta-Analysis of Prospective Cohort Studies. J Am Heart Assoc. 2016 May 20;5(5). pii: e002787.

De Palma G et al.: Transplantation of fecal microbiota from patients with irritable bowel syndrome alters gut function and behavior in recipient mice. Sci Transl Med. 2017 Mar 1;9(379).

de Souza RJ et al.: Intake of saturated and trans unsaturated fatty acids and risk of all cause mortality, cardiovascular disease, and type 2 diabetes: systematic review and meta-analysis of observational studies. BMJ. 2015 Aug 11;351:h3978.

Dechristopher LR, Uribarri J, Tucker KL: Intake of high fructose corn syrup sweetened soft drinks is associated with prevalent chronic bronchitis in U.S. Adults, ages 20–55 y. Nutr J. 2015 Oct 16;14:107.

Dechristopher LR, Uribarri J, Tucker KL: Intake of high-fructose corn syrup sweetened soft drinks, fruit drinks and apple juice is associated with prevalent arthritis in US adults, aged 20–30 years. Nutr Diabetes. 2016 Mar 7;6:e199.

Dehghan M et al.: Associations of fats and carbohydrate intake with cardiovascular disease and mortality in 18 countries from five continents (PURE): a prospective cohort study. Lancet. 2017 Nov 4;390(10107):2050–62.

Depeint F et al.: Mitochondrial function and toxicity: role of B vitamins on the one-carbon transfer pathways. Chem Biol Interact. 2006 Oct 27;163(1–2):113–32.

Depeint F et al.: Mitochondrial function and toxicity: role of the B vitamin family on mitochondrial energy metabolism. Chem Biol Interact. 2006 Oct 27;163 (1–2):94–112.

Diamanti-Kandarakis E et al.: Mechanismus in Endocrinology: Aging and anti-aging: a Combo-Endocrinology overview. Eur J Endocrinol. 2017 Jun;176(6): R283–R308.

Diamanti-Kandarakis E et al.: Mechanismus in Endocrinology: Nutrition as a mediator of oxidative stress in metabolic and reproductive disorders in women. Eur J Endocrinol. 2017 Feb;176(2):R79–R99.

DiNicolantonio JJ, Lucan SC, O'Keefe JH: The Evidence for Saturated Fat and for Sugar Related to Coronary Heart Disease. Prog Cardiovasc Dis. 2016 Mar–Apr;58(5):464–72.

Divall SA, Radovick S: Growth Hormone and Treatment Controversy; Long Term Safety of rGH. Curr Pediatr Rep. 2013 Jun 1;1(2):128–32.

Dominguez LJ et al.: Should we recommend reductions in saturated fat intake or in red/processed meat consumption? The SUN prospective cohort study. Clin Nutr. 2018 Aug;37(4):1389–98.

Drenth H et al.: Association between advanced glycation end-products and functional performance in Alzheimer's disease and mixed dementia. Int Psychogeriatr. 2017 Sep;29(9):1525–34.

Durup D et al.: A Reverse J-Shaped Association Between Serum 25-Hydroxyvitamin D and Cardiovascular Disease Mortality: The CopD Study. J Clin Endocrinol Metab. 2015 Jun;100(6):2339–46.

Durup D et al.: A reverse J-shaped association of all-cause mortality with serum 25-hydroxyvitamin D in general practice: the CopD study. J Clin Endocrinol Metab. 2012 Aug;97(8):2644–52.

Duthie GG, Wood AD: Natural salicylates: foods, functions and disease prevention. Food Funct. 2011 Sep;2(9):515–20.

Edwards DG, Farquhar WB: Vascular effects of dietary salt. Curr Opin Nephrol Hypertens. 2015 Jan;24(1):8–13.

Eisenberg TA, Kuzawa CW: The paternal age at conception effect on offspring telomere length: mechanistic, comparative and adaptive perspectives Phil. Trans. R. Soc. B 2018

El-Sabban F, Abouazra H: Effect of garlic on atherosclerosis and its factors. East Mediterr Health J. 2008 Jan–Feb;14(1):195–205.

El-Sabban F: The antioxidant advantage of the Mediterranean diet in cardiovascular disease. 19 May 2014 Volume 2014:6 Pages 35–40.

Elabd C et al.: Oxytocin is an age-specific circulating hormone that is necessary for muscle maintenance and regeneration. Nat Commun. 2014 Jun 10;5: 4082.

Emanuele E, Bertona M, Geroldi D: A multilocus candidate approach identifies

ACE and HIF1A as susceptibility genes for cellulite. J Eur Acad Dermatol Venereol. 2010 Aug;24(8):930–5.

Esposito K, Giugliano D: Mediterranean diet and type 2 diabetes. Diabetes Metab Res Rev. 2014 Mar;30 Suppl 1:34–40.

Estruch R et al.: Primary Prevention of Cardiovascular Disease with a Mediterranean Diet Supplemented with Extra-Virgin Olive Oil or Nuts. N Engl J Med. 2018 Jun 21;378(25):e34.

Ezzedine K et al.: Incidence of skin cancers during 5-year follow-up after stopping antioxidant vitamins and mineral supplementation. Eur J Cancer. 2010 Dec;46 (18):3316–22.

Fenton T, Bellman J: Letter by Fenton and Bellman Regarding Article, »Sugar- and Artificially Sweetened Beverages and the Risks of Incident Stroke and Dementia: A Prospective Cohort Study«. Stroke. 2017 Sep;48(9):e268.

Fischer K et al.: Prospective Associations between Single Foods, Alzheimer's Dementia and Memory Decline in the Elderly. Nutrients. 2018 Jun 29;10(7).

Franz MJ: Protein Controversies in Diabetes. Diabetes Spectrum. Volume 13 Number 3, 2000, 132.

Freije JM, López-Otín C: Reprogramming aging and progeria. Curr Opin Cell Biol. 2012 Dec;24(6):757–64.

Fretts AM et al.: Processed Meat, but Not Unprocessed Red Meat, Is Inversely Associated with Leukocyte Telomere Length in the Strong Heart Family Study. J Nutr. 2016 Oct;146(10):2013–18.

Friedmann DP, Vick GL, Mishra V: Cellulite: a review with a focus on subcision. Clin Cosmet Investig Dermatol. 2017 Jan 7;10:17–23.

Garcia-Mantrana I et al.: Shifts on Gut Microbiota Associated to Mediterranean Diet Adherence and Specific Dietary Intakes on General Adult Population. Front Microbiol. 2018 May 7;9:890.

Gardener H et al.: Diet soft drink consumption is associated with an increased risk of vascular events in the Northern Manhattan Study. J Gen Intern Med. 2012 Sep;27(9):1120–6.

Gardener H et al.: Mediterranean-style diet and risk of ischemic stroke, myocardial infarction, and vascular death: the Northern Manhattan Study. Am J Clin Nutr. 2011 Dec;94(6):1458–64.

Garg G et al.: Antiaging Effect of Metformin on Brain in Naturally Aged and Accelerated Senescence Model of Rat. Rejuvenation Res. 2017 Jun;20(3):173–82.

Garg G et al.: Metformin Alleviates Altered Erythrocyte Redox Status During Aging in Rats. Rejuvenation Res. 2017 Feb;20(1):15–24.

Garrett WS: Cancer and the microbiota. *Science* 03 Apr 2015.

Gautieri A et al.: Advanced glycation end-products: Mechanics of aged collagen from molecule to tissue. Matrix Biol. 2017 May;59:95–108.

Geller AI et al.: Emergency Department Visits for Adverse Events Related to Dietary Supplements. N Engl J Med. 2015 Oct 15;373(16):1531–40.

Giacosa A et al.: Mediterranean Way of Drinking and Longevity. Crit Rev Food Sci Nutr. 2016;56(4):635–40.

Giefing-Kröll C et al.: How sex and age affect immune responses, susceptibility to infections, and response to vaccination. Aging Cell. 2015 Jun;14(3):309–21.

Gkogkolou P, Böhm M: Advanced glycation end products: Key players in skin aging? Dermatoendocrinol. 2012 Jul 1;4(3):259–70.

Goldberg T et al.: Advanced glycoxidation end products in commonly consumed foods. J Am Diet Assoc. 2004 Aug;104(8):1287–91.

Grabenhenrich LB, Roll S: Higher glucose levels associated with lower memory and reduced hippocampal microstructure. Neurology. 2014 Jul 1;83(1):102.

Gragnani A et al.: Review of Major Theories of Skin Aging. Advances in Aging Research. 2014.

Guo J et al.: Milk and dairy consumption and risk of cardiovascular diseases and all-cause mortality: dose-response meta-analysis of prospective cohort studies. Eur J Epidemiol. 2017 Apr;32(4):269–87.

Gupta S: Brain food: Clever eating. Nature. 2016 Mar 3;531(7592):S12–3.

Gylling H et al.: Plant sterols and plant stanols in the management of dyslipidaemia and prevention of cardiovascular disease. Atherosclerosis. 2014 Feb;232(2):346–60.

Haltia LT et al.: Brain white matter expansion in human obesity and the recovering effect of dieting. J Clin Endocrinol Metab. 2007 Aug;92(8):3278–84.

Harb JN et al.: Rare cause of acute hepatitis: a common energy drink. BMJ Case Rep. 2016 Nov 1;2016.

Harcombe Z.: Evidence from randomised controlled trials did not support the introduction of dietary fat guidelines in 1977 and 1983: a systematic review and meta-analysis. Open Heart. 2015 Jan 29;2(1):e000196.

Harcombe Z: Dietary fat guidelines have no evidence base: where next for public health nutritional advice? Br J Sports Med. 2017 May;51(10):769–74.

Harcombe Z.: Evidence from prospective cohort studies did not support the introduction of dietary fat guidelines in 1977 and 1983: a systematic review. Br J Sports Med. 2017 Dec;51(24):1737–42.

Harman D: The biologic clock: the mitochondria? J Am Geriatr Soc. 1972 Apr;20(4):145–7.

Heni M et al.: Impaired insulin action in the human brain: causes and metabolic consequences. Nat Rev Endocrinol. 2015 Dec;11(12):701–11.

Hercberg S et al.: Antioxidant supplementation increases the risk of skin cancers in women but not in men. J Nutr. 2007 Sep;137(9):2098–105.

Hess EL et al.: Associations Between Nonnutritive Sweetener Intake and Metabolic Syndrome in Adults. J Am Coll Nutr. 2018 Mar 30:1–7.

Hesterberg K et al.: Raman spectroscopic analysis of the carotenoid concentration in egg yolks depending on the feeding and housing conditions of the laying hens. J Biophotonics. 2012 Jan;5(1):33–9.

Hogervorst E et al.: High tofu intake is associated with worse memory in elderly Indonesian men and women. Dement Geriatr Cogn Disord. 2008;26(1):50–7.

Holme I, Anderssen SA: Increases in physical activity is as important as smoking cessation for reduction in total mortality in elderly men: 12 years of follow-up of the Oslo II study. Br J Sports Med. 2015 Jun;49(11):743–8.

Howitz KT et al.: Small molecule activators of sirtuins extend Saccharomyces cerevisiae lifespan. Nature. 2003 Sep 11;425(6954):191–6.

Hu P et al.: Autophagy Plays a Protective Role in Advanced Glycation End Product-Induced Apoptosis in Cardiomyocytes. Cell Physiol Biochem. 2015;37(2): 697–706.

Huang S: Inhibition of PI3K/Akt/mTOR signaling by natural products. Anticancer Agents Med Chem. 2013 Sep;13(7):967–70.

Hur KY, Lee MS: New mechanisms of metformin action: Focusing on mitochondria and the gut. J Diabetes Investig. 2015 Nov;6(6):600–9.

Imamura F et al.: Consumption of sugar sweetened beverages, artificially sweetened beverages, and fruit juice and incidence of type 2 diabetes: systematic review, meta-analysis, and estimation of population attributable fraction. Br J Sports Med. 2016 Apr;50(8):496–504.

InterAct Consortium: Consumption of sweet beverages and type 2 diabetes incidence in European adults: results from EPIC-InterAct. Diabetologia. 2013 Jul;56(7):1520–30.

Irwig MS et al.: Persistent Sexual and Nonsexual Adverse Effects of Finasteride in Younger Men. Sex Med Rev. 2014 Jan;2(1):24–35.

Isidori AM et al.: Effects of testosterone on body composition, bone metabolism and serum lipid profile in middle-aged men: a meta-analysis. Clin Endocrinol (Oxf). 2005 Sep;63(3):280–93.

Islam MT: Oxidative stress and mitochondrial dysfunction-linked neurodegenerative disorders. Neurol Res. 2017 Jan;39(1):73–82.

Ivanova IG, Maringele L: Polymerases ε and ∂ repair dysfunctional telomeres facilitated by salt. Nucleic Acids Res. 2016 May 5;44(8):3728–38.

Jansen PJ et al.: Dietary plant sterols accumulate in the brain. Biochim Biophys Acta. 2006 Apr;1761(4):445–53.

Jariyapamornkoon N et al.: Inhibition of advanced glycation end products by red grape skin extract and its antioxidant activity. BMC Complement Altern Med. 2013 Jul 12;13:171.

Jiao L et al.: Dietary consumption of advanced glycation end products and pancreatic cancer in the prospective NIH-AARP Diet and Health Study. Am J Clin Nutr. 2015 Jan;101(1):126–34.

Jo SJ et al.: Efficacy and Safety of Pueraria lobata Extract in Gray Hair Prevention: A Randomized, Double-Blind, Placebo-Controlled Study. Ann Dermatol. 2013 May;25(2):218–22.

Johnson SC et al.: mTOR is a key modulator of ageing and age-related disease. Nature. 2013 Jan 17;493(7432):338–45.

Jonas E, Kording KP: Could a Neuroscientist Understand a Microprocessor? PLoS Comput Biol. 2017 Jan 12;13(1):e1005268.

Kakde S et al.: Urbanized South Asians' susceptibility to coronary heart disease: The high-heat food preparation hypothesis. Nutrition. 2017 Jan;33:216–24.

Kanerva N et al.: The healthy Nordic diet and incidence of Type 2 Diabetes-10-year follow-up. Diabetes Res Clin Pract. 2014 Nov;106(2):e34–7.

Kaplan H et al.: Coronary atherosclerosis in indigenous South American Tsimane: a cross-sectional cohort study. Lancet. 2017 Apr 29;389(10080):1730–9.

Kaur N, Kishore L, Singh R: Therapeutic effect of *Linum usitatissimum* L. in STZ-nicotinamide induced diabetic nephropathy via inhibition of AGE's and oxidative stress. J Food Sci Technol. 2017 Feb;54(2):408–21.

Kawamura H et al.: Dietary intake of inorganic phosphorus has a stronger influence on vascular-endothelium function than organic phosphorus. J Clin Biochem Nutr. 2018 Mar;62(2):167–73.

Kearns CE, Schmidt LA, Glantz SA: Sugar Industry and Coronary Heart Disease Research: A Historical Analysis of Internal Industry Documents. JAMA Intern Med. 2016 Nov 1;176(11):1680–5.

Kellow NJ, Coughlan MT: Effect of diet-derived advanced glycation end products on inflammation. Nutr Rev. 2015 Nov;73(11):737–59.

Kellow NJ, Savige GS: Dietary advanced glycation end-product restriction for the attenuation of insulin resistance, oxidative stress and endothelial dysfunction: a systematic review. Eur J Clin Nutr. 2013 Mar;67(3):239–48.

Kendrick J et al.: Phosphate and Cardiovascular Disease. *Adv Chronic Kidney Dis.* 2011 March ; 18(2): 113–9.

Kennedy DO: B Vitamins and the Brain: Mechanisms, Dose and Efficacy – A Review. Nutrients. 2016 Jan 27;8(2):68.

Kennedy JT, Collins PF, Luciana M: Higher Adolescent Body Mass Index Is Associated with Lower Regional Gray and White Matter Volumes and Lower Levels of Positive Emotionality. Front Neurosci. 2016 Sep 8;10:413.

Kerti L et al.: Higher glucose levels associated with lower memory and reduced hippocampal microstructure. Neurology. 2013 Nov 12;81(20):1746–52.

Kiecolt-Glaser JK et al.: Depression, daily stressors and inflammatory responses to high-fat meals: when stress overrides healthier food choices. Mol Psychiatry. 2017 Mar;22(3):476–82.

Kielstein JT: Glucose levels and risk of dementia. N Engl J Med. 2013 Nov 7;369(19):1863.

Kim SH et al.: Korean diet: Characteristics and historical background. Journal of Ethnic Foods. Volume 3, Issue 1, March 2016, Pages 26–31.

Kivimäki M et al.: Overweight, obesity, and risk of cardiometabolic multimorbidity: pooled analysis of individual-level data for 120 813 adults from 16 cohort studies from the USA and Europe. Lancet Public Health. 2017 May 19;2(6): e277–e285.

Kleinewietfeld M et al.: Sodium chloride drives autoimmune disease by the induction of pathogenic TH17 cells. Nature. 2013 Apr 25;496(7446):518–22.

Koenig HG: Religion, spirituality, and health: the research and clinical implications. ISRN Psychiatry. 2012 Dec 16;2012:278730.

Koeth RA et al.: Intestinal microbiota metabolism of L-carnitine, a nutrient in red meat, promotes atherosclerosis. Nat Med. 2013 May;19(5):576–85.

Köhler J et al.: Plant sterol enriched functional food and atherosclerosis. Br J Pharmacol. 2017 Jun;174(11):1281–9.

Kokavec A, Crowe SF: Effect on plasma insulin and plasma glucose of consuming white wine alone after a meal. Alcohol Clin Exp Res. 2003 Nov;27(11):1718–23.

Koutkia P et al.: Vitamin D intoxication associated with an over-the-counter supplement. N Engl J Med. 2001 Jul 5;345(1):66–7.

Krautkramer KA et al.: Diet-Microbiota Interactions Mediate Global Epigenetic Programming in Multiple Host Tissues. Mol Cell. 2016 Dec 1;64(5):982–92.

Krumholz HM et al.: Treatment of Cholesterol in 2017. JAMA. 2017 Aug 1;318(5):417–8.

Kullmann S et al.: Brain Insulin Resistance at the Crossroads of Metabolic and Cognitive Disorders in Humans. Physiol Rev. 2016 Oct;96(4):1169–209.

Kumar R, Mohan S: Non-alcoholic Fatty Liver Disease in Lean Subjects: Characteristics and Implications. J Clin Transl Hepatol. 2017 Sep 28;5(3):216–23.

L'Hermite M: Custom-compounded bioidentical hormone therapy: why so popular despite potential harm? The case against routine use. Climacteric. 2017 Jun;20(3):205–11.

Lacoppidan SA et al.: Adherence to a Healthy Nordic Food Index Is Associated with a Lower Risk of Type-2 Diabetes--The Danish Diet, Cancer and Health Cohort Study. Nutrients. 2015 Oct 21;7(10):8633–44.

Lagiou P et al.: Low carbohydrate-high protein diet and incidence of cardiovascular diseases in Swedish women: prospective cohort study. BMJ. 2012 Jun 26;344:e4026.

Lagiou P et al.: Low carbohydrate-high protein diet and mortality in a cohort of Swedish women. J Intern Med. 2007 Apr;261(4):366–74.

Lairon D: Nutritional quality and safety of organic food. A review. INRA, EDP Sciences, Dev 30 (2010) 33–41.

Lang UE et al.: Nutritional aspects of depression. Cell Physiol Biochem. 2015; 37(3):1029–43.

Lanske B, Razzaque MS: Vitamin D and aging: old concepts and new insights. J Nutr Biochem. 2007 Dec;18(12):771–7.

Lebda MA, Sadek KM, El-Sayed YS: Aspartame and Soft Drink-Mediated Neurotoxicity in Rats: Implication of Oxidative Stress, Apoptotic Signaling Pathways, Electrolytes and Hormonal Levels. Metab Brain Dis. 2017 Oct;32(5):1639–47.

Ledford H: Ageing: Much ado about ageing. Nature. 2010 Mar 25;464(7288): 480–1.

Lee EJ, Kim JY, Oh SH: Advanced glycation end products (AGEs) promote melanogenesis through receptor for AGEs. Sci Rep. 2016 Jun 13;6:27848.

Lee JY et al.: Association between dietary patterns in the remote past and telomere length. Eur J Clin Nutr. 2015 Sep;69(9):1048–52.

Lettieri-Barbato D et al.: Effects of dietary restriction on adipose mass and biomarkers of healthy aging in human. Aging (Albany NY). 2016 Nov 29;8(12):3341–55.

Leung C et al.: Dietary advanced glycation end-products aggravate non-alcoholic fatty liver disease. World J Gastroenterol. 2016 Sep 21;22(35):8026–40.

Leung CW et al.: Soda and cell aging: associations between sugar-sweetened beverage consumption and leukocyte telomere length in healthy adults from the National Health and Nutrition Examination Surveys. Am J Public Health. 2014 Dec;104(12):2425–31.

Levine ME et al.: Low protein intake is associated with a major reduction in IGF-1, cancer, and overall mortality in the 65 and younger but not older population. Cell Metab. 2014 Mar 4;19(3):407–17.

Li J et al.: Carbohydrate Staple Food Modulates Gut Microbiota of Mongolians in China. Front Microbiol. 2017 Mar 21;8:484.

Li S et al.: Association of Religious Service Attendance With Mortality Among Women. JAMA Intern Med. 2016 Jun 1;176(6):777–85.

Lin Y et al.: Exposure to bisphenol A induces dysfunction of insulin secretion and apoptosis through the damage of mitochondria in rat insulinoma (INS-1) cells. Cell Death Dis. 2013 Jan 17;4:e460.

Lindqvist PG et al.: Avoidance of sun exposure as a risk factor for major causes of death: a competing risk analysis of the Melanoma in Southern Sweden cohort. J Intern Med. 2016 Oct;280(4):375–87.

Lindqvist PG: The Winding Path Towards an Inverse Relationship Between Sun Exposure and All-cause Mortality. Anticancer Res. 2018 Feb;38(2):1173–8.

Liu H et al.: Systematic review: the safety and efficacy of growth hormone in the healthy elderly. Ann Intern Med. 2007 Jan 16;146(2):104–15.

Liu J, Wang Z: Increased Oxidative Stress as a Selective Anticancer Therapy. Oxid Med Cell Longev. 2015;2015:294303.

Loftfield E et al.: Association of Coffee Drinking With Mortality by Genetic Variation in Caffeine Metabolism: Findings From the UK Biobank. JAMA Intern Med. 2018 Jul 2.

Longo VD et al.: Interventions to Slow Aging in Humans: Are We Ready? Aging Cell. 2015 Aug;14(4):497–510.

López-Díez R et al.: Cellular mechanisms and consequences of glycation in atherosclerosis and obesity. Biochim Biophys Acta. 2016 Dec;1862(12):2244–52.

Lopez-Moreno J et al.: Mediterranean Diet Reduces Serum Advanced Glycation End Products and Increases Antioxidant Defenses in Elderly Adults: A Randomized Controlled Trial. J Am Geriatr Soc. 2016 Apr;64(4):901–4.

López-Otín C et al.: The hallmarks of aging. Cell. 2013 Jun 6;153(6):1194–217.

Lowry CA et al.: Identification of an immune-responsive mesolimbocortical serotonergic system: potential role in regulation of emotional behavior. Neuroscience. 2007 May 11;146(2):756–72.

Lu SR: Dietary patterns and the risk of cardiovascular diseases in Jiangsu Province, China: a nested case-control study. Lancet. 2016.

Luévano-Contreras C et al.: Dietary Advanced Glycation End Products and Cardiometabolic Risk. Curr Diab Rep. 2017 Aug;17(8):63.

Luevano-Contreras C, Chapman-Novakofski K: Dietary advanced glycation end products and aging. Nutrients. 2010 Dec;2(12):1247–65.

Lushchak O et al.: The role of the TOR pathway in mediating the link between nutrition and longevity. Mech Ageing Dev. 2017 Jun;164:127–38.

Makrantonaki E: Molekulare Ätiologie der Hautalterung. Literature Review *in Der Hautarzt.* 62(8):582–7 · August 2011.

Manson JE et al.: Vitamin and Mineral Supplements: What Clinicians Need to Know. JAMA. 2018 Mar 6;319(9):859–60.

Manzel A et al.: Role of »Western diet« in inflammatory autoimmune diseases. Curr Allergy Asthma Rep. 2014 Jan;14(1):404.

Marko D et al.: Maillard reaction products modulating the growth of human tumor cells in vitro. Chem Res Toxicol. 2003 Jan;16(1):48–55.

Martínez ME et al.: Differences in marital status and mortality by race/ethnicity and nativity among California cancer patients. Cancer. 2016 May 15;122(10): 1570–8.

Marungruang N, Fåk F, Tareke E: Heat-treated high-fat diet modifies gut microbiota and metabolic markers in apoe-/-mice. Nutr Metab (Lond). 2016 Mar 12;13:22.

Mayer EA, Tillisch K, Gupta A: Gut/brain axis and the microbiota. J Clin Invest. 2015 Mar 2;125(3):926–38.

McGandy RB, Hegsted DM, Stare FJ: Dietary fats, carbohydrates and atherosclerotic vascular disease. N Engl J Med. 1967 Aug 3;277(5):245–7.

McNulty M et al.: Advanced glycation end-products and arterial stiffness in hypertension. Am J Hypertens. 2007 Mar;20(3):242–7.

Melnik BC: Leucine signaling in the pathogenesis of type 2 diabetes and obesity. World J Diabetes. 2012 Mar 15;3(3):38–53.

Melnik BC, Schmitz G: Metformin: An Inhibitor of mTORC1 Signaling. J Endocrinol Diabetes Obes 2(2): 1029.

Méndez-López M et al.: Effects of a high protein diet on cognition and brain metabolism in cirrhotic rats. Physiol Behav. 2015 Oct 1;149:220–8.

Meng Q et al.: Systems Nutrigenomics Reveals Brain Gene Networks Linking Metabolic and Brain Disorders. EBioMedicine. 2016 May;7:157–66.

Mente A et al.: Urinary sodium excretion, blood pressure, cardiovascular disease, and mortality: a community-level prospective epidemiological cohort study. The Lancet. 2018 August.

Michaëlsson K et al.: Milk intake and risk of mortality and fractures in women and men: cohort studies. BMJ. 2014 Oct 28;349:g6015.

Michalsen A: Glykotoxine und Zellaktivierung. Bundesgesundheitsblatt, 2006.

Min KJ, Lee CK, Park HN: The lifespan of Korean eunuchs. Curr Biol. 2012 Sep 25;22(18):R792–3.

Mitsou EK et al.: Adherence to the Mediterranean diet is associated with the gut microbiota pattern and gastrointestinal characteristics in an adult population. Br J Nutr. 2017 Jun;117(12):1645–55.

Modig K et al.: Payback time? Influence of having children on mortality in old age. J Epidemiol Community Health. 2017 May;71(5):424–30.

Mooneyhan C: Gray hair and vitiligo reversed at the root. FASEB J. 2013 May 3.

Morales AJ et al.: Effects of replacement dose of dehydroepiandrosterone in men and women of advancing age. J Clin Endocrinol Metab. 1994 Jun;78(6):1360–7.

Morales AJ et al.: The effect of six months treatment with a 100 mg daily dose of dehydroepiandrosterone (DHEA) on circulating sex steroids, body composition and muscle strength in age-advanced men and women. Clin Endocrinol (Oxf). 1998 Oct;49(4):421–32.

Moreno-Villanueva M, Bürkle A: Molecular consequences of psychological stress in human aging. Exp Gerontol. 2015 Aug;68:39–42.

Morgan B et al.: Multiple glutathione disulfide removal pathways mediate cytosolic redox homeostasis. Nat Chem Biol. 2013 Feb;9(2):119–25.

Morris MC et al.: Association of Seafood Consumption, Brain Mercury Level, and APOE ε4 Status With Brain Neuropathology in Older Adults. JAMA. 2016 Feb 2;315(5):489–97.

Moser G: Psyche und Verdauungstrakt. Österreichische Ärztezeitung. 25. Okt. 2016.

Moss JW, Ramji DP: Nutraceutical therapies for atherosclerosis. Nat Rev Cardiol. 2016 Sep;13(9):513–32.

Mozaffarian D et al.: Global sodium consumption and death from cardiovascular causes. N Engl J Med. 2014 Aug 14;371(7):624–34.

Mozaffarian D: Diverging global trends in heart disease and type 2 diabetes: the role of carbohydrates and saturated fats. Lancet Diabetes Endocrinol. 2015 Aug;3(8):586–8.

Muhammad ZA, Ahmad T et al.: Therapeutic uses of pineapple-extracted bromelain in surgical care – A review. J Pak Med Assoc. 2017 Jan;67(1):121–5.

Muraki I et al.: Fruit consumption and risk of type 2 diabetes: results from three prospective longitudinal cohort studies. BMJ. 2013 Aug 28;347:f5001.

Mysore V: Finasteride and sexual side effects. Indian Dermatol Online J. 2012 Jan;3(1):62–5.

Naik MA et al.: Vitamin D intoxication presenting as acute renal failure. Indian J Nephrol. 2008 Jul;18(3):125–6.

Nass N, Simm A: Advanced glycation end products (AGEs) in diabetes. AHMN Endokrinologie IV.

Navarrete-Muñoz EM et al.: Sweet-beverage consumption and risk of pancreatic cancer in the European Prospective Investigation into Cancer and Nutrition (EPIC). Am J Clin Nutr. 2016 Sep;104(3):760–8.

Nestle M: Food Industry Funding of Nutrition Research: The Relevance of History for Current Debates. JAMA Intern Med. 2016 Nov 1;176(11): 1685–6.

Neumann-Haefelin E et al.: SHC-1/p52Shc targets the insulin/IGF-1 and JNK signaling pathways to modulate life span and stress response in C. elegans. Genes Dev. 2008 Oct 1;22(19):2721–35.

Nguyen HP, Katta R: Sugar Sag: Glycation and the Role of Diet in Aging Skin. Skin Therapy Lett. 2015 Nov;20(6):1–5.

Niafar M et al.: The role of metformin on vitamin B12 deficiency: a meta-analysis review. Intern Emerg Med. 2015 Feb;10(1):93–102.

Noble EE, Hsu TM, Kanoski SE: Gut to Brain Dysbiosis: Mechanisms Linking Western Diet Consumption, the Microbiome, and Cognitive Impairment. Front Behav Neurosci. 2017 Jan 30;11:9.

Nuttall FQ, Gannon MC: Dietary protein and the blood glucose concentration. Diabetes. 2013 May;62(5):1371–2.

O'Brien ME et al.: SRL172 (killed Mycobacterium vaccae) in addition to standard chemotherapy improves quality of life without affecting survival, in patients with advanced non-small-cell lung cancer: phase III results. Ann Oncol. 2004 Jun;15(6):906–14.

Ocampo A et al.: In Vivo Amelioration of Age-Associated Hallmarks by Partial Reprogramming. Cell. 2016 Dec 15;167(7):1719–33.e12.

Odegaard AO, Koh WP, Yuan JM, Pereira MA: Beverage habits and mortality in Chinese adults. J Nutr. 2015 Mar;145(3):595–604.

Ohnishi M, Razzaque MS: Dietary and genetic evidence for phosphate toxicity accelerating mammalian aging. FASEB J. 2010 Sep;24(9):3562–71.

Olivier B et al.: Review of the nutritional benefits and risks related to intense sweeteners. Arch Public Health. 2015 Oct 1;73:41.

Olmos G et al.: Hyperphosphatemia induces senescence in human endothelial cells by increasing endothelin-1 production. Aging Cell. 2017 Dec;16(6):1300–12.

Ott C et al.: Reduced autophagy leads to an impaired ferritin turnover in senescent fibroblasts. Free Radic Biol Med. 2016 Dec;101:325–33.

Ott C et al.: Role of advanced glycation end products in cellular signaling. Redox Biol. 2014 Jan 9;2:411–29.

Ottaviani E et al.: Gut microbiota as a candidate for lifespan extension: an ecological/evolutionary perspective targeted on living organisms as metaorganisms. Biogerontology. 2011 Dec;12(6):599–609.

Ozawa M et al.: Dietary pattern, inflammation and cognitive decline: The Whitehall II prospective cohort study. Clin Nutr. 2017 Apr;36(2):506–12.

Pacholec M et al.: SRT1720, SRT2183, SRT1460, and resveratrol are not direct activators of SIRT1. J Biol Chem. 2010 Mar 12;285(11):8340–51.

Paganini-Hill A, Kawas CH, Corrada MM: Non-alcoholic beverage and caffeine consumption and mortality: the Leisure World Cohort Study. Prev Med. 2007 Apr;44(4):305–10. Epub 2006 Dec 29.

Palmer SC et al.: Comparison of Clinical Outcomes and Adverse Events Associated With Glucose-Lowering Drugs in Patients With Type 2 Diabetes: A Meta-analysis. JAMA. 2016 Jul 19;316(3):313–24.

Panahi Y et al.: Rosemary oil vs minoxidil 2% for the treatment of androgenetic alopecia: a randomized comparative trial. Skinmed. 2015 Jan–Feb;13(1):15–21.

Park HE et al.: Nonalcoholic Fatty Liver Disease Is Associated With Coronary Artery Calcification Development: A Longitudinal Study. J Clin Endocrinol Metab. 2016 Aug;101(8):3134–43.

Pereira RM et al.: Fructose Consumption in the Development of Obesity and the Effects of Different Protocols of Physical Exercise on the Hepatic Metabolism. Nutrients. 2017 Apr 20;9(4). pii: E405.

Pérez-Guisado J et al.: Spanish Ketogenic Mediterranean Diet: a healthy cardiovascular diet for weight loss. Nutr J. 2008 Oct 26;7:30.

Piao WH et al.: Nicotine and inflammatory neurological disorders. Acta Pharmacol Sin. 2009 Jun;30(6):715–22.

Pimpin L et al.: Is Butter Back? A Systematic Review and Meta-Analysis of Butter Consumption and Risk of Cardiovascular Disease, Diabetes, and Total Mortality. PLoS One. 2016 Jun 29;11(6):e0158118.

Piper PW: Potential Safety Issues Surrounding the Use of Benzoate Preservatives. Beverages 2018, 4(2), 33.

Podhorecka M et al.: Metformin – its potential anti-cancer and anti-aging effects. Postepy Hig Med Dosw (Online). 2017 Mar 2;71(0):170–5.

Podmore ID et al.: Vitamin C exhibits pro-oxidant properties. Nature. 1998 Apr 9;392(6676):559.

Poulain M et al.: The Blue Zones: areas of exceptional longevity around the world. Vienna Yearbook of Population Research. 2013(11):87–108.

Powell LM, Maciejewski ML: Taxes and Sugar-Sweetened Beverages. JAMA. 2018 Jan 16;319(3):229–30.

Prasad K et al.: Do Advanced Glycation End Products and Its Receptor Play a Role in Pathophysiology of Hypertension? Int J Angiol. 2017 Mar;26(1):1–11.

Qin C et al.: Associations of egg consumption with cardiovascular disease in a cohort study of 0.5 million Chinese adults. Heart. 2018 May 21. pii: heartjnl-2017–312651.

Qiu F et al.: Impacts of cigarette smoking on immune responsiveness: Up and down or upside down? Oncotarget. 2017 Jan 3;8(1):268–84.

Qosa H et al.: Extra-virgin olive oil attenuates amyloid-β and tau pathologies in the brains of TgSwDI mice. J Nutr Biochem. 2015 Dec;26(12):1479–90.

Quagliariello V et al.: Correction: Metabolic syndrome, endocrine disruptors and prostate cancer associations: biochemical and pathophysiological evidences. Oncotarget. 2017 Sep 22;8(37):62816.

Rajman L, Chwalek K, Sinclair DA: Therapeutic Potential of NAD-Boosting Molecules: The In Vivo Evidence. Cell Metab. 2018 Mar 6;27(3):529–47.

Ramkumar HL, Savino PJ: Toxic optic neuropathy: an unusual cause. Indian J Ophthalmol. 2014 Oct;62(10):1036–9.

Ramsden CE et al.: Re-evaluation of the traditional diet-heart hypothesis: analysis of recovered data from Minnesota Coronary Experiment (1968–73). BMJ. 2016 Apr 12;353:i1246.

Rando TA, Chang HY: Aging, rejuvenation, and epigenetic reprogramming: resetting the aging clock. Cell. 2012 Jan 20;148(1–2):46–57.

Rao DB, Jortner BS, Sills RC: Animal models of peripheral neuropathy due to environmental toxicants. ILAR J. 2014;54(3):315–23.

Rathnavelu V et al.: Potential role of bromelain in clinical and therapeutic applications. Biomed Rep. 2016 Sep;5(3):283–8.

Ravnskov U et al.: The questionable benefits of exchanging saturated fat with polyunsaturated fat. Mayo Clin Proc. 2014 Apr;89(4):451–3.

Razzaque MS, Lanske B: Hypervitaminosis D and premature aging: lessons learned from Fgf23 and Klotho mutant mice. Trends Mol Med. 2006 Jul;12(7):298–305.

Razzaque MS: Can adverse effects of excessive vitamin D supplementation occur without developing hypervitaminosis D? J Steroid Biochem Mol Biol. 2018 Jun;180:81–6.

Rebo J et al.: A single heterochronic blood exchange reveals rapid inhibition of multiple tissues by old blood. Nat Commun. 2016 Nov 22;7:13363.

Rennard BO et al.: Chicken soup inhibits neutrophil chemotaxis in vitro. Chest. 2000 Oct;118(4):1150–7.

Renzella J et al.: What national and subnational interventions and policies based on Mediterranean and Nordic diets are recommended or implemented in the WHO European Region, and is there evidence of effectiveness in reducing non-communicable diseases? (2018). Health Evidence Network synthesis report 58. 2018, ix + 58 pages.

Renzone G, Arena S, Scaloni A: Proteomic characterization of intermediate and advanced glycation end-products in commercial milk samples. J Proteomics. 2015 Mar 18;117:12–23.

Reyes FG, Valim MF, Vercesi AE: Effect of organic synthetic food colours on mitochondrial respiration. Food Addit Contam. 1996 Jan;13(1):5–11.

Rigacci S et al.: Oleuropein aglycone induces autophagy via the AMPK/mTOR signalling pathway: a mechanistic insight. Oncotarget. 2015 Nov 3;6(34): 35344–57.

Rigacci S: Olive Oil Phenols as Promising Multi-targeting Agents Against Alzheimer's Disease. Adv Exp Med Biol. 2015;863:1–20.

Ringseis R, Eder K: Influence of conjugated linoleic acids on functional properties of vascular cells. Br J Nutr. 2009 Oct;102(8):1099–116.

Rippon I, Steptoe A: Feeling old vs being old: associations between self-perceived age and mortality. JAMA Intern Med. 2015 Feb;175(2):307–9.

Ristow M et al.: Antioxidants prevent health-promoting effects of physical exercise in humans. Proc Natl Acad Sci U S A. 2009 May 26;106(21):8665–70.

Ristow M, Schmeisser K: Mitohormesis: Promoting Health and Lifespan by Increased Levels of Reactive Oxygen Species (ROS). Dose Response. 2014 Jan 31;12(2):288–341.

Ristow M: Unraveling the truth about antioxidants: mitohormesis explains ROS-induced health benefits. Nat Med. 2014 Jul;20(7):709–11.

Ritz E et al.: Gesundheitsrisiko durch Phosphatzusätze in Nahrungsmitteln. Dtsch Arztebl Int 2012; 109(4): 49–55.

Rosenblat M et al.: Consumption of polyphenolic-rich beverages (mostly pomegranate and black currant juices) by healthy subjects for a short term increased serum antioxidant status, and the serum's ability to attenuate macrophage cholesterol accumulation. Food Funct. 2010 Oct;1(1):99–109.

Rossi AM, Katz BE: A modern approach to the treatment of cellulite. Dermatol Clin. 2014 Jan;32(1):51–9.

Rossi F et al.: Health-promoting substances and heavy metal content in tomatoes grown with different farming techniques. Eur J Nutr. 2008 Aug;47(5): 266–72.

Rotimi O: Re: Soft drink consumption is associated with fatty liver disease independent of metabolic syndrome. J Hepatol. 2010 Jun;52(6):954; author reply 954.

Rushton DH: Nutritional factors and hair loss. Clin Exp Dermatol. 2002 Jul;27(5):396–404.

Samaras TT: Hidden Benefits of Shorter, Smaller Bodies. Journal of Scientific Research & Reports. 19(2): 1–7, 2018; Article no. JSRR.40878.

Santiago S et al.: Yogurt consumption and abdominal obesity reversion in the PREDIMED study. Nutr Metab Cardiovasc Dis. 2016 Jun;26(6):468–75.

Saraswati S, Sitaraman R: Aging and the human gut microbiota-from correlation to causality. Front Microbiol. 2015 Jan 12;5:764.

Sawicka-Pierko A, Obuchowska I, Mariak Z: Nutritional optic neuropathy. Klin Oczna. 2014;116(2):104–10.

Schagen SK et al.: Discovering the link between nutrition and skin aging. Dermatoendocrinol. 2012 Jul 1;4(3):298–307.

Schaumburg H et al.: Sensory neuropathy from pyridoxine abuse. A new megavitamin syndrome. N Engl J Med. 1983 Aug 25;309(8):445–8.

Schierbeck LL et al.: Effect of hormone replacement therapy on cardiovascular events in recently postmenopausal women: randomised trial. BMJ. 2012 Oct 9;345:e6409.

Schmidt K, Zirkler S: Diätetische Wirksamkeit einer Mikronährstoffkombination bei rezidivierenden Atemwegsinfekten. MMW – Fortschritte der Medizin (2011) 153(Suppl 3): 83.

Schmidt VS et al.: Microbial biodiversity, quality and shelf life of microfiltered and pasteurized extended shelf life (ESL) milk from Germany, Austria and Switzerland. Int J Food Microbiol. 2012 Mar 1;154(1–2):1–9.

Schoonen WM et al.: Alcohol consumption and risk of prostate cancer in middle-aged men. Int J Cancer. 2005 Jan 1;113(1):133–40.

Schurgers LJ et al.: Regression of warfarin-induced medial elastocalcinosis by high intake of vitamin K in rats. Blood. 2007 Apr 1;109(7):2823–31.

Schwarzenbolz U et al.: Free Maillard Reaction Products in Milk Reflect Nutritional Intake of Glycated Proteins and Can Be Used to Distinguish »Organic« and »Conventionally« Produced Milk. J Agric Food Chem. 2016 Jun 22;64(24):5071–8.

Schwingshackl L et al.: Consumption of Dairy Products in Relation to Changes in Anthropometric Variables in Adult Populations: A Systematic Review and Meta-Analysis of Cohort Studies. PLoS One. 2016 Jun 16;11(6):e0157461.

Scott K, Zeris S, Kothari MJ: Elevated B6 levels and peripheral neuropathies. Electromyogr Clin Neurophysiol. 2008 Jun–Jul;48(5):219–23.

Sebeková K et al.: Plasma levels of advanced glycation end products in healthy, long-term vegetarians and subjects on a western mixed diet. Eur J Nutr. 2001 Dec;40(6):275–81.

Seiberg M: Age-induced hair greying – the multiple effects of oxidative stress. Int J Cosmet Sci. 2013 Dec;35(6):532–8.

Semba RD, Nicklett EJ, Ferrucci L: Does accumulation of advanced glycation end products contribute to the aging phenotype? J Gerontol A Biol Sci Med Sci. 2010 Sep;65(9):963–75.

Senyilmaz D et al.: Regulation of mitochondrial morphology and function by stearoylation of TFR1. Nature. 2015 Sep 3;525(7567):124–8.

Serra A et al.: Commercial processed soy-based food product contains glycated and glycoxidated lunasin proteoforms. Sci Rep. 2016 May 18;6:26106.

Shakersain B et al.: The Nordic Prudent Diet Reduces Risk of Cognitive Decline in the Swedish Older Adults: A Population-Based Cohort Study. Nutrients. 2018 Feb 17;10(2).

Sharma C et al.: Advanced glycation End-products (AGEs): an emerging concern for processed food industries. J Food Sci Technol. 2015 Dec;52(12):7561–76.

Sharman IM et al.: The effects of vitamin E and training on physiological function and athletic performance in adolescent swimmers. Br J Nutr. 1971 Sep;26(2): 265–76.

Shegem NS et al.: Effects of short term metformin administration on androgens in normal men. Saudi Med J. 2002 Aug;23(8):934–7.

Shekhtman A, Ramasamy R, Schmidt AM: Glycation & the RAGE axis: targeting signal transduction through DIAPH1. Expert Rev Proteomics. 2017 Feb;14(2): 147–56.

Silverman JM, Schmeidler J: Outcome age-based prediction of successful cognitive aging by total cholesterol. Alzheimers Dement. 2018 Jul;14(7):952–60.

Singh AK et al.: Rapamycin alleviates oxidative stress-induced damage in rat erythrocytes. Biochem Cell Biol. 2016 Oct;94(5):471–9.

Singh AK, Garg G: Synergistic Effect of Rapamycin and Metformin Against Age-Dependent Oxidative Stress in Rat Erythrocytes. Rejuvenation Res. 2017 Oct;20(5):420–9.

Singh RK et al.: Influence of diet on the gut microbiome and implications for human health. J Transl Med. 2017 Apr 8;15(1):73.

Sinha R et al.: Meat intake and mortality: a prospective study of over half a million people. Arch Intern Med. 2009 Mar 23;169(6):562–71.

Smith P et al.: Regulation of life span by the gut microbiota in the short-lived African turquoise killifish. Elife. 2017 Aug 22;6. pii: e27014.

Solon-Biet SM et al.: The ratio of macronutrients, not caloric intake, dictates cardiometabolic health, aging, and longevity in ad libitum-fed mice. Cell Metab. 2014 Mar 4;19(3):418–30.

Somoza V et al.: Influence of feeding malt, bread crust, and a pronylated protein on the activity of chemopreventive enzymes and antioxidative defense parameters in vivo. J Agric Food Chem. 2005 Oct 19;53(21):8176–82.

Sopori M: Effects of cigarette smoke on the immune system. Nat Rev Immunol. 2002 May;2(5):372–7.

Sotos-Prieto M et al.: Association of Changes in Diet Quality with Total and Cause-Specific Mortality. N Engl J Med. 2017 Jul 13;377(2):143–53.

Stanhope KL et al.: A dose-response study of consuming high-fructose corn syrup-sweetened beverages on lipid/lipoprotein risk factors for cardiovascular disease in young adults. Am J Clin Nutr. 2015 Jun;101(6):1144–54.

Stillman CM et al.: Body-Brain Connections: The Effects of Obesity and Behavioral Interventions on Neurocognitive Aging. Front Aging Neurosci. 2017 May 1;9:115.

Stirban A: Pathogenetische Rolle der Advanced Glycation Endproducts (AGEs). Diabetes, 2011, Stoffwechsel und Herz, Band 20, 3

Sun K, Fan J, Han J: Ameliorating effects of traditional Chinese medicine preparation, Chinese materia medica and active compounds on ischemia/reperfusion-induced cerebral microcirculatory disturbances and neuron damage. Acta Pharm Sin B. 2015 Jan;5(1):8–24.

Sweeting J, Semsarian C: Sudden Cardiac Death in Athletes. Heart Lung Circ. 2018 Apr 5. pii: S1443–9506(18)30142–2.

Swerdlow AJ et al.: Cancer Risks in Patients Treated With Growth Hormone in Childhood: The SAGhE European Cohort Study. J Clin Endocrinol Metab. 2017 May 1;102(5):1661–72.

Swithers SE: Artificial sweeteners produce the counterintuitive effect of inducing metabolic derangements. Trends Endocrinol Metab. 2013 Sep;24(9):431–41.

Taborsky M et al.: Red or white wine consumption effect on atherosclerosis in healthy individuals (In Vino Veritas study). Bratisl Lek Listy. 2017;118(5): 292–8.

Taborsky M, Ostadal P, Petrek M: A pilot randomized trial comparing long-term effects of red and white wines on biomarkers of atherosclerosis (in vino veritas: IVV trial). Bratisl Lek Listy. 2012;113(3):156–8.

Tabung FK et al.: Association of Dietary Inflammatory Potential With Colorectal Cancer Risk in Men and Women. JAMA Oncol. 2018 Mar 1;4(3):366–73.

Takeuchi M: Serum Levels of Toxic AGEs (TAGE) May Be a Promising Novel Biomarker for the Onset/Progression of Lifestyle-Related Diseases. Diagnostics (Basel). 2016 Jun 7;6(2).

Tan L et al.: Bisphenol A exposure accelerated the aging process in the nematode Caenorhabditis elegans. Toxicol Lett. 2015 Jun 1;235(2):75–83.

Taub DD, Longo DL: Insights into thymic aging and regeneration. Immunol Rev. 2005 Jun;205:72–93.

Thangthaeng N et al.: Preserving Brain Function in Aging: The Anti-glycative Potential of Berry Fruit. Neuromolecular Med. 2016 Sep;18(3):465–73.

Tizabi Y: Duality of Antidepressants and Neuroprotectants. Neurotox Res. 2016 Jul;30(1):1–13.

Trüeb RM: Oxidative stress in ageing of hair. Int J Trichology. 2009 Jan;1(1): 6–14.

Trüeb RM: The impact of oxidative stress on hair. Int J Cosmet Sci. 2015 Dec;37 Suppl 2:25–30.

Tullet JM et al.: Direct inhibition of the longevity-promoting factor SKN-1 by insulin-like signaling in C. elegans. Cell. 2008 Mar 21;132(6):1025–38.

Uebanso T et al.: Effects of Low-Dose Non-Caloric Sweetener Consumption on Gut Microbiota in Mice. Nutrients. 2017 Jun 1;9(6). pii: E560.

Umemoto N et al.: Reverse association of omega-3/omega-6 polyunsaturated fatty acids ratios with carotid atherosclerosis in patients on hemodialysis. Atherosclerosis. 2016 Jun;249:65–9.

Uribarri J: Advanced glycation end products in foods and a practical guide to their reduction in the diet. J Am Diet Assoc. 2010 Jun;110(6):911–16.e12.

Valentino R et al.: Bisphenol-A impairs insulin action and up-regulates inflammatory pathways in human subcutaneous adipocytes and 3T3-L1 cells. PLoS One. 2013 Dec 9;8(12):e82099.

van Deursen JM: The role of senescent cells in ageing. Nature. 2014 May 22;509(7501):439–46.

Van Puyvelde K et al.: Effect of advanced glycation end product intake on inflammation and aging: a systematic review. Nutr Rev. 2014 Oct;72(10):638–50.

Vanmierlo T et al.: Dietary intake of plant sterols stably increases plant sterol levels in the murine brain. J Lipid Res. 2012 Apr;53(4):726–35.

Vanmierlo T et al.: Cerebral accumulation of dietary derivable plant sterols does not interfere with memory and anxiety related behavior in Abcg5-/-mice. Plant Foods Hum Nutr. 2011 Jun;66(2):149–56.

Varothai S, Bergfeld WF: Androgenetic alopecia: an evidence-based treatment update. Am J Clin Dermatol. 2014 Jul;15(3):217–30.

Vasdev S et al.: Role of advanced glycation end products in hypertension and atherosclerosis: therapeutic implications. Cell Biochem Biophys. 2007;49(1):48–63.

Vasto S et al.: Mediterranean diet and healthy ageing: a Sicilian perspective. Gerontology. 2014;60(6):508–18.

Veerman JL: Dietary fats: a new look at old data challenges established wisdom. BMJ. 2016 Apr 12;353:i1512.

Verrill L et al.: Vitamin-Fortified Snack Food May Lead Consumers to Make Poor Dietary Decisions. J Acad Nutr Diet. 2017 Mar;117(3):376–85.

Vidacek NŠ et al.: Telomeres, Nutrition, and Longevity: Can We Really Navigate Our Aging? J Gerontol A Biol Sci Med Sci. 2017 Dec 12;73(1):39–47.

Viennois E et al.: Dietary Emulsifier-Induced Low-Grade Inflammation Promotes Colon Carcinogenesis. Cancer Res. 2017 Jan 1;77(1):27–40.

Vitek MP et al.: Advanced glycation end products contribute to amyloidosis in Alzheimer disease. Proc Natl Acad Sci U S A. 1994 May 24;91(11):4766–70.

Vogel RA et al.: Effect of a single high-fat meal on endothelial function in healthy subjects. Am J Cardiol. 1997 Feb 1;79(3):350–4.

Voss U et al.: Induction of self awareness in dreams through frontal low current stimulation of gamma activity. Nat Neurosci. 2014 Jun;17(6):810–2.

Vrolijk MF et al.: The shifting perception on antioxidants: the case of vitamin E and β-carotene. Redox Biol. 2015;4:272–8.

Waickman AT, Powell JD: mTOR, metabolism, and the regulation of T-cell differentiation and function. Immunol Rev. 2012 Sep;249(1):43–58.

Walk AM et al.: The Role of Retinal Carotenoids and Age on Neuroelectric Indices of Attentional Control among Early to Middle-Aged Adults. Front Aging Neurosci. 2017 Jun 9;9:183.

Weingärtner O et al.: The Atherogenicity of Plant Sterols: The Evidence from Genetics to Clinical Trials. J AOAC Int. 2015 May–Jun;98(3):742–9.

Weingärtner O, Böhm M, Laufs U: Controversial role of plant sterol esters in the management of hypercholesterolaemia. Eur Heart J. 2009 Feb;30(4): 404–9.

Weishaar H et al.: Why media representations of corporations matter for public health policy: a scoping review. BMC Public Health. 2016 Aug 30;16:899.

Weiss B et al.: Endocrine disruptors as a threat to neurological function. J Neurol Sci. 2011 Jun 15;305(1–2):11–21.

Weiss B: Can endocrine disruptors influence neuroplasticity in the aging brain? Neurotoxicology. 2007 Sep;28(5):938–50.

Weiss B: The intersection of neurotoxicology and endocrine disruption. Neurotoxicology. 2012 Dec;33(6):1410–9.

Welsh JA et al.: Caloric sweetener consumption and dyslipidemia among US adults. JAMA. 2010 Apr 21;303(15):1490–7.

White LR et al.: Brain aging and midlife tofu consumption. J Am Coll Nutr. 2000 Apr;19(2):242–55.

Wood JM et al.: Senile hair graying: H2O2-mediated oxidative stress affects human hair color by blunting methionine sulfoxide repair. FASEB J. 2009 Jul;23(7):2065–75.

Xi B et al.: Intake of fruit juice and incidence of type 2 diabetes: a systematic review and meta-analysis. PLoS One. 2014 Mar 28;9(3):e93471.

Xi P et al.: Whole food approach for type 2 diabetes prevention. Mol Nutr Food Res. 2016 Aug;60(8):1819–36.

Xu H et al.: The impact of endocrine-disrupting chemicals on oxidative stress and innate immune response in zebrafish embryos. Environ Toxicol Chem. 2013 Aug;32(8):1793–9.

Xu L et al.: Egg consumption and the risk of cardiovascular disease and all-cause mortality: Guangzhou Biobank Cohort Study and meta-analyses. Eur J Nutr. 2018 Apr 21.

Yousef H et al.: Systemic attenuation of the TGF-β pathway by a single drug simultaneously rejuvenates hippocampal neurogenesis and myogenesis in the same old mammal. Oncotarget. 2015 May 20;6(14):11959–78.

Yu B et al.: Soft drink consumption is associated with depressive symptoms among adults in China. J Affect Disord. 2015 Feb 1;172:422–7.

Yu J et al.: Isoflavones: Anti-Inflammatory Benefit and Possible Caveats. Nutrients. 2016 Jun 10;8(6). pii: E361.

Yu Y et al.: Advanced glycation end products receptor RAGE controls myocardial dysfunction and oxidative stress in high-fat fed mice by sustaining mitochondrial dynamics and autophagy-lysosome pathway. Free Radic Biol Med. 2017 Nov;112:397–410.

Zahrt OH, Crum AJ: Perceived physical activity and mortality: Evidence from three nationally representative U.S. samples. Health Psychol. 2017 Nov;36(11): 1017–25.

Zarse K et al.: Low-dose lithium uptake promotes longevity in humans and metazoans. Eur J Nutr. 2011 Aug;50(5):387–9.

Zelber-Sagi S, Salomone F, Mlynarsky L: The Mediterranean dietary pattern as the diet of choice for non-alcoholic fatty liver disease: Evidence and plausible mechanisms. Liver Int. 2017 Jul;37(7):936–49.

Zhang Y et al.: Hydrogen sulfide, the next potent preventive and therapeutic agent in aging and age-associated diseases. Mol Cell Biol. 2013 Mar;33(6):1104–13.

Zhao J et al.: Memantine inhibits degradation of the articular cartilage extracellular matrix induced by advanced glycation end products (AGEs). Biomed Pharmacother. 2017 Jul;91:1193–8.

Zhao X et al.: Dietary salt intake and coronary atherosclerosis in patients with prehypertension. J Clin Hypertens (Greenwich). 2014 Aug;16(8):575–80.

Zheng P et al.: Gut microbiome remodeling induces depressive-like behaviors through a pathway mediated by the host's metabolism. Mol Psychiatry. 2016 Jun;21(6):786–96.

Zhernakova A et al.: Population-based metagenomics analysis reveals markers for gut microbiome composition and diversity. Science. 2016 Apr 29;352(6285): 565–9.

Zhou D et al.: Reactive oxygen species in normal and tumor stem cells. Adv Cancer Res. 2014;122:1–67.

Zhou L, Foster JA: Psychobiotics and the gut-brain axis: in the pursuit of happiness. Neuropsychiatr Dis Treat. 2015 Mar 16;11:715–23.

Zhou M et al.: Influence of diet on leukocyte telomere length, markers of inflammation and oxidative stress in individuals with varied glucose tolerance: a Chinese population study. Nutr J. 2016 Apr 12;15:39.

Zhou SS, Zhou Y: Excess vitamin intake: An unrecognized risk factor for obesity. World J Diabetes. 2014 Feb 15;5(1):1–13.

Zhou Z et al.: Regulation of osteoclast function and bone mass by RAGE. J Exp Med. 2006 Apr 17;203(4):1067–80.

Zhu W et al.: Fish Consumption and Age-Related Macular Degeneration Incidence: A Meta-Analysis and Systematic Review of Prospective Cohort Studies. Nutrients. 2016 Nov 22;8(11).

Zhu Y et al.: The Achilles' heel of senescent cells: from transcriptome to senolytic drugs. Aging Cell. 2015 Aug;14(4):644–58.

Ziaei S et al.: Dietary Isoflavones and Breast Cancer Risk. Medicines (Basel). 2017 Apr 7;4(2). pii: E18.

Zinöcker MK, Lindseth IA: The Western Diet-Microbiome-Host Interaction and Its Role in Metabolic Disease. Nutrients. 2018 Mar 17;10(3).

Register

1A Pharma 78
23andMe 173 f.

Academy of Nutrition and Dietetics 165 f.
Acesulfam K 264
Acrylamid 33, 125
ADHS 215
Advanced Glycation End Products (AGEs) 32–36, 41 f., 71, 80, 122 f., 125 f., 128, 132, 186 f., 216, 238 f., 263, 291
Aggressivität 213, 254, 265, 272
Akkermansia muciniphila 259
Akromegalie 92
Aldi 23, 261
Alkahest 46
Allergie 264
Alpro 166
Alte-Freunde-Theorie 262 f.
Altersbedingte Makuladegeneration (AMD) 122, 239, 246
Aluminium 218, 245
Alzheimer 12 f., 24, 28, 45, 77 f., 80, 103, 108, 113, 122, 129, 132, 174, 201, 204 ff., 215 f., 218 f., 224, 271, 280, 282
Amgen 51, 169
Aminosäure 32, 107, 196 f.
Anderson, John 193
Anderson, Paola 66, 75 f.
Andersson, John 187 f.
Angina 183
Angst 60, 98 f., 102, 213, 232
Anthocyane 224
Antioxidantien 57, 104, 111, 153, 155, 172, 228 f., 238 ff.
Apetito 23
Apfelsaft 19, 34, 126, 128, 216, 218, 268
Apigenin 86
Apoptose 123
Arachidonsäure 238
Aragno, Manuela 26
Arina, Teemu 223 ff.
Aroma 178, 243, 245
Arterienverkalkung (Atherosklerose) 31, 118, 147, 164, 181, 186 f., 198 ff.
Arthritis 124, 128, 256
Aspartam 28, 129, 187, 217 f., 260
Aspartat 217
Aspergillus niger 218
Aspirin 86, 201, 281
Asprey, Dave 60, 210 ff.
Astori, Davide 194
Atemnot 81, 83, 102, 139
Atherosklerose *siehe Arterienverkalkung*
Atkinson, Louise 98
Atrophie 31, 147, 239
Augmented Reality 207
Ausfluss 99, 233
Autier, Philippe 154
Autismus 198
Autoimmunerkrankung 256, 261, 264
Autophagie 85, 123, 197
Avon 171
Axt-Gadermann, Michaela 238
Azad, Meghan B. 187
Azofarben 29

Babymilch 29, 34
Bacteroidales 259
Bahlsen 21 ff., 26, 29 f.
Ballaststoffe 267 f.
Banana Boat 171
Barcelos, Raquel Cristine Silva 238
Bartke, Andrzej 91
Barton, Mischa 236
BASF 167, 169 f.
Batty, David 280
Bauchschmerzen 81, 102
Bayer 171
Bayerisches Landesamt für Gesundheit und Lebensmittelsicherheit (LGL) 222
Beauty Drop 219
Becel 139 f., 190 f.
Beiersdorf 170
Belsky, Daniel 25
Berben, Iris 96
Bergö, Martin 172
Berk, Lee S. 296
Bernstein, Adam 118
Beta-Amyloid 280
Betacarotin 148 f., 154, 172, 228
Betanin 80

Bewegung 294, 296, 298
Bezos, Jeff 49
Bier 103, 106, 123, 200
Biesalski, Hans Konrad 169
Bilophila 258, 266
Binger, Katrina J. 185, 261
Biohacker 18, 26 f., 29, 58–62, 64, 146, 168, 195, 198, 204, 210 ff., 223 ff., 244, 263
Bio-Lebensmittel 19, 23, 28, 34, 38, 86, 105, 127, 246, 260, 275
BIOMOL International 69
Bionade 117, 239
BioViva 73
Bisphenol A (BPA) 104 f.
Blackburn, Elizabeth 22, 36–40, 75, 117 f., 142, 229
Blähung 260
Blaue Zone 9 f., 22, 26, 273–299
Bloch, Wilhelm 153
Blut, frisches 45 f., 55, 60, 62
Blutfett 139, 164, 186 f. *siehe auch Cholesterin*
Blutgerinnsel 188
Bluthochdruck 12, 26, 77, 83, 93, 99, 102, 113, 118, 125, 129, 146, 186 f., 189, 200, 293, 296, 298
Bluthusten 83
Blutzucker 80, 110, 112, 126, 177, 296, 298
Bofrost 166
Böhm, Markus 239
Bonaci, Tamara 209
Bonelli, Raphael 293
Botstein, David 53
Braineffect 147, 219
Brand, Petra 27, 29, 31
BRCA-Gene 174
Brittain, Amy 100
Bromelain 199
Brustkrebs 100, 102, 107, 174, 233
Bulletproof 60, 204, 210, 213
Bundesinstitut für Arzneimittel und Medizinprodukte (BfArM) 232
Bundesinstitut für Risikobewertung (BfR) 102, 149, 154, 168, 188 ff., 218
Burger King 127
Byers, Tim 148 f.

Caenorhabditis elegans 52, 104
Cai, Weijing 36
California Life Company (Calico) 51, 53
Calment, Jeanne 281
Capri-Sonne 166
Carboxymethyllysin (CML) 34
Carnitin 196
Carrageen 28, 260
Cellulite 14, 97, 235 ff., 238 f., 245 ff.
Chan, Priscilla 49
Chan, Ruth 155
Chassaing, Benoit 260
Cho, Myung-Haing 31
Cholesterin 15, 78, 139 f., 143, 161–165, 186, 190, 201, 271 f., 296, 298
Chrom 107
Clarins 171
Clark, Vince 208
Clemente-Postigo, Mercedes 269
Coalition for Radical Life Extension 49
Coca-Cola 26, 28, 30 f., 117 f., 129, 165 ff., 186, 216 f., 239
Cola 19, 29, 31 f., 38, 128 f., 217
Coleman, Todd 161
Colitis ulcerosa *siehe Darmentzündung*
Conboy, Irina 93
Conjugated Linoleic Acid (CLA) 246
Corrada, María M. 128
Crane, Paul K. 215
Crum, Alja J. 298
Cruz, Penelope 106
Cryptotanshinon 85
Curcumin 86

Daniel, Hannelore 175
Danone 125, 166 f., 261
Darm 14, 28, 178, 247, 250–272
Darmentzündung (Colitis ulcerosa) 254, 258, 260, 270, 283
Darmkrebs 93, 254, 260
David, Lawrence A. 266
Dechristopher, Luanne Robalo 128
Decker, Heinz 234
Dehydroepiandrosteron (DHEA) 97 f., 107
Demenz 100, 103, 129, 205, 215
Depression 26, 101, 173, 213, 217, 232,

261 ff., 266, 271 f., 280, 283, 294
Desoxyribonukleinsäure (DNS) 36
Desulfovibrio 258 f.
Deutsche Bahn 23, 28, 30
Deutsche Gesellschaft für Ernährung (DGE) 138, 142, 166, 247
Diabetes *siehe Zuckerkrankheit*
Dihydrotestosteron (DHT) 231 f.
Disrupt Aging 48
dm 57, 196
DNANutriControl 161
DO-HEALTH 167
Dopamin 215, 243, 271
Dr. Oetker 261
Dr. Rainer Wild-Stiftung 166
DSM 166 f., 169 f., 175, 191
Dugan, Regine 210
Durchfall 57, 81 f., 260, 270
Durup, Darshana 147

EATWELL 167
Eggersdorfer, Manfred 170
Ehe 284
Ehrmann 261
Ei 15, 142 f., 246, 272
Eierstockkrebs 98, 174
Einsamkeit 285
Eisen 153 ff.
Eisenberg, Dan 285
Eiweiß 38, 73, 84, 106, 195 ff.
Ekzem 102
Elastin 237 f.
Elektro-Enzephalogramm (EEG) 209 f.
Elizabeth Arden 171
Ellison, Larry 48
Emmi 34
Emphysem 147
Emulgator 28, 260
Endocrine disruptors 104
Energydrink 188 f.
Englert, Christoph 292
Enterohämorrhagische Escherichia coli (EHEC) 253
Entzündung 35 f., 42, 123, 152, 257 f., 268 f., 283
Epel, Elissa S. 118
Epilepsie 217
Epinephrin 271, 296
Ernährung
–, brasilianische 12, 43, 178, 276
–, chinesische 12, 43, 155, 178, 200 f., 269 f., 276
–, indische 12
–, koreanische 247
–, mediterrane 9, 11, 41 f., 84 f., 106, 108, 131 f., 155, 178 f., 200, 225, 246, 269, 275 f.
–, mexikanische 12, 155, 178
–, nordische (Nordic Diet) 12, 43, 132, 178, 225, 276
–, Ostsee- (Baltic Sea Diet) 225
–, personalisierte 175
–, traditionelle 11 f., 17, 25, 43, 63, 107, 132 f., 155, 178, 200, 225 f., 269, 276, 278
–, westliche (Western Diet) 25, 75, 84, 201, 245, 255 f., 263
Eucerin 170 f.
Eunuch 96
EURODIET 167
Europäische Hautkrebsstiftung (ESCF) 170 f.
European Food Information Council (Eufic) 167, 175
European Micronutrient Recommendations Aligned (EURRECA) 166
Eurowings 23, 28, 261

F.X.-Mayr-Medizin 251
Facebook 16, 44, 206 f.
Falten 13, 19, 23, 33, 37, 72, 89, 111 f., 226 f., 230, 235, 237 ff., 246
Fanta 103, 117 f., 121, 126, 218
Farbstoffe 29, 245
Fast Food 23, 35, 127, 184, 195, 216, 218, 228, 256 ff.
Fasten 41, 64, 71, 84
FDA 173 f.
Fecal Microbiota Transplantation (FMT) 265 f.
Fehér, Miklós 194
Ferrero 166 f.
Fett 15, 136, 138–142, 144, 162 ff., 198 f., 224 f., 237, 246, 256, 261, 271 f.
Fettleber 118 f., 126, 132
Fettleibigkeit 129, 141
Fibroblasten-Wachstumsfaktor-23 (FGF-23) 186
Finasterid 231 f.
Finiti 74

Fisetin 86
Flöel, Agnes 214
Flora 191
Flowgrade 59, 146, 211, 244, 263
Foley, Robert N. 31, 186
Food Labelling to Advance Better Education for Life (FLABEL) 167
Food4Me 175
Forever Healthy (Stiftung) 49
FP7-613977-ODIN 168
Framingham-Studie 129, 143
Frank, Jan 169
Franziskus, Papst 290, 292
Fretts, Amanda M. 39
Friedrich, Klaus 139 f., 143, 190 f.
Froteggio, Eugenio 280
Fruchtsaft 19, 34, 38, 84, 126 ff., 192, 199, 216, 218, 239, 268
Fruchtzucker/Fruktose 80, 126, 216 f., 239
funktionelle Kernspintomografie (fMRT) 210
Furzer, Richard 290

Gallenblase 100
Gebärmutterhalskrebs 107
Gebärmutterschleimhautkrebs 101
Gedächtnisprobleme 212, 214 f., 271
Geißraute *(Galega officinalis)* 78
Gelenkschmerzen 93
Gemüse 268 ff.
Gene 10, 26, 173–178, 230
Gentest 173 f.
Gerard, John 233
Gerlach, Ferdinand 265
Gerontotoxine 19, 25 f., 35, 216
Geschmacksverstärker 28, 178, 218
Giacosa, Attilio 108
Gibney, Mike 175
Gift 281 f.
Ginkgo biloba 211
Gkogkolou, Paraskevi 239
Glaube 10, 289, 292 ff.
GlaxoSmithKline (GSK) 69 f.
Gleichgewichtsstörungen 220
Glukosamin 80
Glukose 79, 214 f., 217
Glutamat 28, 217 f.
Gluud, Christian 148
Goethe, Johann Wolfgang von 211
Goldstandard 11, 41, 179, 275
Google 16, 44, 50 ff.
Gotzler, Maximilian 60, 211 f., 244
Gragnani, Alfredo 96
grauer Star 112, 239, 246
Greger, Frances 183, 198 f.
Greger, Michael 182 f., 198 f., 216, 268
Greider, Carol W. 36
Greve, Michael 49
Grey, Aubrey de 53, 55 f., 176 f.
Grune, Tilman 197
Grüntee 43, 86, 200, 226
Gummibärchen 113–117, 121, 126, 138, 218
Gustav III., König von Schweden 144
Gynäkomastie 99, 233

Haar 96, 234, 245
–, graues 230, 233 ff., 240 f., 243
Haarausfall 97 ff., 230 f., 233
Hall, Michael N. 77
Hallmarks of Aging 48, 71, 85, 201
Halo Neuroscience 208
Hansal 192
Harari, Yuval Noah 117
Harcombe, Zoe 141
Haribo 116, 121, 218
Hartmann-Schneiders, Thora 170
Hautatrophie 31, 239
Hautausschlag 99, 102
Hautkrebs 170 ff.
Hawaiian Tropic 171
Haynes, John-Dylan 209
Heesters, Johannes 281
Heidelbeeren 224
Heitman, Joseph 77
Hekimi, Siegfried 153
Hendrie, Hugh 205 f.
Henry, Amanda 127
Hensel, Andreas 218
Herbert, Victor 192
Hercberg, Serge 172
Herz 180–202
Herzinfarkt 12, 31, 39, 95 f., 98 ff., 126, 143, 188 f., 193, 200, 257, 280, 297
Herzkranzgefäße 27, 31, 139, 194
Herz-Kreislauf-Erkran-

kungen 37, 96, 129, 142, 154, 171, 189, 197 f., 200, 298
Herzleiden 24, 26, 83, 93, 98, 113, 118, 123, 132, 143, 162 ff., 171, 183–196, 201, 224, 260, 279 f., 293
Herzmuskelentzündung 194
Herzrhythmusstörung 188
Herzstillstand 188, 194
Herztod, plötzlicher 194
Hexal 78
Hildegard von Bingen 247
Hipp 26, 34
Hippocampus 215, 217
Hirn 80, 203–226
–, Schrumpfen des 225
Hodenkrebs 107
Hofmann, Thomas 145
Hogervorst, Eef 218
Holick, Michael 145, 169
Holzgreve, Heinrich 200
Hops, Hanneke 90
Hormesis 282
Hormone 87–109
Hormonersatztherapie 100 f.
Howitz, Konrad T. 68
Hu, Pengfei 123
Huang, Shile 85
Huber, Johannes 97, 136 ff.
Hudson, Kate 236
Human Augmentation 60
Human Growth Hormone (HGH) *siehe Wachstumshormon*
Human Longevity 49
Humor 10, 296
Husten 102
Hyaluronsäure 237
Hyperaktivität 28, 218, 271
Hyperkalzämie 146
Hypogonadismus 147
Hypothalamus 178, 217

Iglo 130
Ikea 23, 260
Immunsystem 28, 37, 82, 95, 98, 123, 185, 247, 252 f., 255 f., 261, 263 ff., 268 f., 296
Impotenz 231
Indole 86
Ingwer 268 f.
Inkontinenz 100
Institute of Medicine (IOM) 31
Insulin 79, 89, 104 f., 108, 112, 120
Insulinartiger Wachstumsfaktor (IGF-1) 120
Insulinresistenz 104, 215, 242
InterAct Konsortium 118
International Life Sciences Institute (ILSI) 167
Isacson, Emil 62, 203 f., 210, 219, 222 f.
Isoflavone 101 f., 107

Janumet 78
Jeunesse 74, 244 f.
Joghurt 270 f.
Jolie, Angelina 174
Jousilahti, Pekka 185
Jucken 57, 102, 220
Jünger, Ernst 281
Jüni, Peter 148
Junkfood 22 f.

Kabat-Zinn, Jon 293
Kaeberlein, Matthew 66
Kaffee 144 f.
Kalzium 14, 38, 192 f., 235
Kardiomyopathie 93
Karotten 228, 246
Katalase 234
Kawas, Claudia H. 128
Kellogg's 23, 35, 268
Kelly, Colleen 266
Kennedy, Brian 52
Kenyon, Cynthia 52
Ketogene Diät 195, 198
Keys, Ancel 162
Kiel, Richard 92
Kleine-Gunk, Bernd 89 f., 116, 282
Kleinewietfeld, Markus 261
Knoblauch 199, 269
Knochenschwund 30, 96, 124, 147
Knorr 130
Kollagen 237 f., 244 ff.
Konservierungsstoffe 28, 245
Koutkia, Polyxeni 145 f.
Krakor, Marion 170
Krampf 81
Krebs 15, 28, 33, 37, 46, 57, 62, 75, 77 f., 85, 90, 92 ff., 107 f., 112 f., 118, 122, 124 f., 129, 132, 148 ff., 154, 198, 269, 280, 282 f., 285, 291, 293, 297
- Brust 100, 102, 107, 174, 233
- Darm 93, 254, 260

– Eierstock 98, 174
– Gebärmutterhals 107
– Gebärmutterschleimhaut 101
– Haut 170 ff.
– Hoden 107
– Lunge 31, 149, 154, 262
– Prostata 99, 107 f.
Kreislaufbeschwerden 102
Kribbeln 102, 220
Krogsbøll, Lasse 298
Krumholz, Harlan 143
Kudzu-Wurzel *(Pueraria lobata)* 235
Kuss 272

Lachen 10, 296
Lademann, Jürgen 228 f., 237 f., 240, 246
Lagiou, Pagona 198
Lähmungserscheinungen 222
Lancôme 171
Landwehr, Christian 254 ff.
Lang, Undine 261
Langlebigkeit 43, 94 f., 252, 273–299
Lanske, Beate 147
Latz, Eicke 256 f.
Lazar, Sara 294
Leaky Gut Syndrome 258
Lebenserwartung 23 ff., 80, 91, 257, 274, 288, 296
Leinöl 38, 43, 85, 199
Lernstörungen 208, 218
Leucin 197
Leung, Cindy W. 39, 118
Lidl 19, 29, 34
Life Extension 59, 219
Lindqvist, Pelle 171
Linolsäure 246
Liu, Rui Hai 132
Loftfield, Erikka 145
Longo, Valter 196
Low-Carb-Diät 198, 214
Lowry, Christopher 262
Luciano, Michelle 225
Lungenkrankheiten 37, 83
Lungenkrebs 31, 149, 154, 262
Lüscher, Thomas F. 180
Lutz, Manfred 264
Lykon 161
Lykopin 228

Maggi (Firma) 23, 130, 259
Maggi, Stefania 11, 40 ff.
Maillard, Louis Camille 32
Makrophagen 125, 152, 185, 199, 261
Malley, Kevin 230 ff.
mammalian Target of Rapamycin (mTOR) 77, 84 ff., 197
Mann, George 163
Manson, JoAnn 193
Manzel, Arndt 256
Marantz, Paul 156
Margarine 14 f., 139 f., 143, 146, 149, 190 f., 193, 238
Mars 167
Martens, Eric 267
Martin, Alex 87 ff., 91 f., 105 f.
Martinez, Maria Elena 285
Mastrocola, Raffaella 126
Mayer, Emeran 255
Mayr, Franz Xaver 251
McDonald's 23, 28, 30, 35, 127, 165, 185
Meisinger, Chris 216
Melanin 234, 241
Melatonin 107
Memantin 80
Merck 78, 167, 169, 231
Metabolisches Syndrom 98, 118, 260
Metformin 78–83, 86
Methamphetamin (Crystal Meth) 213
Metro BioTech 71
Meyer, Tim 194
Migräne 101, 212
Mikrobiom 252, 255 f., 264, 267, 270
Mikronährstoffe 161, 166 f.
Milch 23, 29, 33 f., 38, 185, 246
Mindfulness-Based Stress Reduction (MBSR) 293
Minodixil 233
Minogue, Kylie 236
Mintz, Alan 90
Mintz, Rabbi Yocheved 91
Mitochondrien 13, 28 f., 71, 80, 187, 201, 215 f., 226, 245, 271
Mittelmeerkost 9, 11, 41 f., 84 f., 106, 108, 131 f., 155, 178 f., 200, 225, 246, 269, 275 f.
Modafinil 212
Moffitt, Terrie 26
Molke 196
Momo (Hund) 65 ff., 75 f., 82

Monster Beverage Corp. 117, 188 f.
Montoya, JoAnna 248
Morbus Crohn 253 f., 260
Morgan, Richard 206
Morosini, Piermario 194
Morris, Alex 188
Morris, Paula 188
Moss, Jared L. 99
Movva, Rao 77
Mozaffarian, Dariush 39, 140
Müdigkeit 102
Mühlhauser, Ingrid 155, 297
Mulas, Maria 284, 294 f.
Müller 149
Multi-Ethnic Study of Atherosclerosis (MESA) 181
Multiple Sklerose 171, 217, 256
Münch, Gerald 33
Muskelbeschwerden 31, 80 f., 102, 152, 212
Mycobacterium vaccae 262
Myngheer, Daan 194

Naked.fit 160
Natriumbenzoat 28, 245
Natriumcyclamat 264
Nava, Azalia Avila 155
Nerenberg, Albert 296
Nescafé 103
Nestlé 32, 38, 56, 125, 166 f.
Neuropathie 126, 221 f.
NF-Kappa-B 246
Nicotinamid-Adenin-Dinucleotid (NAD+) 70
Nierenkrankheit 31, 78, 118, 127, 146, 283
Nierensteine 118
Nitrat/Nitrit 28, 39
Nootropikum 211
Norepinephrin 271
Northern-Manhattan-Studie 187
Novartis 77, 83, 169, 171
Nurses Health Study 63, 293
Nutrigerontologie 84

O'Brien, Mary 262
Obermüller-Jevic, Ute 170
Obst 268
Ödem 93, 254 f.
Oldways 178
Olivenöl 85, 199, 226
Olney, John 218
Omega-3-Fettsäure 38, 43, 85, 142, 199, 225, 268, 271
Omega-6-Fettsäure 268
Orangensaft 34, 127, 192, 216, 268
Orish, Dean 198
Orthomol 57, 147, 169 f., 222, 241 ff., 264 f.
Osteoporose 30, 96, 124, 147
Östrogen 88 f., 96 f., 107, 286
Ott, Christiane 197
Ovomaltine 149
Ozawa, Mio 218

Paganini-Hill, Annlia 128
Pankreatitis 75
Park, Hyo Eun 119
Parkinson 28, 103, 174, 215, 217, 271, 282
Parmesan 85
PARP1-Protein 70
Parrish, Liz 73 f.
Pascal, Blaise 292
Pase, Matthew P. 129
Pearson, Ben 195, 198
Pepsi 30, 167, 239
Pes, Gianni 273–280, 286 ff., 294 ff.
Pfanni 23, 130, 259
Pfizer 57, 82, 170
Pflanzenstoffe, sekundäre 282
Philips 175
Phosphat 27, 29 ff., 39, 185 f., 192, 239, 245
Phosphorsäure 29 ff., 186, 239
Phthalate 105
Phytosterine 190 f., 193
Piao, Wen-Hua 282
Pizza 35, 42, 103, 130
Plaques, atherosklerotische 125, 183, 196
Pollmer, Udo 247
Polycystisches Ovarialsyndrom 78
Polyphenole 85, 199, 224, 226, 281
Porcu, Claudia 287
Poulain, Michel 278
PREDIMED-Studie 200
Prêtre, René 189
Prevotella 267, 269
Prins, Kaila 172
Pritikin, Nathan 183
Procter & Gamble 169, 171
Progesteron 100
Propecia 231 ff.
Prostatakrebs 99, 107 f.
Protein 59, 61, 70, 73,

84, 160, 195 ff., 244, 280
Proteobakterien 259
Psoriasis 256
Pudel, Volker 138
PURE-Studie 141
Pyridoxamin 80

Quantified Self (QS) 158
Quercetin 86
Quest Diagnostics 169
Quincke, Heinrich Irenäus 254
Quincke-Ödem 254 f.

Radikale, freie 57, 104, 150 ff., 155, 172, 233, 237 f., 240, 282
Radtke, Sebastian »Basty« 194
Rama 149, 218
Ramanspektrometer 228
Rao, Deepa B. 222
Rapamune 82
Rapamycin 76 ff., 82
Rapsöl 199
Ratey, John 222
Rauchen 171 f., 280–285
Rawcliffe, Adrian (»Ad«) 70
Razzaque, Mohammed S. 147
Red Bull 103, 117 f., 121, 126, 129, 167, 188 f., 239
Reflexausfälle 222
Reimers, Kristin J. 144
Religiosität 10, 289, 292 ff.
Renovierung 36 f., 70 ff.
Resveratrol 85, 281, 283
Rewe 23, 103, 130
Richards, Byron J. 134 f., 147
Ricola 129
Rippon, Isla 299
Ristow, Michael 150 ff., 282
Ritalin 213
Ritz 30
Rizzuto, Debora 225
Rohkost 248 f.
Rook, Graham 263
Rosiglitazone 80
Rosmarinöl 233
Rossmann 196
Rotwein 43, 85 f., 108, 155 f., 200, 226, 246, 249, 269, 283 f., 299
Rotwurzelsalbei Danshen *(Salvia miltiorrhiza Bunge)* 85
Ruminococcus 259, 266
Running, Chris 95

Saccharin-Natrium 243, 264
Saccharomyces cerevisiae (Backhefe) 69
Sacks, Oliver 220 f.
Saft *siehe Fruchtsaft*
SAGhE-Studie 93
Salat 14, 247 ff.
Salicylsäure 86, 201, 281
Salz 39 f., 184 f., 238, 261
Sandoz 77, 192
Sardinien 9 ff., 273–299
Sawicki, Peter 264
Schettler, Thomas 170
Schilddrüsenerkrankung 98, 102
Schizophrenie 271
Schlafapnoe 93
Schlaganfall 24, 31, 39, 76 f., 95, 99 ff., 113, 116, 118, 125, 129, 140, 162, 185, 187 f., 193, 257, 260, 280
Schmerzen, brennende 220
Schmidt, Helmut 281
Schnitzer, Johann Georg 195
Schöfferhofer Weizenbier 103
Schokolade 226
Schönheit 13, 111, 227–249
Schoonen, W. Marieke 108
Schreckhaftigkeit 101
Schumacher, Florian 158–162, 179
Schwäche 220
Schweißausbruch 102
Schweitzer, Ragnhild 297
Schwindel 99, 101 f., 145, 212
Scott, Kevin R. 220
Secci, Rosa 273 f., 284, 286 ff.
Selbstgefühl 298 f.
Selbstoptimierung 18, 55, 58, 133, 157–179, 195, 204 *siehe auch Biohacker*
Selbstreinigungskräfte 182 ff., 189, 198 f.
Semba, Richard D. 122
Serotonin 107, 243, 262, 271
sexuelle Dysfunktion 232 f.
Shakersain, Behnaz 225
Sherman (Hund) 75 f., 82
Shiseido 171
Sieben-Länder-Studie 162

Sieben-Tage-Adventisten 289
Simon, Michele 166
Sinclair, David 68, 70 f.
Sirtris Pharmaceuticals 69 f.
Sirtuine 70 f.
Skin Cancer Foundation 171
Skolnick, Heidi 196
Slow Food 178
Smith, Scott 289
Smoothie 19, 38, 126 f., 216, 219, 239
Society of Nutrition and Food Science 169
Softdrink 26, 28, 30, 38, 103, 116 ff., 121, 126 f., 186, 239
Sonne 168, 170 ff.
Sonntag, Daniel 208
Spears, Britney 236
Spermidin 85
Spiers, Paul 217
Spiritualität 10, 289, 292 ff.
Sport 59, 88, 92, 94, 150, 194 ff., 208, 282, 298
Stada 222
Stanford, Jane 46
Stanford, Leland 46
Starbucks 19, 23, 34, 219
Statine 201
Statistisches Bundesamt 24
Stephanopoulos, Pierre Guy 286 ff.
Steptoe, Andrew 299
Stevia 129, 187
Stoffwechselstörung 130
Stoll, Andrew 271
Strategies for Engineered Negligible Senescence (SENS) 53
Stress 10, 189, 230, 279 f., 287 ff., 293, 296
–, oxidativer 151 ff., 156, 233
Strippoli, Giovanni 83
Substanz R 68 ff., 85
Sucralose 129, 187, 260, 264
Sugar Research Foundation 164
Suizid 173, 213, 232, 272, 293
Sulfite 258
Süßstoffe 28, 128 ff., 178, 187, 217 f., 243, 245, 260, 264
Swithers, Susan 130
Szostak, Jack W. 36

T-1-Helferzellen 258
TA-65 74
Target of Rapamycin (TOR) 77, 83 ff., 197, 244
Taubes, Gary 141, 162
Taubheit 220, 222
Telomerase 73 f.
Telomere 9, 11, 36–43, 71 f., 74, 95 f., 117 f., 142, 229, 280, 285, 291, 293
Testosteron 82, 88 f., 94 f., 97, 99, 106, 232, 286
Th17-Zellen 185, 256
Thanos, Panayotis (Peter) 213
Thiel, Peter 49, 53
Thomas, Yinka 235 f., 245 f.
Tinnitus 101
Tizabi, Yousef 283
Tobacman, Joanne 260
Tod 290 ff.
Tomaten 201, 228, 246, 268
Traditionelle Chinesische Medizin (TCM) 85, 111
Transfette 238, 245
Tributylzinn (TBT) 105
Triglyceride 164, 187
Trump, Donald 230
Tryptophan 107
Tsimane (Indianerstamm) 12, 180 ff.
Tucker, Katherine L. 128
Türkiser Prachtgrundkärpfling *(Nothobranchius furzeri)* 290
Turner, Fred 289
Tyrosinase 240

Übelkeit 82, 102
Uebler, Isa 113 f.
Unfruchtbarkeit 79, 233
Unilever 167, 169
Unity Biotechnology 49
Uribarri, Jaime 34, 128
US Dietary Guidelines Advisory Committee 165
Utrogest 101

Vasto, Sonya 84
VDOE 166
Venter, Craig 49
Verkalkung 31, 118 f., 122, 139, 146 f., 181, 186, 192 ff., 198 ff., 243
Verrucomicrobia 259
Viennois, Emilie 260
Vitabay 147
Vitamine 15, 56–62, 145–155, 159, 161, 166–170, 172, 191,

219 ff., 224, 240–245, 247, 268
- A 148 f., 154, 222, 243
- B 57, 106 f., 149 f., 219 ff., 242 f.
- C 150, 153, 155, 172, 191 ff., 240, 243
- D 58 f., 137, 145 ff., 154, 168 ff., 222, 224, 235, 243, 263
- E 148, 150, 172, 243
- K 199, 211
Voelkel 127
Vogel, Robert Alan 184
Vorsorgeuntersuchung 297 f.
Voss, Ursula 208

Wachstumshormon 88–94, 120
Wachstumsstörungen 28, 94
Wagner 130
Wasserstoffperoxid 234, 240
Weber, Peter 169
Weichmacher 103
Weight Watchers 139, 159, 166
Weingärtner, Oliver 139
Weiss, Bernard 105
Weissmann, Gerald 30
Welsh, Jean A. 186
Weltgesundheitsorganisation (WHO) 24, 39, 112, 132
Western Diet *siehe Ernährung, westliche*
Whey-Protein 59, 196 f., 244
White, Lon R. 218
Whole Food 16
Willett, Walter 140
Willoughby, Scott 189
Wingeier, Brett 208
Wittenhorst, Manfred 170
Wohlstand 10
Wojcicki, Ann 173 f.
Women's Health Intitiative 100
Wrigley 129, 165
Wyss-Coray, Tony 44 ff., 62 f., 65 f., 71, 291

Xi, Pan 132
Xu, Jiaquan 24
Xu, Wie-Li 225

Yang, Xia 217
Yudkin, John 163

Zahrt, Octavia H. 298
Zampounidis, Anastasia 111
Zimmermann, Michael 248 f., 251, 253 f.
Zink 106
Zitronensäure 218, 245
Zota, Ami 103
Zucker 19, 33, 79 f., 108–133, 138, 163 f., 186, 189, 214 ff., 238 f., 242 f., 245, 261
Zuckerberg, Mark 48 f., 206
Zuckerberg, Maxima 49
Zuckerkrankheit (Diabetes) 24, 26, 28, 37, 70, 77 ff., 81 ff., 92, 108, 112 f., 118, 122 f., 127, 129, 131 f., 141, 154, 171, 215, 242, 256 f., 260
Zusatzstoffe 27 ff., 31, 131, 185 f., 191, 218, 260
Zwiebel 233 f., 269